Medizinische Einsatzteams

Thea Koch
Axel R. Heller
Jens-Christian Schewe
(Hrsg.)

Medizinische Einsatzteams

Prävention und optimierte Versorgung innerklinischer Notfälle, Scoringsysteme, Fallbeispiele

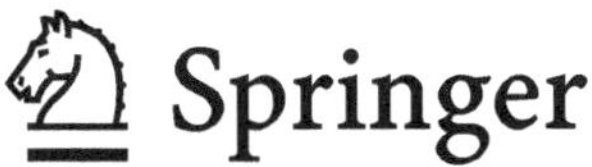

Hrsg.
Prof. Dr. med. Thea Koch
Klinik und Poliklinik für Anästhesiologie und Intensivtherapie, Universitätsklinikum Carl Gustav Carus an der Technischen Universität Dresden, Dresden, Sachsen Deutschland

Prof. Dr. med. Axel R. Heller
Klinik für Anästhesiologie und Operative Intensivmedizin, Universitätsklinikum Augsburg, Augsburg, Bayern, Deutschland

Dr. med. Jens-Christian Schewe
Klinik und Poliklinik für Anästhesiologie und Operative Intensivmedizin Universitätsklinikum Bonn, Bonn Nordrhein-Westfalen, Deutschland

ISBN 978-3-662-58293-0 ISBN 978-3-662-58294-7 (eBook)
https://doi.org/10.1007/978-3-662-58294-7

Die Deutsche Nationalbibliothek verzeichnet diese Publikation in der Deutschen Nationalbibliografie; detaillierte bibliografische Daten sind im Internet über http://dnb.d-nb.de abrufbar.

Titelfoto: Universitätsklinikum Dresden, Thomas Albrecht (DGPh)

Springer ist ein Imprint der eingetragenen Gesellschaft Springer-Verlag GmbH, DE und ist ein Teil von Springer Nature.
Die Anschrift der Gesellschaft ist: Heidelberger Platz 3, 14197 Berlin, Germany

Vorwort

Mit der steigenden Anzahl zu behandelnder schwerstkranker Patienten in den Krankenhäusern erhöht sich auch das Risiko von Komplikationen, die sich zu lebensbedrohlichen Situationen entwickeln können. Dabei stehen die Kliniken heute unter einem zunehmenden finanziellen Druck, und gleichzeitig gelingt es immer häufiger nicht (mehr), qualifiziertes Pflegepersonal zu gewinnen. So verfügen deutsche Kliniken demnach über im internationalen Vergleich weniger Pflegekräfte, die einer stetig steigenden Belastung unterliegen.

Diese gegenläufige Entwicklung erfordert strukturelle Veränderungen sowie organisatorische Anpassungen in einer dynamischen Krankenhauslandschaft und stellt eine massive Herausforderung dar, um die medizinisch geforderte Versorgungsqualität und Patientensicherheit zu garantieren.

Einen Beitrag zur Optimierung des innerklinischen Notfallmanagements können sogenannte Medical Emergency Teams (MET) leisten – auch als Rapid Response Team (RRT) bezeichnet –, für die sich im deutschsprachigen Raum die Begriffe Medizinisches Einsatz- oder auch Notfallteam etabliert haben. Das MET fungiert nicht mehr nur als Reanimationsteam, sondern wird im Sinne eines präventiven Therapieansatzes bereits bei erkennbaren definierten Abweichungen der Vitalparameter frühzeitiger alarmiert. Dadurch können innerklinische Kreislaufstillstände reduziert und ungeplante Aufnahmen auf die Intensivstation vermieden werden. Die Etablierung stellt eine unverzichtbare Verbesserung des Notfallmanagements dar.

Mit dem vorliegenden Kompendium möchten wir praxisorientiert unsere Erfahrungswerte im Hinblick auf die in Bonn und Dresden etablierten innerklinischen Notfallkonzepte teilen. Unser Ziel dabei war es, ein übersichtliches, verständliches und analyseorientiertes Arbeitsbuch zu schreiben, welches auf Organisations- und Arbeitsebene Hilfestellung bei der Implementierung und Etablierung von MET bietet. Es ist uns gelungen, das erste deutschsprachige Buch für dieses Teilgebiet der innerklinischen Notfallmedizin herauszugeben und über 30 Autorinnen und Autoren zu gewinnen. Gern möchten wir unseren Dank an dieser Stelle allen Mitwirkenden aussprechen.

Das Buch spannt in drei Teilen den Bogen von „Zielen und Möglichkeiten" über „Organisation, Schulung und Umsetzung" bis hin zu „Fallbeispielen der verschiedenen Fachgebiete". In dem Buch bildet jedes Kapitel einen abgeschlossenen Text. Durch diesen modularen Aufbau können einzelne Themen auch ohne Kenntnis der anderen Kapitel gelesen werden.

- Im ersten Teil des Buches, Ziele und Möglichkeiten, wird zunächst der Stellenwert von MET in der innerklinischen Notfallmedizin dargestellt. Anhand von Daten aus weltweiten Studien wird die Notwendigkeit zur Implementierung von Notfallteams aufgezeigt und neben Chancen und Perspektiven auf aktuelle Leitlinien eingegangen. Des Weiteren werden Lösungen zur Erkennung von Frühwarnsymptomen aufgezeigt.

- Der Aufbau des zweiten Teils, Organisation, Schulung, Umsetzung, stellt organisatorische Zusammenhänge zwischen personeller Ausstattung, Strukturen und Prozessen als Quelle von Fehlern und Sicherheit her und weist auf die immense Bedeutung einer effektiven Kommunikation hin. Praxisgeleitet zeigen wir notwendige Aspekte für ein gelingendes innerklinisches Notfallmanagement auf und beschreiben Bedingungen und Instrumente einer sicheren Notfallmedizin.
- Der dritte Teil, Fallbeispiele der verschiedenen Fachgebiete, zeigt häufige Notfallsituationen für MET-Einsätze auf. Die Autoren aus den unterschiedlichen Fachgebieten beschreiben dabei detailliert die Symptome und den Alarmierungsgrund. Weiterhin wird genau dargestellt, wer den Notfalleinsatz durchgeführt hat und wie vorgegangen wurde. Dies beinhaltet die Diagnostik und die angewendeten Maßnahmen. Auch wird das Patientenoutcome aufgezeigt und reflektiert, welche Besonderheiten der Fall mit sich brachte und welche Fehler hätten vermieden werden können.

Wir hoffen, dass wir den Lesern nicht nur die Notwendigkeit und Umsetzungsmöglichkeiten medizinischer Einsatzteams nahebringen, sondern auch Hilfestellung bei der Implementierung eines innerklinischen Notfallteams geben können.

Thea Koch
Axel R. Heller
Jens-Christian Schewe
Dresden
Augsburg
Bonn
Sommer 2019

Inhaltsverzeichnis

I Ziele und Möglichkeiten

Serviceteil

Herausgeber- und Autorenverzeichnis

Über die Herausgeber

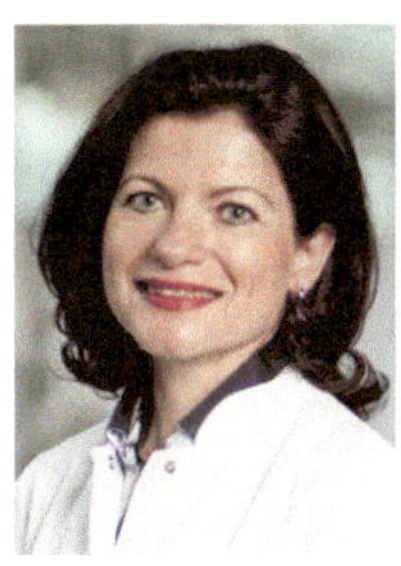

Prof. Dr. med. Thea Koch

- 1995 Habilitation für das Fach Anästhesiologie und Verleihung der Venia Legendi Fakultät für Klinische Medizin Mannheim der Universität Heidelberg
- 1996–1998 Hochschuldozentin am Institut für Anästhesiologie und Operative Intensivmedizin, Fakultät für Klinische Medizin Mannheim der Universität Heidelberg
- 1998 Ruf auf die Professur für Anästhesiologie und Intensivmedizin an der Medizinischen Fakultät Carl Gustav Carus der Technischen Universität Dresden
- 2000 Advanced Medical Education Program der Harvard Medical School in Boston
- Seit 2002 Direktorin der Klinik für Anästhesiologie und Intensivtherapie und Lehrstuhlinhaberin an der TU-Dresden, Weiterbildungsbefugnis für Anästhesiologie und Zusatzweiterbildung Intensivmedizin
- 2006–2013 Studiendekanin der Medizinischen Fakultät Carl Gustav Carus der TU-Dresden
- 2007–2014 Präsidentin der Deutschen Akademie für Anästhesiologische Fortbildung (DAAF), Director of CEEA courses in Germany
- 2008–2016 Gewähltes Mitglied des Fachkollegiums „Medizin" der Deutschen Forschungsgemeinschaft (DFG)
- Seit 2009 Mitglied im Wissenschaftlichen Beirat der Bundesärztekammer
- 2015–2016 Präsidentin der Deutschen Gesellschaft für Anästhesiologie und Intensivmedizin (DGAI).

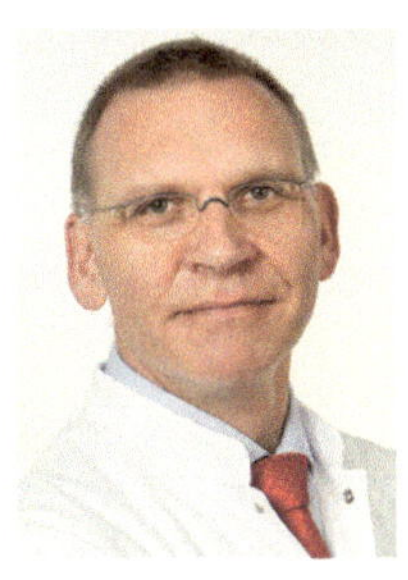

Prof. Dr. med. Axel R. Heller, MBA DEAA

- 1992 Anerkennung als Rettungsassistent
- 1996 Fachkunde Rettungsdienst (ZB Notfallmedizin 2014)
- 1998 Promotion Justus Liebig Universität Gießen
- 2002 Habilitation für das Fach Anästhesiologie und Verleihung der Venia Legendi, Leitung Forschung und Lehre an der Klinik für Anästhesiologie und Intensivmedizin an der Medizinischen Fakultät Carl Gustav Carus der Technischen Universität Dresden
- 2002–2018 Notarzt DRF Luftrettung Christoph 38, Dresden
- 2005 Zusatzbezeichnung Spezielle anästhesiologische Intensivmedizin
- 2006–2009 MBA Studium Healthcare Management Dresden International University
- 2007 Apl. Professor TU- Dresden, Leitender Oberarzt der Klinik für Anästhesiologie und Intensivtherapie an der TU-Dresden

- 2011–2018 Stv. Direktor der Klinik für Anästhesiologie und Intensivtherapie an der TU-Dresden
- 2012–2018 Medizinischer Katastrophenschutzbeauftragter Universitätsklinikum Dresden
- 2013–2018 Leitender Notarzt, Landeshauptstadt Dresden
- 2014–2018 Ärztlicher Leiter 24. Medizinische Task Force (MTF) des Bundes am Standort Dresden
- 2015 Ruf auf die Professur für Notfallmedizin an der Medizinischen Fakultät Carl Gustav Carus der Technischen Universität Dresden, Leiter interdisziplinäres Simulatorzentrum Dresden (ISIMED), Berater Bundesamt für Bevölkerungsschutz und Katastrophenhilfe, Ausbilder in internationalen Kursformaten ATLS (Advanced Trauma Life Support), PHTLS (Prehospital Trauma Life Support), ERC ALS (Advanced Cardiac Life Support), ETC (European Trauma Course), GIC (Generic Instructor Course)
- 2016–2018 Geschäftsführender Leiter Notaufnahme Chirurgisches Zentrum am Universitätsklinikum Dresden
- Seit 2018 Direktor der Klinik für Anästhesiologie und Operative Intensivmedizin am Uniklinikum Augsburg, Lehrstuhlinhaber an der Universität Augsburg, Weiterbildungsbefugnis für Anästhesiologie und Zusatzweiterbildung Intensivmedizin.

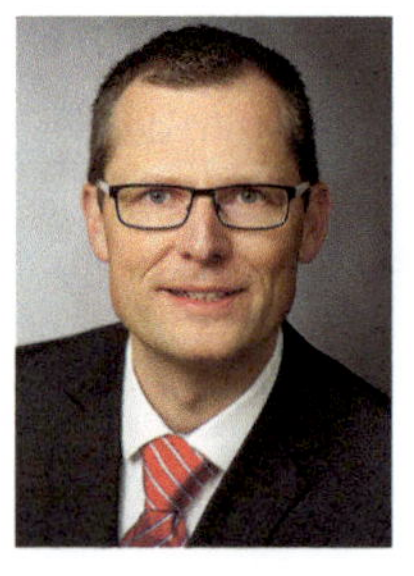

Dr. med. Jens-Christian Schewe, DESA

- 1991–2000 Studium der Humanmedizin an der Rheinischen Friedrich-Wilhelms-Universität Bonn, der Queens University London, Ontario (Canada) und als Erasmus-Stipendiat an der Universität von Kopenhagen (Dänemark)
- 2001 Wissenschaftlicher Mitarbeiter der Klinik für Anästhesiologie und Operative Intensivmedizin (Direktor Prof. A. Hoeft) am Universitätsklinikum Bonn
- 2005 Gerok Stipendiat des BONFOR-Forschungsprogramms
- 2007 Erlangung des Europäischen Facharztdiploms Diploma of the European Society of Anaesthesiology, DESA
- 2010 Mentee im WAKWiN Mentorenprogramm der DGAI
- Seit 2010 Ärztlicher Beauftragter des Medizinischen Einsatzteams (MET) der Klinik für Anästhesiologie und Operative Intensivmedizin, Universitätsklinikum Bonn
- Seit 2011 Mitglied in der AG Innerklinisches Notfallmanagement des Arbeitskreises Notfallmedizin der DGAI
- Seit 2014 Leitung AG Krisenmanagement am Universitätsklinikum Bonn
- 2015 Bestellung zum 2. Stellvertretenden Direktor im Bereich Intensivmedizin der Klinik für Anästhesiologie und Operative Intensivmedizin, Universitätsklinikum Bonn
- Forschungsschwerpunkte: Reanimatologie, Innerklinisches Notfallmanagement, extrakorporaler Organersatz.

Autorenverzeichnis

Prof. Dr. med. Hans Anton Adams
Trier-Ehrang, Deutschland

Dr. med. Thomas Ahne
Universitätsklinikum Freiburg
Innere Medizin III – internistische Intensivmedizin
Freiburg, Deutschland

Tina Augst
Klinik und Poliklinik für Anästhesiologie und Intensivtherapie
Universitätsklinikum Carl Gustav Carus an der Technischen Universität Dresden
Dresden, Deutschland

Dr. med. Cornelius J. van Beekum
Klinik und Poliklinik für Allgemein-, Viszeral-, Thorax- und Gefäßchirurgie
Universitätsklinikum Bonn
Bonn, Deutschland

RA Rolf-Werner Bock
Berlin, Deutschland

Sigrid Brenner
Klinik und Poliklinik für Anästhesiologie und Intensivtherapie
Universitätsklinikum Carl Gustav Carus an der Technischen Universität Dresden
Dresden, Deutschland

Prof. Dr. med. Richard Ellerkmann
Abteilung für Anästhesie, Operative Intensivmedizin und Schmerztherapie
Klinikum Dortmund gGmbH
Dortmund, Deutschland

Dr. med. Katrin Fritzsche
Klinik und Poliklinik für Anästhesiologie und Intensivtherapie
Universitätsklinikum Carl Gustav Carus an der Technischen Universität Dresden
Dresden, Deutschland

Prof. Dr. med. Jan-Thorsten Gräsner
Institut für Rettungs- und Notfallmedizin,
Klinik für Anästhesiologie und Operative Intensivmedizin
Universitätsklinikum Schleswig-Holstein,Campus Kiel
Kiel, Deutschland

Dr. med. Andreas Güldner
Klinik und Poliklinik für Anästhesiologie und Intensivtherapie
Universitätsklinikum Carl Gustav Carus, an der Technischen Universität Dresden
Dresden, Deutschland

Dr.-Ing. Nina Harbers
PONTEA AG Schaffhausen, Schweiz

Prof. Dr. med. Axel R. Heller
Klinik für Anästhesiologie und Operative Intensivmedizin
Universitätsklinikum Augsburg
Augsburg, Deutschland

Prof. Dr. med. Dr. h. c. mult. Wolfgang Holzgreve, MBA
Universitätsklinikum Bonn
Bonn, Deutschland

Barbara Jakisch
Institut für Rettungs- und Notfallmedizin
Universitätsklinikum Schleswig-Holstein
Kiel, Deutschland

Dr. rer. medic. Kathleen Juncken
Zentrum für Chirurgie
Universitätsklinikum Carl Gustav Carus an der Technischen Universität Dresden
Dresden, Deutschland

Dr. med. Thomas Kiss
Klinik und Poliklinik für Anästhesiologie und Intensivtherapie
Universitätsklinikum Carl Gustav Carusan der Technischen Universität Dresden
Dresden, Deutschland

Prof. Dr. med. Thea Koch
Klinik und Poliklinik für Anästhesiologie und Intensivmedizin
Universitätsklinikum Carl Gustav Carus an der Technischen Universität Dresden
Dresden, Deutschland

Dr. med. Felix Lehmann, DESA, EDIC
Klinik und Poliklinik für Anästhesiologie und Operative Intensivmedizin
Universitätsklinikum Bonn
Bonn, Deutschland

Stefan Lenkeit, B.Sc.
Klinik und Poliklinik für Anästhesiologie und Operative Intensivmedizin
Universitätsklinikum Bonn
Bonn, Deutschland

Prof. Dr. phil. Tanja Manser
Fachhochschule Nordwestschweiz
Hochschule für Angewandte Psychologie FHNW
Olten, Schweiz

Marissa Michelfelder
Klinik und Poliklinik für Anästhesiologie und Operative Intensivmedizin
Universitätsklinikum Bonn
Bonn, Deutschland

Prof. Dr. med. Andreas Müller
Neonatologie und Pädiatrische Intensivmedizin
Zentrum für Kinderheilkunde
Universitätsklinikum Bonn
Bonn, Deutschland

Dr. med. Anne Osmers
Klinik und Poliklinik für Anästhesiologie und Intensivtherapie
Universitätsklinikum Carl Gustav Carus an der Technischen Universität Dresden
Dresden, Deutschland

Dr. med. Henryk Pich
Klinik für Anästhesiologie und Intensivtherapie
Universitätsklinikum Augsburg
Augsburg, Deutschland

Dipl. Ges. Oec. Clemens Platzköster
Universitätsklinikum Bonn
Bonn, Deutschland

Prof. Dr. med. Christian Putensen
Klinik und Poliklinik für Anästhesiologie und Operative Intensivmedizin
Universitätsklinikum Bonn
Bonn, Deutschland

Dr. med. Marcus Rall
InPASS Institut für Patientensicherheit & Teamtraining GmbH
Reutlingen, Deutschland

Maic Regner
Klinik und Poliklinik für Anästhesiologie und Intensivtherapie
Universitätsklinikum Carl Gustav Carus an der Technischen Universität Dresden
Dresden, Deutschland

PD Dr. med. Torsten Richter
Klinik und Poliklinik für Anästhesiologie und Intensivtherapie
Universitätsklinikum Carl Gustav Carus an der Technischen Universität Dresden
Dresden, Deutschland

Dr. med. Jens-Christian Schewe, DESA
Klinik und Poliklinik für Anästhesiologie und Operative Intensivmedizin
Universitätsklinikum Bonn
Bonn, Deutschland

Ralph So, MD
Albert Schweitzer
Ziekenhuis
Dordrecht, Niederlande

Dr. med. Chris Subbé
Bangor University
Gwynedd, Wales

PD Dr. med. Tim O. Vilz
Klinik und Poliklinik für Allgemein-, Viszeral-, Thorax- und Gefäßchirurgie
Universitätsklinikum Bonn
Bonn, Deutschland

Atilla Vuran
PONTEA AG Schaffhausen, Schweiz

Dr. med. Matthias Weise
Medizinische Klinik I
Universitätsklinikum Carl Gustav Carus an der Technischen Universität Dresden
Dresden, Deutschland

PD Dr. med. Sebastian Zimmer
Herzzentrum Bonn, Medizinische Klinik und Poliklinik II
Universitätsklinikum Bonn
Bonn, Deutschland

Abkürzungsverzeichnis

ABCDE	airway, breathing, circulation, disability, environment
ACRM	anesthesia crisis resource management
ACVB	aortocoronarer venöser Bypass
AED	automatisierter externer Defibrillator
AGIB	akute Gastrointestinalblutung
AHA	American Heart Association
AHRQ	Agency for Healthcare Research and Quality
AI	artificial intelligence
ALS	advanced life support
ANZCOR	Australien and New Zealand Committee on Resuscitation
ARC	Australian Resuscitation Council
BDA	Berufsverband Deutscher Anästhesisten
BDC	Berufsverband Deutscher Chirurgen
BIPAP	Biphasic Positive Airway Pressure
BGA	Blutgasanalyse
BLS	basic life support
CAM-ICU	confusion assessment method ICU
CAT	cardiac arrest team
CCOT	critical care outreach team
CCT	craniale Computertomografie
CIRS	critical incident reporting system
CMI	case mix index
CPR	kardiopulmonale Reanimation
CQINN	Commissioning for Quality and Innovation
CRM	crew resource management
CT	Computertomogramm
DAKS	digitale Alarm- und Kommunikationsserver
DGAI	Deutsche Gesellschaft für Anästhesiologie und Intensivmedizin e. V
DGCH	Deutsche Gesellschaft für Chirurgie
DRG	diagnosis related groups
ECMO	extracorporale Membranoxygenierung
EEG	Elektroenzephalogramm
eFAST	extended focused assessment with sonography for trauma
EKG	Elektrokardiogramm
ERAS	enhanced recovery after surgery
ERC	European Resuscitation Council
EWS	early warning score
FFP	fresh frozen plasma
FiO_2	inspiratorische Sauerstofffraktion
FMEA	failure mode and effect analysis
G-BA	Gemeinsamer Bundesausschuss
GCS	Glasgow Coma Score
GRR	German Resuscitation Registry
HSFC	Heart and Stroke Foundation of Canada
IAHF	InterAmerican Heart Foundation
ICD	International Statistical Classification of Diseases and Related Health Problems
ICMET	Konsensuskonferenz zu medizinischen Notfallteams
IHCA	innerklinischer Herzstillstand
IHI	Institute for Healthcare Improvements
ILCOR	International Liaison Committee on Resuscitation
ILS	immediate life support
IMC	intermediate care
IQM	Initiative für Qualität in der Medizin
ISIMED	Interdisziplinäres Simulatorzentrum Medizin
iSRRS	International Society for Rapid Response Systems
ITS	Intensivstation
KHK	koronare Herzkrankheit
MAELOR	multidisciplinary audit evaluating outcomes of rapid response
MBO-Ä	(Muster-)Berufsordnung für die in Deutschland tätigen Ärztinnen und Ärzte
METHOD	medical emergency teams hospital outcomes in a day
MEWS	multiparameter early warning score
NEWS	national early warning score
NHS	National Health Service

NIBP noninvasive blood pressure

pAVK periphere arterielle Verschlusskrankheit
PCA patientenkontrollierte Analgesie
PDK Periduralkatheter
PEEP positive end-expiratory pressure
PICU pädiatrische Intensivstation
POD postoperativer Tag
PPPD pyloruserhaltende Pankreaskopfresektion
PRV Peer-Review-Verfahren

QM Qualitätsmanagement

RCA Resuscitation Council of Asia
RCP Royal College of Physicians
RCSA Resuscitation Councils of Southern Africa
ROSC return of spontaneous circulation
RRAILS rapid response to acute illness learning set
RRS rapid response system
RRT rapid response team
RSI rapid sequence intubation
RVESP right ventricular endsystolic pressure

SAMBA Society for Acute Medicine's Benchmarking Audit
SAMPLER symptoms, allergies, medication, past medical history, last meal, environment, risk factors
SBAR situation, background, assessment, recommendation
SEWS Scottish/ standardized early warning score
SOP standard operating procedure
SR Sinusrhythmus

TAA Tachyarrhythmia absoluta
TEA thorakale epidurale Anästhesie
TEP Totalendoprothese
TIA transitorische ischämische Attacke

UKB Universitätsklinikum Bonn
UKD Universitätsklinikum Carl Gustav Carus Dresden

WEWS Wellington early warning score

ZNS Zentralnervensystem
ZVK zentraler Venenkatheter

Ziele und Möglichkeiten

Inhaltsverzeichnis

Medizinische Einsatzteams – Chancen für das innerklinische Notfallmanagement

Thea Koch und Tina Augst

T. Koch, A. R. Heller, J.-C. Schewe (Hrsg.), *Medizinische Einsatzteams*,
https://doi.org/10.1007/978-3-662-58294-7_1

1.1 Bedeutung von Notfallmanagement im innerklinischen Setting

An Krankenhäuser und medizinische Einrichtungen werden permanent höhere Anforderungen an eine Sicherstellung des innerklinischen Überlebens der Patienten gestellt. Zurückzuführen ist dies auf modernere operative, interventionelle und anästhesiologische Techniken, die ermöglichen, komplexe operative Eingriffe auch bei Hochrisikopatienten durchzuführen.

Mit dem Anstieg der in einer Klinik behandelten Schwerstkranken steigt auch das Risiko von postoperativen Komplikationen, die sich zu innerklinischen Notfällen bis hin zum Kreislaufstillstand entwickeln können. Folgen sind das unerwartete Versterben von Patienten auf Normalstationen, ungeplante Aufnahmen auf Intensivstationen, Komplikationen, deren Folgen einen verlängerten Krankenhausaufenthalt bedingen oder zum Zeitpunkt der Entlassung mit einer körperlichen Beeinträchtigung oder dem Tod einhergehen (Hillman et al. 2005; Baker et al. 2004).

Allein 1–5 Patienten pro 1000 stationäre Krankenhausaufnahmen erleiden einen Kreislaufstillstand. Bei nahezu 19 Mio. stationären Fällen im Jahr wird von bis zu 93.000 innerklinischen Kreislaufstillständen pro Jahr ausgegangen. Die Sterblichkeit solcher Ereignisse liegt bei ca. 80 % (Nolan et al. 2010; Sandroni et al. 2007). Aber auch bei Patienten, bei denen die Wiederbelebungsmaßnahmen erfolgreich verlaufen, hat ein hoher Anteil bleibende neurologische Schäden.

In diesem Zusammenhang stellt sich die Frage: Wie können wir in unserem hochentwickelten Gesundheitssystem das innerklinische Notfallmanagement so verbessern, dass die für den Patienten fatalen Folgen und sozioökonomischen Belastungen reduziert werden?

Aktuellen Erkenntnissen zufolge ist die postoperative Letalität insbesondere durch pulmonale Komplikationen, Sepsis sowie das akute Nierenversagen bedingt (Ghaferi et al. 2011), nicht wie bisher angenommen durch akute ischämische Ereignisse (Boehm et al. 2015). Nach den Daten der europäischen und internationalen „Surgical Outcome Study" liegt die postoperative Letalitätsrate bei 0,5–4,0 % (Pearse et al. 2012; ISOS 2016). In ◘ Abb. 1.1 sind die Ergebnisse der EUSOS-Studie, einer prospektiven Erhebung von 46.539 Patientendaten aus 28 europäischen Nationen, dargestellt. In Deutschland wird die Krankenhausletalität nach operativen Eingriffen mit ca. 2,5 % angegeben.

In diesem Kontext müssen die kritischen Faktoren, die zu einer erhöhten Morbidität und Letalität in der postoperativen Phase führen, analysiert und identifiziert werden.

Während die anästhesieassoziierte Letalität in den letzten Jahrzehnten trotz einer signifikanten Zunahme an Risikopatienten entscheidend reduziert werden konnte (Bainbridge et al. 2012), ist die postoperative Morbidität und Sterblichkeit vergleichbar hoch. Die anästhesieassoziierte Letalität wird in jüngeren Studien mit 0,0017 % angegeben (ANZCA 2014). Der kontinuierliche Rückgang in den letzten Dekaden ist u. a. auf die präoperative Risikoevaluation und Optimierung, die intraoperative Anästhesieführung mit gut steuerbaren Anästhetika sowie das erweiterte Monitoring und die postoperative Überwachung zurückzuführen. Jedoch sind die postoperative Letalität und das Auftreten von Komplikationen nicht in gleichem Maße gesunken. Auch unabhängig von der Größe der Kliniken und der Fallzahlen treten diese in ähnlicher Größenordnung auf (Ghaferi et al. 2011).

Zu nennen sind neben kardiovaskulären Komplikationen bei Risikopatienten vor allem pulmonale und infektiöse Komplikationen, Gerinnungsstörungen und Fehlmedikationen (Futier et al. 2013). Unterschiede wurden jedoch bei Management und Behandlung von Komplikationen berichtet, die entscheidend für das Outcome der Patienten waren. Daher kommt der Früherkennung von Komplikationen und der unmittelbaren zielgerichteten Therapie große Bedeutung zu. Denn wir

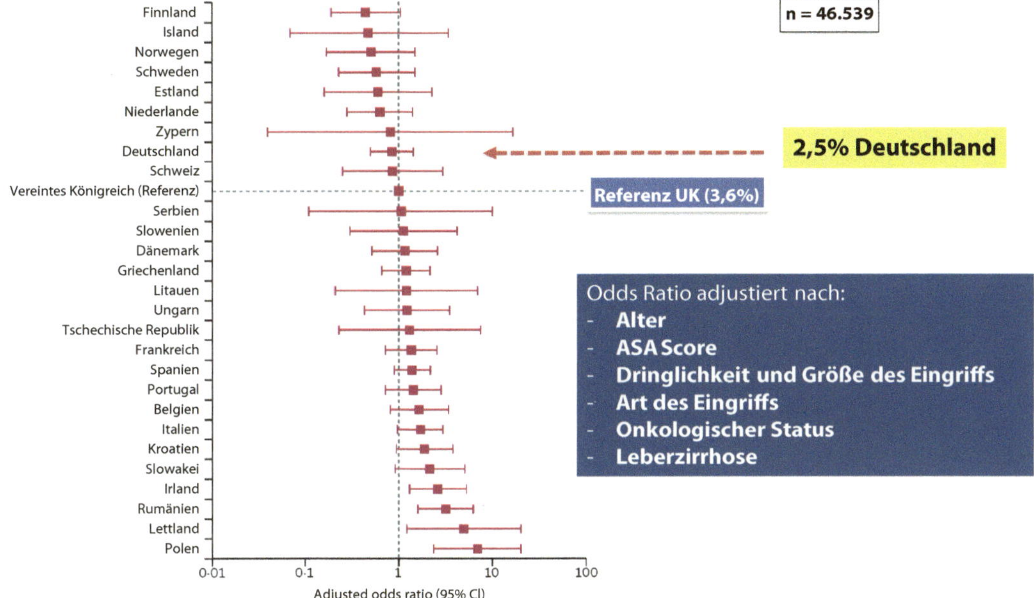

Abb. 1.1 Übersicht der postoperativen Krankenhausletalität in Europa. (Mod. nach Pearse et al. 2012)

wissen heute, dass sich drohende Komplikationen schon mehrere Stunden bis Tage durch messbare Veränderungen von klinischen Variablen (u. a. Tachypnoe, Tachykardie, Fieber, Vigilanzstörungen) ankündigen, auf die häufig zu spät reagiert wird. Es ist anzunehmen, dass durch die Früherkennung von solchen Risikokonstellationen und zeitgerechte Therapie ein relevanter Anteil intrahospitaler Kreislaufstillstände vermieden werden kann. Die Erfassung und Diagnose von Frühwarnsymptomen ist jedoch nur durch die Besetzung der Station mit geschultem ärztlichem und pflegerischem Personal möglich.

Dies wird umso wichtiger bei der Zunahme an älteren und multimorbiden Patienten, die sich komplexen Eingriffen unterziehen, bei denen eine erfolgversprechende Therapie vor wenigen Jahren noch undenkbar gewesen wäre. Diese großen Herausforderungen bezüglich einer optimalen postoperativen Versorgung erfordern eine Anpassung der finanziellen und personellen Ressourcen in den Krankenhäusern, die jedoch bei dem derzeitigen Mangel an Pflegekräften nicht verfügbar und unter den aktuellen Bedingungen der Vergütungssystematik auch nicht finanzierbar ist.

Nach der Gesundheitsberichterstattung des Bundes stieg die Anzahl der in Deutschland durchgeführten operativen Eingriffe von 12,1 Mio. im Jahre 2005 auf 16,8 Mio. im Jahr 2016 um mehr als 38 % an (Gesundheitsberichterstattung des Bundes 2016). Dies bedeutet, dass die weiterhin ansteigende Zahl der operativen Eingriffe durch weniger Pflegekräfte und Ärzte versorgt werden muss. Hinzu kommt ein Anstieg der Bettenauslastung auf Normalstationen mit höherer Belastung des Personals und der Belegung mit pflegeaufwändigen Risikopatienten, die bei fehlenden Überwachungs- und Intensivbetten auf Normalpflegestationen versorgt werden müssen (Abb. 1.2).

In dieser Situation besteht die Gefahr, dass aufgrund mangelnder, gut ausgebildeter

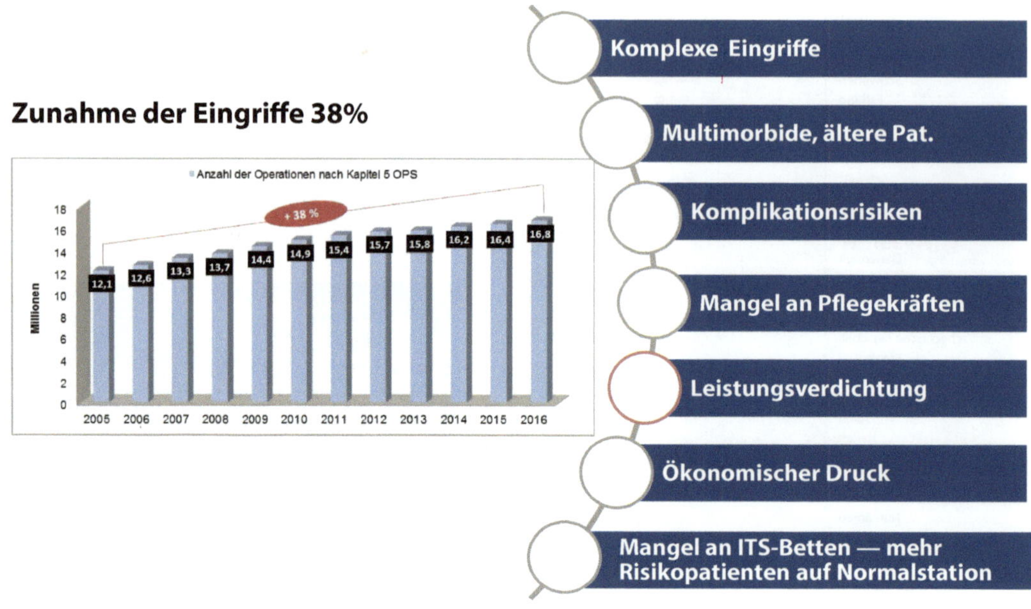

Abb. 1.2 Anzahl der Operationen vollstationärer Patienten 2005–2016

Pflegekräfte sich anbahnende Komplikationen nicht rechtzeitig erkannt und behandelt werden, bevor es zu einem vital bedrohlichen Zustand kommt. Dass sich Veränderungen auf Strukturebene negativ auf das Patientenoutcome auswirken können, zeigt die von der Konsensuskonferenz zu medizinischen Notfallteams (ICMET) geprägte Definition eines innerklinischen Notfalls (Devita et al. 2006). Demnach tritt ein innerklinischer Notfall immer dann ein, wenn sich der physiologische und/oder psychologische Zustand eines Patienten akut bis zu einem Punkt verschlechtert, an dem die vorhandenen Ressourcen (Personal, Material, Expertise) zu gegebener Zeit nicht ausreichen, um die Gefährdung des Patienten abzuwenden. Es handelt sich demnach um ein „mismatch" zwischen den Bedürfnissen einer sicheren Patientenversorgung und den verfügbaren Ressourcen. Eine wichtige Maßnahme zur Erhöhung der Patientensicherheit und Vermeidung von postoperativer Letalität ist die Etablierung von sogenannten Medizinischen Einsatzteams (MET), die bei definierten Kriterien einer Verschlechterung des Patientenzustandes und nicht erst beim Kreislaufstillstand alarmiert werden.

1.2 Vom innerklinischen Reanimationsteam zum Medizinischen Einsatzteam

Da die Versorgung der Patienten in Krankenhäusern auf unterschiedlichen Versorgungsstufen erfolgt, variiert auch entsprechend die Anzahl der Pflegekräfte und die Anzahl der Ärzte sowie die technische Ausstattung. Der Überwachungsbedarf ist auf Intensiv- und Überwachungsstationen höher als auf Normalstationen. Dabei zeigt sich im klinischen Alltag, dass insbesondere die Patienten gefährdet sind, die von der Intensivstation auf eine Station mit niedrigerer Versorgungsstufe verlegt werden. Im Normalfall benötigen diese eine erhöhte Aufmerksamkeit bei der weiteren Behandlung, was jedoch aufgrund der strukturellen Gegebenheiten nicht umgesetzt werden kann. Demzufolge, sind Normalstationen das schwächste Glied in der Behandlungskette. Zum einen gibt es zu wenig qualifiziertes Personal für adäquate Überwachung der Risikopatienten, weiterhin ist eine unmittelbare Verfügbarkeit des Stationsarztes nicht immer gegeben. Ein weiteres Defizit ist, dass auf Normalstationen Schulungen und Trainings zur Früherkennung von Komplikationen fehlen und eine zielgerichtete Therapie nur unzureichend durchgeführt wird.

Vor diesem Hintergrund haben sich bereits weltweit in vielen Kliniken verschiedene Modelle des innerklinischen Notfallmanagements etabliert. Diese Entwicklung reicht vom klassischen Reanimationsteam (Cardiac Arrest Team, CAT) über postoperative Visiten von Risikopatienten bis zu „Critical Care Outreach Teams“ (CCOT), die konsiliarisch Patienten mit intermediärer Krankheitsschwere visitieren, ohne dass ein akuter Notfall vorliegt. Neben dem Begriff des Outreach Teams werden gleichzeitig im angloamerikanischen Raum die Bezeichnungen „Medical Emergency Team“ (MET) oder „Rapid Response Team“ (RRT) verwendet. Das erste sogenannte „Medical Emergency Team“ wurde vor ca. 20 Jahren im Liverpool Hospital in Australien und später auch in weiteren Ländern etabliert. Die Konzeption eines MET umfasst eine proaktive Reaktion auf eine Vielzahl von Frühwarnsymptomen, um irreversibles Organversagen und Herz-Kreislauf-Stillstand zu verhindern. Daher werden medizinische Einsatzteams nicht erst bei Kreislaufstillständen alarmiert, sondern sollen diese verhindern. Ziel ist die Prävention durch Initialtherapie auffälliger Patienten unterhalb der Schwelle des Kreislaufstillstandes und ggf. Verlegung auf eine Intensivstation. Eine Erkennung von kritischen Patienten kann sowohl durch den klinischen Eindruck (Erfahrung) als auch durch sogenannte Frühwarnkriterien wie Veränderungen des Bewusstseinszustandes, kardiale Symptome, Blutdruckveränderungen, respiratorische Störungen und metabolische Entgleisungen oder Oligurie erfolgen. Diese Veränderungen werden u. a. in verschiedenen Scores erfasst (► Kap. 4), die auch telemetrisch detektiert werden können.

In den meisten bislang etablierten MET-Systemen wird der Notruf auf einer Intensivstation entgegengenommen, und das Team rückt von der Intensivstation aus. Mehrere aktuelle Publikationen zeigen auch in anderen Ländern die Effektivität von frühzeitig aktivierten Notfallteams. So wurde beispielsweise in England flächendeckend und verpflichtend ein Frühwarnsystem eingeführt, das die Identifikation von Risikopatienten erleichtern soll. In den Niederlanden führte eine landesweite Einführung von MET in den Krankenhäusern zur Reduktion von Herz-Kreislauf-Stillständen und Krankenhaussterblichkeit (Ludikhuize et al. 2015). Zudem konnten ungeplante Aufnahmen auf die Intensivstation vermieden und Behandlungskosten gesenkt werden.

Die Erstellung intrahospitaler Strukturen zur frühzeitigen Erkennung und Vermeidung einer drohenden Dekompensation nach operativen Eingriffen sollte aus diesem Grund die gemeinsame Zielstellung aller Krankenhäuser sein. Bereits 2004 wurde im europäischen Raum vom Austrian Resuscitation Council (ARC) erstmalig die Empfehlung zur Implementierung von innerklinischen METs geäußert (ARC 2004). 2005 sprach sich ebenfalls der European Resuscitation Council (ERC) für die Etablierung von innerklinischen Frühwarnsystemen und METs aus (ERC 2005).

Um die Etablierung von METs auch in Deutschland flächendeckend zu fördern, hat die Deutsche Gesellschaft für Anästhesiologie und Intensivtherapie e. V. (DGAI) 2015 eine entsprechende Task Force gegründet und gemeinsam mit der Deutschen Gesellschaft für Chirurgie (DGCH), dem Berufsverband Deutscher Anästhesisten (BDA) und dem Berufsverband Deutscher Chirurgen (BDC) im Jahr 2017 ein Positionspapier erarbeitet und publiziert (► Kap. 5).

1.3 Medizinische Einsatzteams als Präventionsstrategie postoperativer Letalität

In vielen Studien konnte inzwischen belegt werden, dass die Einführung von METs den gewünschten Erfolg bringt und mit weniger Herz-Lungen-Versagen, ungeplanten Verlegungen auf die Intensivstation und geringerer Sterblichkeit der Patienten in den Krankenhäusern verbunden ist (Ludikhuize et al. 2015). Weiterhin konnte in einer Metaanalyse bestätigt werden, dass METs die Fälle von Herzversagen reduzieren und effektiv die Sterblichkeit in Krankenhäusern verringert wird (Maharaj et al. 2015). Wobei sich gezeigt hat, dass insbesondere die frühe Erkennung der Verschlechterung des Gesundheitszustandes des Patienten und daran anschließend präventive Maßnahmen zur Vermeidung eines Herzstillstands der Schlüssel zum Überleben darstellen (Soar et al. 2015). Denn die Patienten weisen oft schon einige Stunden vor einem Herzstillstand bestimmte Zeichen einer Verschlechterung auf (Buist et al. 1999; Franklin und Mathew 1994). Diese wertvolle Zeit muss genutzt werden, um rechtzeitig und präventiv zu intervenieren.

International besteht Einigkeit über die Maßnahmen, die bei einem Kreislaufstillstand zu ergreifen sind. Ein wesentlicher Faktor für den Erfolg der Behandlung ist der sofortige Beginn der Wiederbelebungsmaßnahmen: Ein zögerndes Handeln von Ersthelfern, die den Zeitraum bis zum Eintreffen des Notfallteams überbrücken müssen, ist fatal. Es gibt kaum eine medizinische Maßnahme, die durch Leitlinien so stark standardisiert ist und bei der ein einfacher Algorithmus zur Wiederherstellung eines Kreislaufs führen kann. Dieser muss aber regelmäßig trainiert werden. Denn eine leitliniengerechte und effiziente Durchführung der Maßnahmen sowie eine lokal gut funktionierende Überlebenskette und Infrastruktur sind die Voraussetzungen für eine möglichst hohe Überlebensrate nach einem Kreislaufstillstand.

Notfalleinsätze – und hier insbesondere Reanimationen – gelten als zeitkritische Ereignisse, die bekanntermaßen besonders fehleranfällig sind. Die ohnehin schlechte Prognose verschlechtert sich noch einmal deutlich, wenn nicht alles perfekt abläuft und beispielsweise die Herzdruckmassage zu lange und zu häufig unterbrochen wird. Obwohl es wie in kaum einem anderen Bereich in der Medizin internationalen Konsens über die zu ergreifenden Maßnahmen gibt, zeigen Studien, dass selbst die einfachen Basismaßnahmen der Reanimation in der Praxis nur unzureichend durchgeführt werden.

Damit die Ärzte und das Pflegepersonal die frühen Anzeichen einer lebensbedrohlichen Situation von Patienten zuverlässig erkennen können, haben sich regelmäßige Schulungen von Stationsteams in simulierten Szenarien bewährt, ebenso wie das jährliche klinikinterne Reanimationstraining. Diese Maßnahmen können Teil eines umfassenden Konzepts zum innerklinischen, interdisziplinären Notfallmanagement sein, zu dem auch die Vereinheitlichung des Notfallequipments, die Anschaffung automatisierter externer Defibrillatoren sowie die Verbesserung der Logistik der Alarmierung und des Transports gehören.

1.4 Etablierung im Klinikalltag

Große Kliniken, die über Erfahrungen mit dem MET-Konzept verfügen, berichten über durchschnittlich 1–2 Einsätze pro Tag. Das MET-Team besteht aus einem intensivmedizinisch erfahrenen Arzt und einer Pflegekraft. Die Mitglieder des MET führen außerhalb der Einsätze in der Regel andere Tätigkeiten, üblicherweise auf einer Intensivstation, aus. Rund um die Uhr können so die Stationen das MET anfordern, sobald sich der Zustand eines Patienten verschlechtert – bereits bevor die Situation akut lebensbedrohlich wird.

Aufgrund der großen Struktur-Heterogenität der deutschen Krankenhäuser muss die Etablierung in den einzelnen Kliniken individuell auf Basis der verfügbaren Ressourcen und zu erwartenden Einsatzzahlen erfolgen.

Die Praxisbeispiele der Universitätskliniken in Bonn und Dresden, die eine Vorreiterrolle in Deutschland einnehmen, sollen die Organisation und Umsetzung erfolgreicher Notfallmanagementkonzepte verdeutlichen. Diese greifen in folgende Bereiche ein:

- **Strukturqualität**

Dazu gehören die Problemerkennung, die Bereitstellung erforderlicher Ressourcen, regelmäßige Schulungen bedarfsgerecht nach Rolle der jeweiligen Mitarbeiter im Rahmen eines abgestuften Konzeptes von der Reinigungs- bis zur ITS-Pflegekraft. Aber auch die dezentrale Bereitstellung der erforderlichen Materialien wie AEDs und Notfallkoffer/-Rucksäcke ist hier von großer Bedeutung. Entscheidend sind ebenso die Festlegung von Alarmierungskriterien (Early Warning Scores) sowie klare Anordnungen zu Verantwortlichkeiten in der Eskalation von Messung und Therapie (SOPs, Poster, Intranet), aber auch klar festgelegte bedarfsgerechte Alarmierungswege/Meldeketten (Stationsschwester bei geringfügigen Störungen, Stationsarzt bei mittleren Störungen, MET bei Versagen der vorhergehenden Maßnahmen oder schwerer Störung).

- **Prozessqualität**

Auf allen relevanten Ebenen entsprechende Schulungsmaßnahmen durchsetzen, einführen und regelmäßig wiederholen.

- **Ergebnisqualität**

Hierzu gehört das regelmäßige Controlling der eigenen Leistungen anhand eines breiten Benchmarkings, z. B. mittels des Deutschen Reanimationsregisters (▶ www.reanimationsregister.de). Die Kliniken müssen dabei selbstkritisch die eigenen Ergebnisse überprüfen, Rückschlüsse auf notwendige Prozessveränderungen ziehen und hierfür notwendige Strukturen schaffen.

Vor dem Hintergrund, dass derzeit erst in wenigen deutschen Krankenhäusern Notfallteams etabliert sind, die bereits bei klar definierten Frühwarnkriterien aktiv werden, soll dieses Buch die Einführung von METs erleichtern mit dem Ziel, einen Beitrag zur Reduktion der Krankenhaussterblichkeit zu leisten.

In den folgenden Kapiteln wird anhand internationaler Studien auf die Bedeutung von METs für die Patientensicherheit und das Risikomanagement des Krankenhauses hingewiesen und die Organisation und praktische Umsetzung erläutert. Dabei wird auf die erforderlichen Ressourcen, Schulungsmaßnahmen und Kommunikation, aber auch auf juristische und ethische Aspekte eingegangen. Die Fallbeispiele aus verschiedenen Fachgebieten veranschaulichen die Ergebnisse von MET-Einsätzen in der klinischen Realität.

Literatur

Baker GR, Norton PG, Flintoft V et al (2004) The Canadian adverse events study: the incidence of adverse events among hospital patients in Canada. Can Med Assoc J 170:1678–1686

Bainbridge D, Martin J, Arango M et al (2012) Perioperative and anaesthetic-related mortality in developed and developing countries: a systematic review and meta-analysis. Lancet 380:1075–1108

Buist MD, Jarmolowski E, Burton PR et al (1999) Recognising clinical instability in hospital patients before cardiac arrest or unplanned admission to intensive care. A pilot study in a tertiary-care hospital. Med J Aust 171:22–25

Boehm O, Baumgarten G, Hoeft A (2015) Epidemiology of the high-risk population: perioperative risk and mortality after surgery. Curr Opin Crit Care 21(4):322–327

Devita MA, Bellomo R, Hillman K, Kellum J, Rotondi A, Teres D, Auerbach A, Chen WJ, Duncan K, Kenward G, Bell M, Buist M, Chen J, Bion J, Kirby A, Lighthall G, Ovreveit J, Braithwaite RS, Gosbee J, Milbrandt E, Peberdy M, Savitz L, Young L, Harvey M, Galhotra S (2006) Findings of the first consensus conference on medical emergency teams. Crit Care Med 34:2463–2478

Franklin C, Mathew J (1994) Developing strategies to prevent inhospital cardiac arrest: analyzing responses of physicians and nurses in the hours before the event. Crit Care Med 22:244–247

Futier E, Constantin JM, Paugam-Burtz C et al (2013) A trial of intraoperative low-tidal-volume ventilation in abdominal surgery. The N Engl of J Med 369:428–437

Ghaferi A, Birkmeyer J, Dimick J (2011) Hospital volume and failure to rescue with high-risk surgery. Med Care 49(12):1076–1081

Hillman K, Chen J, Cretikos M et al (2005) Introduction of the medical emergency team (MET) system: a cluster-randomised controlled trial. Lancet 365:2091–2097

ISOS – International Surgical Outcomes Study Group (2016) Global patient outcomes after elective surgery: prospective cohort study in 27 low-, middle- and high-income countries. Br J Anaesth 117(5):601–609

Ludikhuize J, Brunsveld-Reinders AH, Dijkgraaf MGW et al (2015) Outcomes associated with the nationwide introduction of rapid response systems in the Netherlands. Crit Care Med 43(12):2544–2551. ► https://doi.org/10.1097/CCM.0000000000001272

Maharaj R, Raffaele I, Wendon J et al (2015) Rapid response systems: a systematic review and meta-analysis. Crit Care 19:254. ► https://doi.org/10.1186/s13054-015-0973-y

Nolan JP et al (2010) European resuscitation council guidelines for resuscitation 2010. Section executive summary. Resuscitation 81:1219–1276

NZCA – Australien and New Zealand College of Anaesthesist (2014) Safety of anaesthesia. a review of anaesthesia-related mortality reporting in Australia and New Zealand 2009–2011. Report of the Mortality Sub-Committee convened under the auspices of the Australien and New Zealand College of Anaesthetists

Pearse RM, Moreno RP, Pelosi P, Metnitz P, Spies C, Vallet B, Vincent JL, Hoeft A, Rhodes A (2012) European Surgical Outcomes Study (EuSOS) group for the trials groups of the European society of intensive care medicine and the European society of anaesthesiology mortality after surgery in Europe: a 7 day cohort study. Lancet 380(9847):1059–1065

Sandroni C, Nolan J, Cavallaro F, Antonelli M (2007) In-hospital cardiac arrest: incidence, prognosis and possible measures to improve survival. Intensive Care Med 33:237–245

Soar J, Nolan JP, Böttiger BW et al (2015) European resuscitation council guidelines for resuscitation 2015: section 3. Adult advanced life support. Resuscitation 95:100–147

Was ist ein Medizinisches Einsatzteam (MET)?

Axel R. Heller

T. Koch, A. R. Heller, J.-C. Schewe (Hrsg.), *Medizinische Einsatzteams*,
https://doi.org/10.1007/978-3-662-58294-7_2

2.1 Einführung

Bei gleichzeitiger Steigerung der Fallkomplexität und Multimorbidität der Patienten lastet sowohl finanzieller Druck auf deutschen Krankenhäusern als auch die Bürde, nicht mehr in ausreichendem Maße qualifiziertes Personal vom Markt rekrutieren zu können. Mit 19 Pflegekräften pro 1000 Behandlungsfälle beschäftigen deutsche Krankenhäuser im internationalen Vergleich vergleichsweise wenig Pflegekräfte (Schewe et al. 2018; IGES 2016). Sie unterliegen damit einer stetig steigenden Belastung, obwohl klar ist, dass die Chance, komplikationsbehaftete Patienten zu retten, von einer auskömmlichen Personalausstattung auf den Stationen abhängt (Aiken et al. 2014; Ward et al. 2018). Trotz dieser schwierigen Rahmenbedingungen war die Einführung von medizinischen Notfallteams (MET) im Konzert mit einer Reihe flankierender Maßnahmen (► Kap. 3) (Ludikhuize et al. 2015; Van Aken et al. 2017) mit einer Abnahme innerklinischer Herzstillstände (IHCA), ungeplanten Intensivaufnahmen und der Patientensterblichkeit verbunden. Dabei kann als Definition für ein MET gelten: „Das MET ist nach Aktivierung z. B. durch die Peripherstation rund um die Uhr in der Lage, grundlegende notfall- und intensivmedizinische Maßnahmen beim kritisch kranken Patienten anzuwenden, um so den Zustand des Patienten vor Ort zu stabilisieren" (Schewe et al. 2018).

2.2 MET, RRT und Critical Care Outreach Teams

Weltweit wurden in den vergangenen Jahren Strukturen konzipiert mit einem gemeinsamen Ziel der Verbesserung der innerklinischen Versorgungsstruktur und zur Rettung innerklinischer Notfallpatienten. Je nach Autor wurden sie Medical Emergency Teams (MET) (Boulos et al. 2017), Rapid oder Emergency Response Teams (RRT/ERT) (McNeill und Bryden 2013; Chan et al. 2000) oder Critical Care Outreach Teams (Gershengorn et al. 2016) genannt. Letztlich bezeichnen sie trotz des Namensunterschieds mit geringen Variationen ein jeweils ähnliches Konzept. Im deutschsprachigen Raum hat sich der Begriff medizinisches Einsatzteam (MET) etabliert (Frank et al. 2018; Van Aken et al. 2017).

Die Zweckbindung eines innerklinischen Notfallteams bestimmt dabei die Alarmierungskriterien. Besteht die Zuständigkeit lediglich für Reanimationen, so wird nur bei Kreislaufstillständen alarmiert. Eine in 2015 an bundesdeutschen Krankenhäusern durchgeführte Umfrage der Deutschen Gesellschaft für Anästhesiologie und Intensivmedizin ergab, dass hinsichtlich der Etablierung innerklinischer Notfallstrukturen in Deutschland noch viel Verbesserungsspielraum besteht. Von 1904 befragten Krankenhäusern antworteten 611 (32 %). Vollständig auswertbare Fragebögen lieferten 513 (27 %) Einrichtungen. (German Society of Anesthesiology und Intensive Care Medicine 2015):

10 % der Häuser verfügen nicht über eine zentrale interne Notrufnummer, nur 49 % besitzen ein AED-Programm. Medizinische Einsatzteams mit definierten Alarmierungskriterien, die allen Klinikmitarbeitern kommuniziert sind, existierten nur in 22 % der Häuser (■ Abb. 2.1). Mit 55 % verfügten die meisten Hospitäler über Reanimationsteams, die im Einzelfall auch einmal ausrücken, wenn ein Patient noch nicht reanimationspflichtig ist. Da Kliniken, die Teams nur zur Reanimation vorhalten, doppelt so hohe Inzidenzenraten von Kreislaufstillständen aufweisen wie Kliniken mit METs (German Society of Anesthesiology and Intensive Care Medicine 2015), favorisieren relevante Fachgesellschaften zurecht Alarmierungskriterien für MET, die alle innerklinischen Notfälle berücksichtigen (Frank et al. 2018; Van Aken et al. 2017; Wnent et al. 2018) und somit präventiv effizient sind. Wie die Erhebungsdaten zeigen, existiert sowohl bei der Art der Teams (■ Abb. 2.1) als auch bei den verwendeten Triggerkriterien (■ Abb. 2.2) noch erhebliches Verbesserungspotenzial, zumal die Angaben

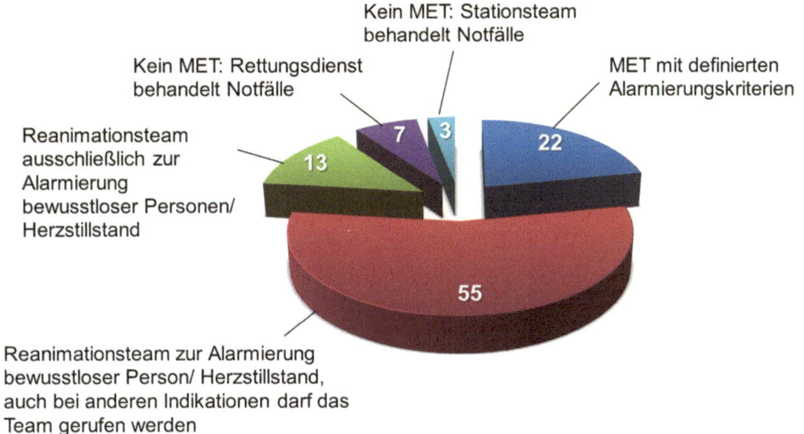

Abb. 2.1 Prozentuale Verteilung der Notfallteam-Arten in deutschen Krankenhäusern 2015 (n = 547). (Aus German Society of Anesthesiology and Intensive Care Medicine 2015)

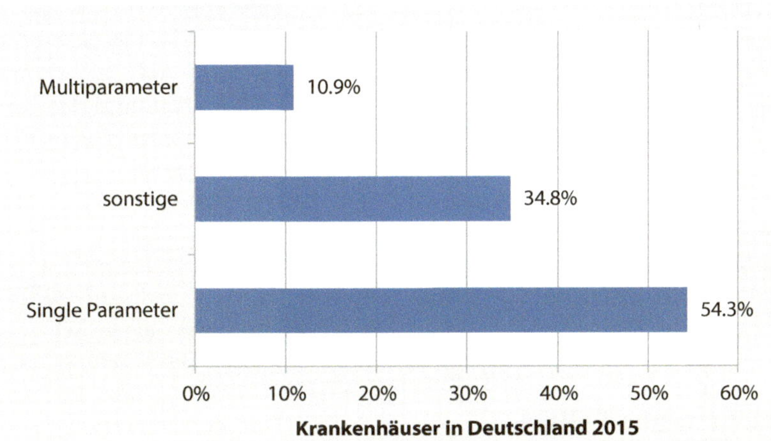

Abb. 2.2 Prozentuale Verteilung der Triggerkriterien für MET-Einsätze in deutschen Krankenhäusern 2015, die über METs verfügen (n = 92). (Aus German Society of Anesthesiology and Intensive Care Medicine 2015)

der Krankenhäuser nicht kontrolliert werden konnten. Die ERC-Reanimationsleitlinien beschreiben bereits seit 2010 (Deakin et al. 2010), dass die auf Normalstationen übliche Vitalparametermessung, Dokumentation und Interpretation sowie deren teilweise unflexible Messfrequenz unzureichend sind, um kritische Patienten früh zu erkennen.

Wie Abb. 2.2 zeigt, verwenden 54,3 % der Krankenhäuser mit einem MET Single-Parameter-Triggerkriterien. Hierbei handelt es sich, wie in ► Kap. 4 näher erläutert wird, um Alarmierungstrigger, die nach dem Alles-oder-Nichts-Prinzip bei kritischer Auslenkung einzelner Vitalparameter anschlagen. Die kritische Kombination einzelner für sich alleine unkritischer Parameter wird dabei nicht erfasst und schränkt somit die Sensitivität der Single-Parameter-Alarmierung für kritische Zustände ein. Gesamtgewichtete Multiparameter-Triggersysteme, wie sie lediglich in 10,9 % der Häuser mit MET eingesetzt werden, bieten dagegen die Möglichkeit einer graduell angepassten Therapieeskalation. Diese Möglichkeit ergibt sich durch eine Score-Bewertung, die alle gemessenen Parameter gewichtet einbezieht und so auch kritische Situationen zu erfassen vermag, die sich aus der Kombination einzelner, für sich alleine unkritischer Parameter ergeben. Dabei wird das umfassende Scoring, das auf der Auslenkung mehrerer Parameter beruht, in der Leitlinie als überlegen bewertet (Deakin et al. 2010). Diese Systeme sind in Großbritannien (Royal College of Physicians 2012) und den Niederlanden (Ludikhuize et al. 2015) bereits eingeführt; die Stiftung Patientensicherheit in der Schweiz hat ebenfalls kürzlich eine Empfehlung für die Einführung multiparametrischer Triggerkriterien ausgesprochen (Frank et al. 2018).

Mittlerweile haben auch Krankenhaus-Bewertungsportale wie das Focus-Krankenhaus-Ranking (Focus Online 2018) Parameter, die das innerklinische Notfallmanagement abbilden, zu Kriterien gemacht. Dazu gehören das Vorhandensein von Notfallteams und ein Notfalltraining des Stationspersonals sowie Feedbackmechanismen für die Teams und die Ausrichtung der Reanimation auf die Reduktion der No-Flow-Time (Müller et al. 2014).

2.3 Ein MET für alle Fälle

Alleine die Einführung des Gliedes „MET" in die innerklinische Rettungskette (▶ Kap. 3) kann das Überleben von Patienten mit Komplikationen nicht verbessern, wenn andere notwendige Rahmenbedingungen dafür nicht geschaffen sind (Chan et al. 2000). Entsprechend konnte auch ein systematisches Review die Frage nicht beantworten, ob es besser sei, Frühwarnkriterien *oder* ein MET zu implementieren (McNeill und Bryden 2013). Hier kann es kein Entweder-oder geben: Sowohl der afferente als auch der efferente Schenkel der innerklinischen Notfallreaktion muss funktionieren, um die Letalität im Krankenhaus effektiv zu bekämpfen. Letztlich hat sich auch in Deutschland (Van Aken et al. 2017) bei relevanten Fachgesellschaften die Überzeugung durchgesetzt, dass METs die Versorgung von Patienten im Krankenhaus verbessern und eingeführt werden sollten. Durch den präventiven Ansatz des MET können innerklinische Kreislaufstillstände reduziert und ungeplante Aufnahmen auf die Intensivstation vermieden werden (Winters et al. 2013; Dane et al. 2000; Bannard-Smith et al. 2016). Flankiert von anderen organisatorischen Komponenten (▶ Kap. 3) stellt das MET eine unverzichtbare Verbesserung des Notfallmanagements dar.

Ein MET muss in der Erkennung und Behandlung von lebensbedrohlichen Notfällen besonders geschult sein, da die Haupteinsatzindikationen respiratorische und kardiozirkulatorische Ursachen sind (Bannard-Smith et al. 2016; Peberdy et al. 2003; Boniatti et al. 2010; Heller et al. 2018) (▶ Kap. 3). Der Notruf an das MET wird in vielen Organisationsformen direkt auf einer Intensivstation entgegengenommen, und das Team rückt von dort aus. Je nach lokaler Personalorganisation kann ein MET auch von Saal-Anästhesisten mit entsprechenden mobilen Alarmierungsmöglichkeiten (▶ Kap. 8) gestellt werden. Eine Angliederung des MET an eine Intensivstation ist aber auch aus anderen Gründen sinnvoll und hat daher bei entsprechenden Autoren zur Bezeichnung „Critical Care Outreach Team" geführt (Gershengorn et al. 2016). Von der Intensivstation aus können insbesondere auch organisatorische Synergieeffekte genutzt werden. Zum einen vereinfacht die Kenntnis von freien Kapazitäten und Verlegungsoptionen die Organisation, andererseits können präventive Effekte eines intensivstationsbasierten MET auch durch routinemäßige Nachvisiten der verlegten Patienten erreicht werden, um die Entwicklung des Patienten im Low-care-Bereich zu beobachten und ungeplante Wiederaufnahmen zu vermeiden.

Der Einsatz des MET selbst sowie Notfalldiagnostik und die Therapieeskalation bei den Patienten ggf. mit Verlagerung in eine High Care Unit bedingen ein ortskundiges, gut in der Zusammenarbeit/Kommunikation und im Notfallvorgehen trainiertes Personal sowie eine Notfallausstattung. Das am Einsatzort eingetroffene MET ist Unterstützer des stationären Behandlungsteams und soll mit ihm auf Augenhöhe das weitere Prozedere und die bestmögliche Versorgung des Patienten festlegen. Die enge Zusammenarbeit mit dem zuständigen Arzt der bettenführenden Fachabteilung und der Pflege vor Ort ist dabei der Schlüssel zur erfolgreichen Patientenbehandlung. Das MET ist also rund um die Uhr eine konsiliarische Rückfallebene als akuter Notfallversorger und eine Möglichkeit, jederzeit intensivmedizinische Expertise an das Krankenbett auf der Normalstation zu rufen, ohne jedoch in die stationsärztliche Versorgungsverantwortung durch die bettenführende Fachabteilung einzugreifen. Letztlich sollte es das Ziel sein, den Patienten vor Ort so zu stabilisieren, dass er auf der Normalstation oder einem Monitorbettplatz verbleiben kann. Sind weitere diagnostische Maßnahmen oder akute Interventionen notwendig, kann das MET den Transport des Patienten übernehmen und ihn unter kontrollierten Bedingungen auf die Intensivstation oder an den Ort der weiteren Versorgung begleiten (Schewe et al. 2018).

Literatur

Aiken LH, Sloane DM, Bruyneel L, Van den HK, Griffiths P, Busse R et al (2014) Nurse staffing and education and hospital mortality in nine European countries: a retrospective observational study. Lancet 383(9931):1824–1830

Bannard-Smith J, Lighthall GK, Subbe CP, Durham L, Welch J, Bellomo R et al (2016) Clinical outcomes of patients seen by rapid response teams: a template for benchmarking international teams. Resuscitation 107:7–12

Boniatti MM, Azzolini N, da Fonseca DL, Ribeiro BS, Castilho RKS et al (2010) Prognostic value of the calling criteria in patients receiving a medical emergency team review. Resuscitation 81(6):667–670

Boulos D, Shehabi Y, Moghaddas JA, Birrell M, Choy A, Giang V et al (2017) Predictive value of quick sepsis-related organ failure scores following sepsis-related medical emergency team calls: a retrospective cohort study. Anaesth Intensive Care 45(6):688–694

Chan PS, Jain R, Nallmothu BK, Berg RA, Sasson C (2000) Rapid response teams: a systematic review and meta-analysis. Arch Intern Med 170(1):18–26

Dane FC, Russell-Lindgren KS, Parish DC, Durham MD, Brown TD (2000) In-hospital resuscitation: association between ACLS training and survival to discharge. Resuscitation 47(1):83–87

Deakin CD, Nolan JP, Soar J, Sunde K, Koster RW, Smith GB et al (2010) European resuscitation council guidelines for resuscitation 2010 section 4. Adult advanced life support. Resuscitation 81(10):1305–1352

FOCUS Online Group (2018) Focus Gesundheit „Deutschlands Top-Kliniken 2018". ▶ https://pdf.focus.de/focus-klinikliste-2018.html

Frank O, Schwappach D, Conen D (2018) Empfehlung zur Einführung und zum Betreiben eines Frühwarnsystems zur Detektion sich unbemerkt verschlechternder Patienten. Stiftung Patientensicherheit Schweiz 2018 May 18 [cited 2018 May 22], S 1–32. ▶ http://www.patientensicherheit.ch/dms/de/themen/Empfehlungen_Fr-hwarnsystem_20180410_final_d-docx/Empfehlungen_Fr%C3%BChwarnsystem_20180410_final_d.docx.pdf

German Society of Anesthesiology and Intensive Care Medicine (2015) Inhospital cardiac arrest and medical emergency management: a nationwide survey: Data on file

Gershengorn HB, Xu Y, Chan CW, Armony M, Gong MN (2016) The impact of adding a physician assistant to a critical care outreach team. PLoS ONE 11(12):e0167959

Heller AR, Mees ST, Lauterwald B, Reeps C, Koch T, Weitz J (2018) Detection of deteriorating patients on surgical wards outside the ICU by an automated MEWS-based early warning system with paging functionality. Ann Surg. ▶ https://doi.org/10.1097/sla.0000000000002830

IGES – Institut für Gesundheits- und Sozialforschung auf Basis von OECD-Daten (2016) Faktencheck Pflegepersonal im Krankenhaus. Internationale Empirie und Status quo in Deutschland. Faktencheck Gesundheit 2016. ▶ https://faktencheck-gesundheit.de/fileadmin/files/BSt/Publikationen/GrauePublikationen/VV_FC_Pflegepersonal_final.pdf

Ludikhuize J, Brunsveld-Reinders AH, Dijkgraaf MG, Smorenburg SM, de Rooij SE, Adams R et al (2015) Outcomes associated with the nationwide introduction of rapid response systems in the Netherlands. Crit Care Med 43(12):2544–2551

McNeill G, Bryden D (2013) Do either early warning systems or emergency response teams improve hospital patient survival? A systematic review. Resuscitation 84(12):1652–1667

Müller MP, Richter T, Papkalla N, Poenicke C, Herkner C, Osmers A et al (2014) Effects of a mandatory basic

2

life support training programme on the no-flow fraction during in-hospital cardiac resuscitation: an observational study. Resuscitation 85(7):874–878

Peberdy MA, Kaye W, Ornato JP, Larkin GL, Nadkarni V, Mancini ME et al (2003) Cardiopulmonary resuscitation of adults in the hospital: a report of 14720 cardiac arrests from the national registry of cardiopulmonary resuscitation. Resuscitation 58(3):297–308

Royal College of Physicians (2012) National Early Warning Score (NEWS): standardising the assessment of acute illness severity in the NHS. ▶ www.rcplondon.ac.uk/national-early-warning-score

Schewe JC, Lenkeit S, Ganser J, Heller AR, Koch T (2018) Die Implementierung Medizinischer Einsatzteams als Beitrag zur Verbesserung der perioperativen Patientensicherheit – Wer? Wann? Wie? Zentralbl Chir. ▶ https://doi.org/10.1055/a-0631-4867

Van Aken H, Ertmer C, Geldner G, Koch T, Meyer H-J, Pohlemann T et al (2017) Joint recommendation (DGAI, DGCH, BDA, BDC) on improvement of the postoperative treatment quality and establishment of medical emergency teams. Anaesth Intensivmed 58:232–234

Ward ST, Dimick JB, Zhang W, Campbell DA, Ghaferi AA (2018) Association between hospital staffing models and failure to rescue. Ann Surg. ▶ https://doi.org/10.1097/sla.0000000000002744

Winters BD, Weaver SJ, Pfoh ER, Yang T, Pham JC, Dy SM (2013) Rapid-response systems as a patient safety strategy: a systematic review. Ann Intern Med 158(5 Pt 2):417–425

Wnent J, Jakisch B, Geldner G, Koch T, Zwissler B, Müller MP et al (2018) 5. Bad Boller Reanimationsgespräche – von 10 Thesen für 10.000 Leben zur Umsetzung. Anästh Intensivmed 59:277–280

Chancen durch medizinische Einsatzteams und präventive Ansätze

Axel R. Heller und Thea Koch

T. Koch, A. R. Heller, J.-C. Schewe (Hrsg.), *Medizinische Einsatzteams*,
https://doi.org/10.1007/978-3-662-58294-7_3

3.1 Einführung

Internationale Daten zeigen, dass 1–5 von 1000 Patienten, die in Krankenhäuser aufgenommen wurden, während ihres Aufenthalts einen Herzstillstand erleiden (Sandroni et al. 2007). Aktuelle Daten aus dem deutschen Reanimationsregister zeigen bundesweit eine Gesamtinzidenz von 1,8 Herzstillständen pro 1000 Krankenhausaufnahmen (Wnent et al. 2018; ► Kap. 7). Die nationale Herzstillstand-Audit-Datenbank in Großbritannien liegt bei 1,6 Herzstillständen pro 1000 Einweisungen (Nolan et al. 2014). In einer europaweiten prospektiven Erhebung (EuSOS-Studie; Pearse et al. 2012) zeigte sich eine unerwartet hohe postoperative Letalität (4 %), mit einer lediglich 8 %igen Aufnahmequote auf Intensivstationen. Weitaus besorgniserregender war hier aber die Tatsache, dass 73 % aller Patienten, die starben, nie auf einer Intensivstation behandelt wurden. Daher ist die Reduktion der Failure to Rescue (FTR)-Rate, definiert als Tod nach einer schweren postoperativen Komplikation (Silber et al. 2007), ein Hauptfokus von perioperativen Qualitätsmanagementprogrammen (Ward et al. 2018). Es stellt sich hier die Frage, inwieweit innerklinische Herz-Kreislauf-Stillstände durch frühzeitige Erkennung und Behandlung von auftretenden Symptomen weiter reduziert werden können. In Europa war die Einführung von METs mit einer Abnahme innerklinischer Herzstillstände (IHCA), ungeplanten Intensivaufnahmen und der Sterblichkeit verbunden (Ludikhuize et al. 2015; Van Aken et al. 2017). Dabei war sowohl die Verzögerung der MET-Alarmierung selbst (Boniatti et al. 2014) als auch die der Defibrillation um mehr als 2 min mit einer erhöhten Letalität assoziiert (Chan et al. 2008, 2009, 2010b).

3.2 Chancen und präventive Ansätze

Bei den meisten Patienten tritt ein Herzstillstand nicht vollkommen unerwartet ein, vielmehr zeigt sich eine messbare Verschlechterung ihres Zustands, teilweise über Stunden (Ludikhuize et al. 2012b; Kause et al. 2004). Gleichzeitig konnte eine umgekehrte Abhängigkeit der FTR-Rate mit dem Personalschlüssel eines Krankenhauses gezeigt werden (Ward et al. 2018). Die Verfügbarkeit von Intensivkapazitäten ist ein wesentlicher Faktor bei der Behandlung erkannter kritischer Verläufe. Die insbesondere in den Vereinigten Staaten zeitweise aber favorisierte Lösung des FTR-Problems, mit der schlichten zusätzlichen Einrichtung von Intensivstationen wird der Komplexität der Sache nicht gerecht und kann die Letalität nicht senken, wenn nicht gleichzeitig METs mit definierten Alarmierungstriggern und ICU-Zuweisungskriterien etabliert werden (Ward et al. 2018; Nagendran et al. 2016).

So wichtig wie der Aufbau von Intensivkapazitäten oder die Etablierung eines MET als Bestandteile des efferenten Schenkels der Notfallreaktion im Krankenhaus sind, so wirkungslos ist die Konzentration der Organisation auf nur einen dieser beiden Bereiche, wenn nicht Triggerkriterien für die MET-Aktivierung definiert und klinisch anwendungsbereit sind (◘ Abb. 3.1). Folgerichtig konnten ältere Studien und Metaanalysen die isolierte Effizienz von METs nicht nachweisen (Chan et al. 2010a; McNeill und Bryden 2013; Hillman et al. 2005). Die Schulung des Personals auf Normalpflegestationen zu MET-Aktivierungskriterien und notfallmedizinischen Erstmaßnahmen (Müller et al. 2014b) sind notwendige, wenn auch alleine nicht hinreichende Schlüsselfaktoren für die Verringerung der FTR durch MET (Winters et al. 2013; Frank et al. 2018; ► Kap. 6 und 13).

Aufgrund der baulichen Gegebenheiten unterschiedlicher Krankenhäuser (Pavillon-System vs. Schmalsockel-Hochhaus) sind die MET-Eintreffzeiten u. U. lang. Aktuelle Daten des Deutschen Reanimationsregisters zeigen eine mediane Zeit von 2,5 min (mind. 1,3 min; max. 10,3 min) vom Notruf bis zum Eintreffen des Teams. Um dieses Problem zu adressieren, können intensive und regelmäßige Trainingsprogramme helfen,

• Vigilanz
Akute Vigilanzminderung (Somnolenz, Sopor, Koma)
• Delir
Neu aufgetretenes Delir (z.B. Verwirrtheit, Denkstörungen, Entzug)
• Krampfanfall
Neu aufgetretene Krampfanfälle
• Rhythmus
Neu aufgetretene Herzrhythmusstörungen mit klinischer Symptomatik
• Blutdruck
Schwere arterielle Hypotonie oder Hypertonie mit klinischer Symptomatik
• Ischämie
Akute Zeichen der Organminderdurchblutung
• Dyspnoe
Akute Atemnot, neu aufgetretenes Lungenödem, schwere Bronchospastik
• Aspiration
Schwere oder rezidivierende Aspiration
• Hypoxämie
Akute Hypoxämie (SpO_2 unter 88% bei Raumluft) oder Hyperkapnie
• Elektrolyte
Akute Elektrolytengleisung mit klinischer Symptomatik
• Azidose
Akute respiratorische oder metabolische Azidose
• Oligurie
Mehrstündige Oligurie (<0,5 ml/kg/h) bzw. akutes Nierenversagen
?
• Sonstiges
Potenziell bedrohliche Störung (z.B. zunehmende Ödeme, Fieber unklarer Genese, schwere systemische Infektion)

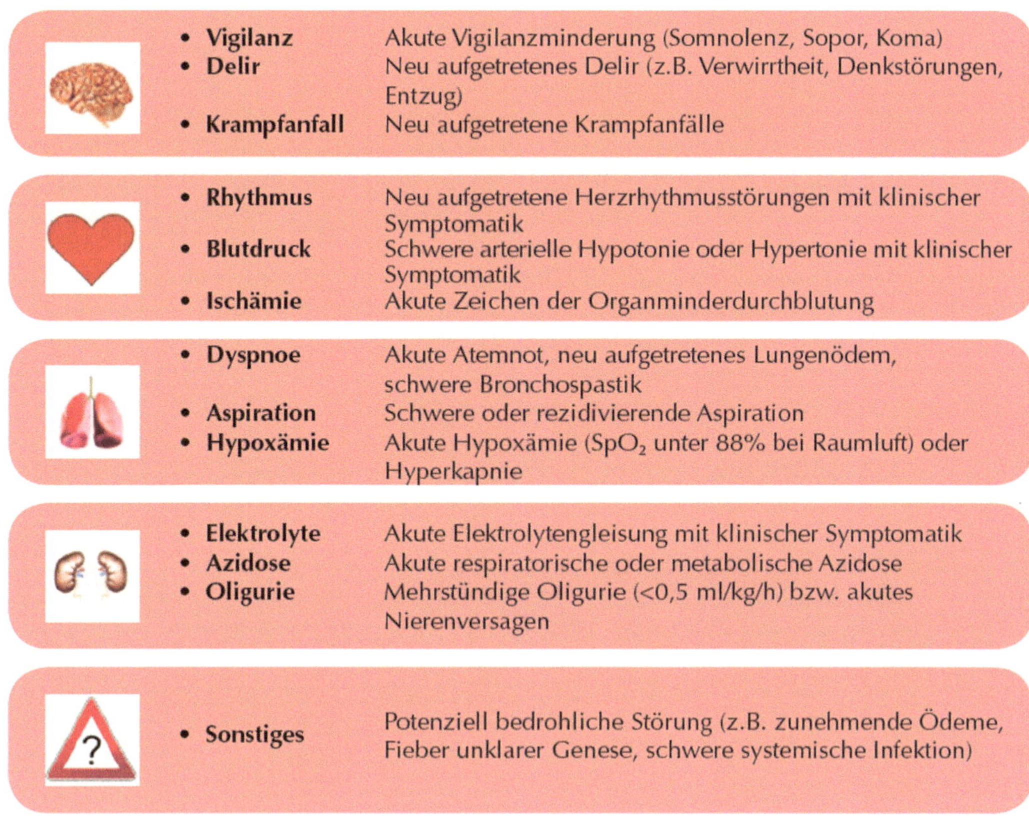

Abb. 3.1 Triggerkriterien für ein MET aus der gemeinsamen Empfehlung der anästhesiologischen und chirurgischen Fachgesellschaften und Berufsverbände. (Mit freundl. Genehmigung aus Van Aken et al. 2017)

die Zeit bis zur Ankunft des MET mit effektiven Erstmaßnahmen auf der Station erfolgreich zu überbrücken (Wnent et al. 2018; Müller et al. 2014a, b; Dane et al. 2000). Dennoch reicht eine bloße Verbesserung dieses efferenten Schenkels der Notfallversorgung im Krankenhaus für eine umfassende Patientenversorgung ebenfalls nicht aus (Van Aken et al. 2017; Lenkeit et al. 2014; Schewe et al. 2018). Der afferente Schenkel, der den Prozess beschreibt, bis der Notfall erkannt wird und der Notruf das MET erreicht hat, ist ebenso wichtig (Frank et al. 2018; Lenkeit et al. 2014; Schewe et al. 2018). In diesem Zusammenhang konnte gezeigt werden, dass eine verzögerte MET-Reaktion mit einer erhöhten Sterblichkeit einhergeht (Boniatti et al. 2014). Bereits die 2010er Reanimationsleitlinien haben die Implementierung von Frühwarnsystemen zur prompten Erkennung sich verschlechternder Patienten (Soar et al. 2015; Link et al. 2015; Kleinman et al. 2015) empfohlen, indem entweder Einzelparametersysteme mit nur einzelnen Alarmierungskriterien verwendet werden (Hillman et al. 2005; Lee et al. 1995) oder sensitivere Multiparametersysteme, bei denen eine Reihe von physiologischen Parametern aggregiert werden, um die Verschlechterung des Patienten standardisiert zu beurteilen (Frank et al. 2018; Goldhill et al. 2005; Royal College of Physicians 2012; ▶ Kap. 4).

In Abhängigkeit von der Sensitivität des lokal verwendeten Alarmtriggers resultiert eine entsprechende Alarmierungshäufigkeit. Das Selbstverständnis eines innerklinischen Notfallteams bestimmt dabei die Alarmierungskriterien. Sieht sich ein Team lediglich für

Reanimationen zuständig, so wird nur bei Kreislaufstillständen alarmiert. Die von den relevanten Fachgesellschaften favorisierte Organisationsweise beinhaltet allerdings weiter gefächerte Alarmierungskriterien für METs, die alle innerklinischen Notfälle berücksichtigen (Wnent et al. 2018; Van Aken et al. 2017; Frank et al. 2018). In diesem Zusammenhang konnte gezeigt werden, dass Kliniken, die Teams nur zur Reanimation vorhalten, doppelt so hohe Inzidenzen von Reanimationen/1000 Klinikaufnahmen haben wie Kliniken mit METs und erweiterten Einsatzindikationen (German Society of Anesthesiology 2015). Werden die Triggerkriterien geschärft, kann es zu einer 1,5- bis 8-fachen Zunahme von MET-Einsatzmeldungen kommen (Lenkeit et al. 2014; Buist et al. 2007), was im ersten Schritt zu einer Abnahme der Reanimationen führt und sich in der Folge auch positiv auf die Überlebensrate auswirkt.

Als Beispiel für ein effektives innerklinisches Notfallmanagement mit MET können die aktuellen Daten des Universitätsklinikums Carl Gustav Carus Dresden (UKD) gewertet werden. Im Jahr 2017 hatte das UKD mit 38,7 % die höchste 30-Tage-Überlebensrate nach IHCA gegenüber 6,5 % für die Benchmark des deutschen Reanimationsregisters (Gräsner et al. 2014; Müller et al. 2014a, b). Die Gesamtinzidenz von IHCA pro 1000 Einweisungen lag bei 1,1 im Vergleich mit der Benchmark von 1,8. Eine mögliche Ursache hierfür könnte ◘ Abb. 3.2 liefern. Während die verwendeten Triggerkriterien (◘ Abb. 3.3) inklusive „Sorge des Teams um den Patienten" am UKD eine MET-Alarmrate von 4,08/1000 Aufnahmen nach sich zogen, erscheinen die anderen Krankenhäuser weniger sensitive Kriterien zu verwenden, die nur zu 3,28 Alarmen/1000 Aufnahmen führen.

Die erhöhte Sensitivität mit höherer Alarmrate scheint aber zu besserer Erkennung und Behandlung kritischer Patienten zu führen, sodass die IHCA-Inzidenz am UKD mit 1,35/1000 Aufnahmen im Beobachtungszeitraum signifikant niedriger liegt, als in den anderen Krankenhäusern (1,78/1000).

Die Implementierung von Multiparameter-Frühwarn-Scores (MEWS – Multiparameter

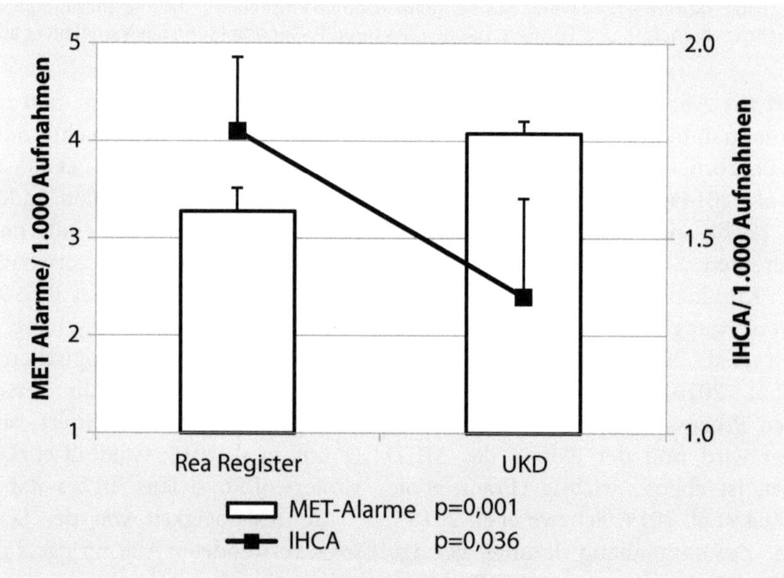

◘ **Abb. 3.2** Vergleich der MET-Alarme (Säulen) und der Anzahl innerklinischer Herzstillstände (IHCA, Quadrate) am Universitätsklinikum Dresden (UKD) mit den Daten des Deutschen Reanimationsregisters. Datengrundlage 2014–2017. Dargestellt sind Mittelwerte und SD, p-Werte nach t-Test für unverbundene Stichproben

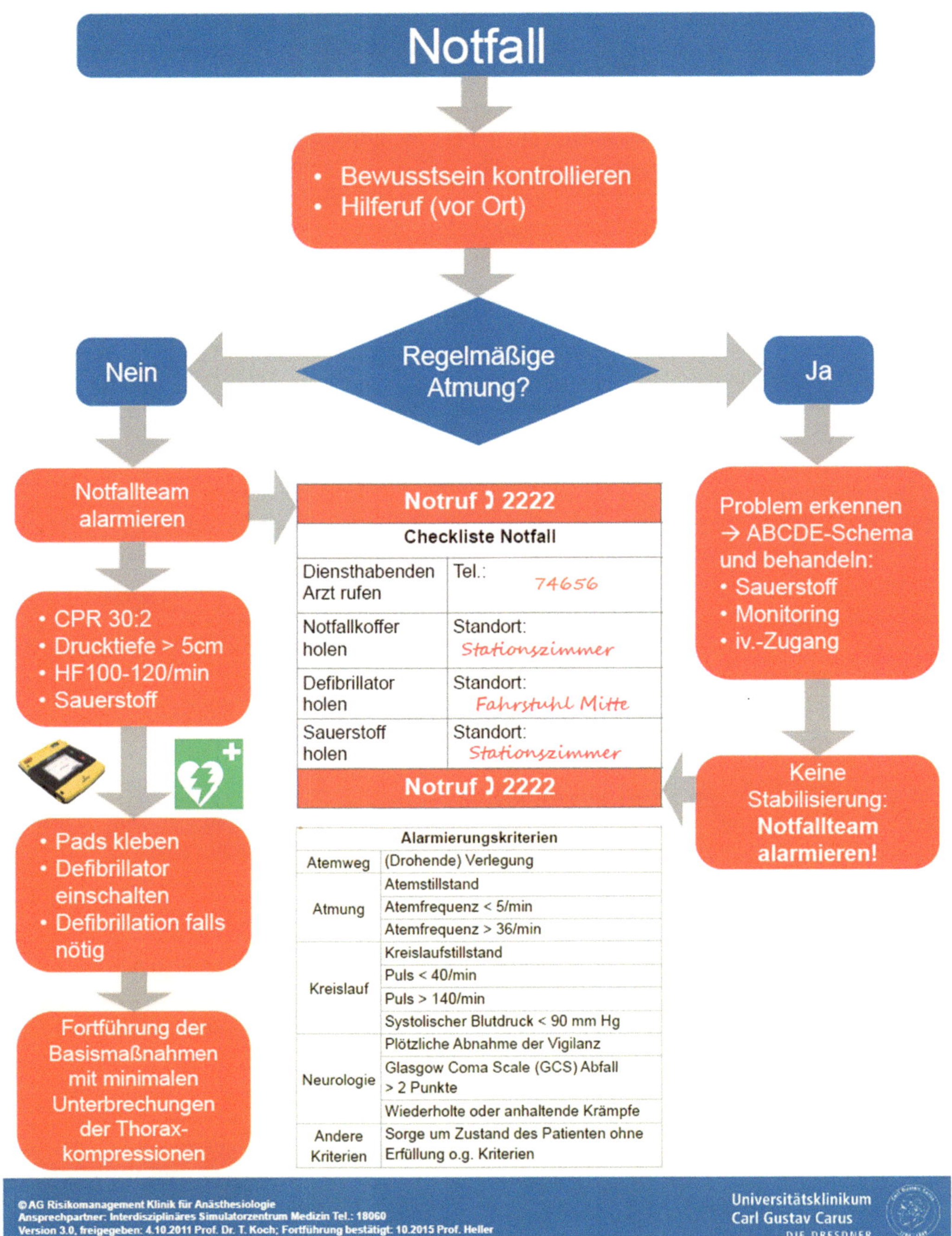

Abb. 3.3 Notfallposter/SOP des Universitätsklinikum Dresden mit Alarmierungskriterien für das MET. (Mitte unten)

Early Warning Scores) (► Kap. 4) auf Normalpflegestationen, die eine Reihe von physiologischen Parametern zu einem Summenscore kombinieren, zeigte eine signifikante Reduktion der Inzidenz von Herzstillständen (Frank et al. 2018; Moon et al. 2011). Jedoch wurde nur 68 % Protokoll-Compliance mit manuellen MEWS-Papierkurven erreicht (Ludikhuize et al. 2014). Eine mögliche Lösung für dieses Problem sind MEWS-basierte elektronische automatisierte Vitalzeichen-Überwachungssysteme (Bellomo et al. 2012; Heller et al. 2018; Subbe et al. 2017; ► Kap. 8), die zeigten, dass das Überleben von Notfallpatienten auf Stationen verlängert und die für die Messung und Aufzeichnung von Vitalparametern benötigte Zeit verkürzt wird (Bellomo et al. 2012). Follow-up-Studien zum Teil mit Anschluss an Funkrufeinrichtungen ergaben zudem sowohl eine Reduktion der IHCA als auch von ungeplanten Intensivaufnahmen in konservativ/operativ gemischtem Patientengut (Subbe et al. 2017), als auch in einer chirurgischen Hochrisiko-Kohorte (Heller et al. 2018). Bei der Nutzung dieser Systeme wird die Verschlechterung der Patienten häufiger durch Monitoralarm als durch Mitarbeiterbeobachtung festgestellt, und es besteht eine erhöhte Verfügbarkeit physiologischer Daten bei Eintreffen des MET (Heller et al. 2018).

In Großbritannien, wo MEWS-Charts in der Patientenversorgung auf Normalstationen verpflichtend sind, treten MET-Alarme im Vergleich zu anderen Ländern eher selten getriggert durch MEWS-Kriterien auf (Bannard-Smith et al. 2016), was darauf hindeutet, dass eine Verschlechterung des Patienten frühzeitiger erkannt wird und entsprechend zielgerichtete Therapie auf der Station MET-Einsätze vermeidet. Unter Berücksichtigung von ◘ Abb. 3.4 und der „Schlüsselelemente eines erfolgreichen Patienten-Notfallmanagements“ (Kasten) wird klar, dass alleine die Einführung des Kettengliedes „MET“ das Überleben vom Patienten mit Komplikationen nicht verbessern kann, wenn die anderen Rahmenbedingungen dafür nicht geschaffen sind.

Schlüsselelemente eines erfolgreichen Patienten-Notfallmanagements (ergänzt nach Winters et al. 2013)

- Frühwarnsystem/Kriterienkatalog (Stationen)
- MET-Alarmierungssystem (technisch/organisatorisch)
- MET-Vorhaltung (Redundanz für Duplizitätsfälle beachten)
- Administrative Stelle zur Organisation des Mitarbeitertrainings
- Durchführung des Mitarbeitertrainings (notfallmedizinisch durch ERC-Instruktoren)
- Durchführung MET-Training (ERC-Kurse ALS/ILS)
- Qualitätsmanagement: Aufarbeiten der Einsatzdaten (Reanimationsregister)
- Feedback zur Sicherung eines kontinuierlichen Verbesserungsprozesses
- Freigabe und Koordination von Ressourcen für Notfallmanagement

Die bereits erwähnten älteren negativen Untersuchungen (Chan et al. 2010a; Hillman et al. 2005) zur Effektivität von METs sind dennoch wertvoll; zeigen sie doch, wie unersetzbar die anderen Kettenglieder für die Rettung komplikationsbehafteter Patienten sind. Dementsprechend konnte auch ein systematisches Review die Frage nicht beantworten, ob es besser sei, Frühwarnkriterien oder ein MET zu implementieren (McNeill und Bryden 2013), da beide Schenkel der Notfallreaktion gleichermaßen wichtig sind und der eine ohne den anderen nicht effektiv sein kann. Letztlich hat sich in Deutschland (Van Aken et al. 2017) und der Schweiz (Frank et al. 2018) bei den relevanten Fachgesellschaften die Überzeugung durchgesetzt, dass METs als integraler Bestandteil des innerklinischen Notfallmanagements die postoperative Versorgung der Patienten verbessern und eingeführt werden sollten.

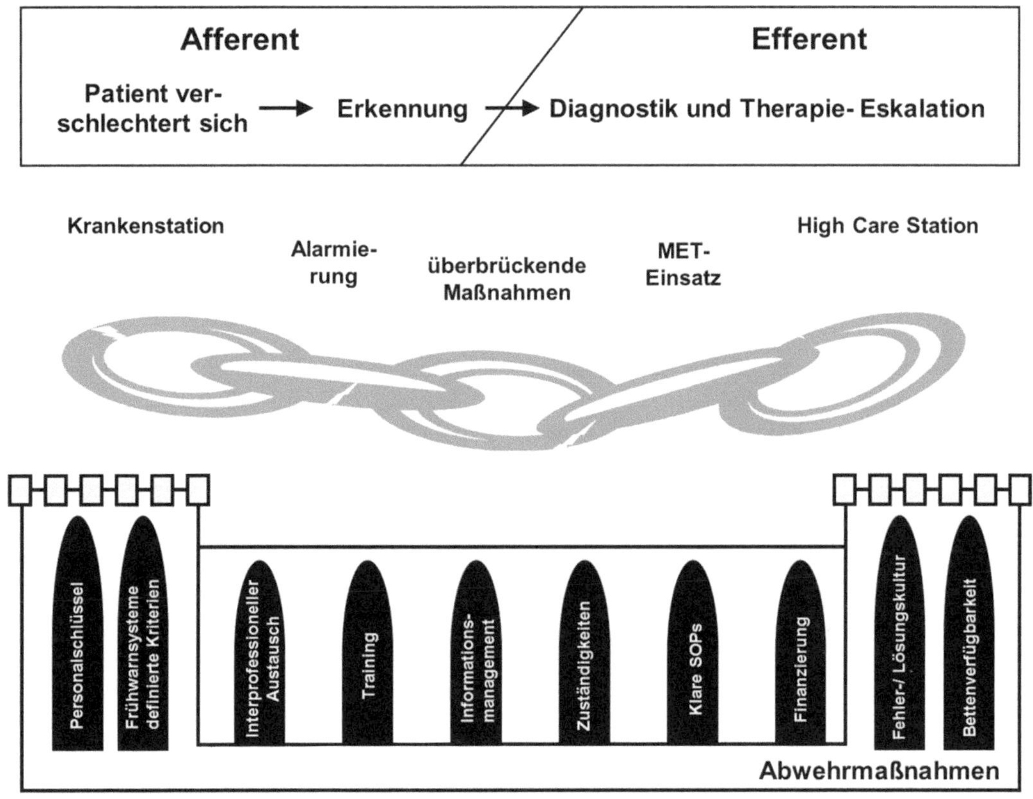

Abb. 3.4 Innerklinische Prozesskette für sich verschlechternde Patienten mit afferentem und efferentem Schenkel sowie Abwehrmaßnahmen für das Versagen einer erfolgreichen Rettungskette. (► Kap. 6)

3.3 Prozesskette Patienten-Notfallmanagement

Abb. 3.4 zeigt den Prozessablauf eines sich verschlechternden Patienten, eingeteilt nach afferentem und efferentem Notfallreaktionsschenkel. Ausgehend von dem sich auf der Normalstation verschlechternden Patenten (Pearse et al. 2012) muss dessen Zustandsänderung vom Stationspersonal zunächst erkannt und ggf. als kritisch klassifiziert werden. Um diese Schritte erfolgreich zu bewältigen, muss zunächst überhaupt Personal eingeteilt sein, müssen regelmäßige Messrunden durchgeführt und die Messintervalle an die Situation des Patienten angepasst werden. Eine adäquate Personalausstattung konnte signifikant mit der Rate an geretteten Patienten nach Komplikationen in Verbindung gebracht werden (Ward et al. 2018).

Zur Erkennung einer Verschlechterung können Einzelparameter (Hillman et al. 2005; Deakin et al. 2010; Abb. 3.3) oder aufwändigere Multiparameter-Scores herangezogen werden (► Kap. 4). Aus einer Reihe von Publikationen und auch den Reanimationsleitlinien seit 2010 geht hervor, dass frühe Anzeichen einer Verschlechterung des Patienten bestehen, aber in der Routine häufig ignoriert werden (Kause et al. 2004; Buist et al. 2007; Deakin et al. 2010). Die Verbesserung der Sensitivität des afferenten Schenkels der Notfallreaktion erhöht dann zwar die Anzahl der MET-Einsätze, reduziert aber gleichermaßen die Inzidenz von IHCA (Lenkeit et al. 2014; Heller et al.

2018; ◘ Abb. 3.2). In diesem Zusammenhang zeigte sich, dass sich das Pflegepersonal in der Qualität der Einschätzung des Patientenzustands überschätzt (Ludikhuize et al. 2012a, b) und dass hier objektivere Kriterien wie Scoringsysteme angebracht sind, die in ► Kap. 4 ausführlich erläutert werden.

Der interprofessionelle Austausch zwischen dem Eindruck des Pflegepersonals und der ärztlichen Sicht muss zwingend einer offenen Kommunikation unterliegen. Bereits hier gibt es Schranken in der Klinikkultur, die die Rückmeldung problematischer Messwertekonstellationen schwierig machen können. Allein konsequentes Desinteresse des Stationsarztes solchen Hinweisen gegenüber wird die wichtigen Rückmeldungen mit der Zeit verstummen lassen (St. Pierre et al. 2012). Dementsprechend spielt in der Früherkennung und initialer therapeutischer Weichenstellungen eine Kultur der Patientenzuwendung und der interprofessionellen Wertschätzung eine große Rolle. Zur Professionalisierung dieser wichtigen Abschnitte gehört im Rahmen des Qualitätsmanagements die Regelung der Zuständigkeiten, Handlung nach klaren Ablaufalgorithmen (standard operating procedures [SOP]) (◘ Abb. 3.3) sowie das Training dieser Prozesse, letztlich allerdings auch die zugrunde liegende Finanzierung.

Nachdem ein Patient als kritisch erkannt wurde, muss das Pflegepersonal nach vordefinierten Regeln eine Problemlösung mit dem Stationsarzt herbeiführen oder die Entscheidung zum MET-Alarm treffen. In einigen Fällen, wie z. B. einer Reanimationssituation, lässt sich die Entscheidung leicht treffen, doch je nach Stationskultur kann eine MET-Alarmierung unterhalb der Reanimationsschwelle „am Stationsoberarzt vorbei“ für den Alarmierenden zu anstrengenden Nachbesprechungen führen, obwohl die Entscheidung klar medizinisch begründet war. Auch bei diesem Kettenglied helfen klar kommunizierte Kriterien, Regeln und Zuständigkeiten sowie eine positive Fehler- und Problemlösungskultur (Schewe et al. 2018; ► Kap. 6 und 9).

Mit der Alarmierung wechselt der Prozess in den efferenten Schenkel, in dem die Handelnden vor Ort jederzeit prioritäts- und algorithmenorientierte Handlungsabläufe (NAEMT 2012) abrufen können müssen. Dazu zählt die Herangehensweise nach ABCDE, ggf. Sauerstoffgabe oder Basic Life Support nach den jeweils aktuellen Reanimationsleitlinien. Je nach baulichen Gegebenheiten und planbarer Dauer bis zum Eintreffen des MET sollten automatische externe Defibrillatoren verfügbar sein. Zwar finden sich nach neuerer Literatur bei IHCA lediglich ca. 20 % defibrillierbare Rhythmen (Nolan et al. 2014; Chan et al. 2010b; Heller et al. 2018; Nadkarni et al. 2006), trotzdem muss auch Vorsorge für diese Patienten getroffen werden. Regelmäßige Schulungen des Personals, die die Anwendungsreife der o. g. Maßnahmen zum Ziel haben, müssen organisiert und finanziert werden. Am UKD konnte gezeigt werden, dass durch konsequente Schulung aller Mitarbeiter über einen Zeitraum von 5 Jahren im klinikeigenen Simulationszentrum (► www.isimed.info) die No-flow-time, d. h. die Zeit ohne effektiven Kreislauf während der Reanimation, bei den IHCA signifikant sank (Müller et al. 2014a, b). So wurde in mehr als 97 % der Fälle schon vor Eintreffen des MET mit Reanimationsmaßnahmen begonnen, wie die aktuellen Ergebnisse zeigen.

Wie hier dargestellt muss einer effektiven Organisation der Notfallprozesse am Patienten in einem Krankenhaus eine Reihe strukturierter und trainierter Teilprozesse vorausgehen (► Kap. 11). Die letzten beiden Kettenglieder, der Einsatz des MET selbst sowie Notfalldiagnostik und die Therapieeskalation des Patienten ggf. mit Verlagerung in eine High Care Unit bedingen ein ortskundiges, gut in der Zusammenarbeit/Kommunikation und im Notfallvorgehen trainiertes Personal. Das notwendige Material muss entweder auf den Stationen dezentral gelagert oder mitgeführt werden. In Abhängigkeit von den lokalen Gegebenheiten müssen hier Trolley- oder Rucksacklösungen ähnlich wie im Rettungsdienst favorisiert werden. Hinsichtlich der Ausbildung des eingesetzten Personals wird am UKD bei den ärztlichen Teamleitern ein 2-tägiger Advanced-Life-Support-Kurs (ALS) und bei den Pflegekräften ein 1-tägiger Intermediate-Life-Support-Kurs (ILS) gefordert, in der die erforderlichen Algorithmen durch ERC-zertifizierte Instruktoren gelehrt und trainiert werden (▶ Kap. 13). Dieses Team muss neben den rein medizinischen Kenntnissen und Fertigkeiten über organisatorisches Geschick verfügen in der Anforderung weiterer Konsiliarien oder CT-Diagnostik und auch die Suche nach einem High-Care-Stationsbett initiieren.

Betrachtet man die Prozesskette aus ◘ Abb. 3.4 und unterstellt pro Glied jeweils eine Prozesssicherheit von 95 %, so reduziert sich die Gesamtprozesssicherheit bei Annahme von 5 Gliedern auf nur noch 77 %. Tatsächlich erfolgen viel mehr Teilprozesse mit ihrer jeweils begrenzten Sicherheit. Dementsprechend ist es die Aufgabe aller Prozessbeteiligten, für eine gute Organisation, wenn möglich auch übergeordnetes Training zu sorgen, um das Gesamtrisiko, das dem Patienten zusätzlich zu seiner Komplikation aufgebürdet wird, in Grenzen zu halten.

3.4 Einsatzgründe für das MET

Am Universitätsklinikum Dresden werden seit 2012 die Single-Parameter MET-Alarmierungskriterien analog der MERIT-Studie (Hillman et al. 2005) verwendet. Dazu ist der Ablauf campusweit in Form eines DIN-A0-Posters auf allen Stationen, Ambulanzen und Instituten als SOP/Dienstanweisung des Vorstands (◘ Abb. 3.3) ausgehängt. Wie die Auswertung der Reanimationsregisterdaten in ◘ Abb. 3.5 zeigt (Müller et al. 2014a, b), stehen kardiozirkulatorische Ereignisse bei den Ursachen für MET-Alarmierungen an erster Stelle (Heller et al. 2018; Bannard-Smith et al. 2016; Peberdy et al. 2003; Boniatti et al. 2010).

Wie hier aber ebenfalls nachvollziehbar ist, existieren deutliche lokale Unterschiede, die sich unter anderem durch das Krankengut und die Alarmierungskriterien erklären. Dass in Dresden 23 % der Alarmierungen

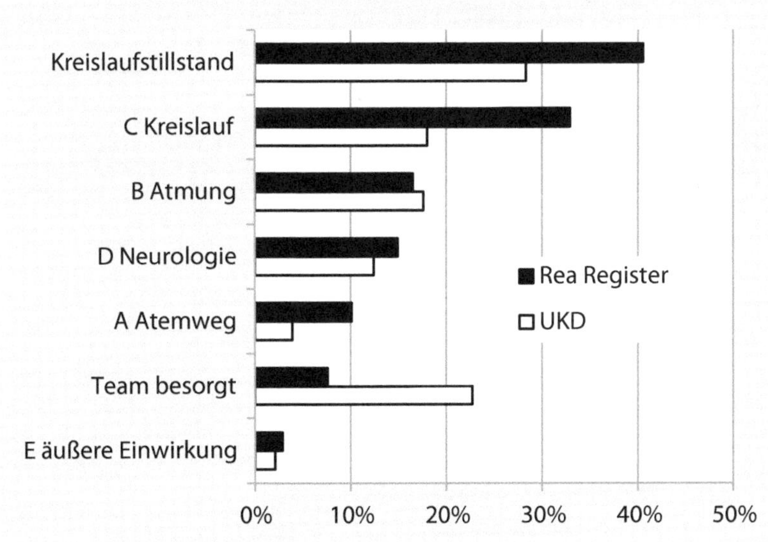

◘ **Abb. 3.5** Ursachen für MET-Alarme im gesamten Deutschen Reanimationsregister 2017 (n = 6764) und im Universitätsklinikum Dresden (UKD, n = 233). (Aus Gräsner et al. 2014)

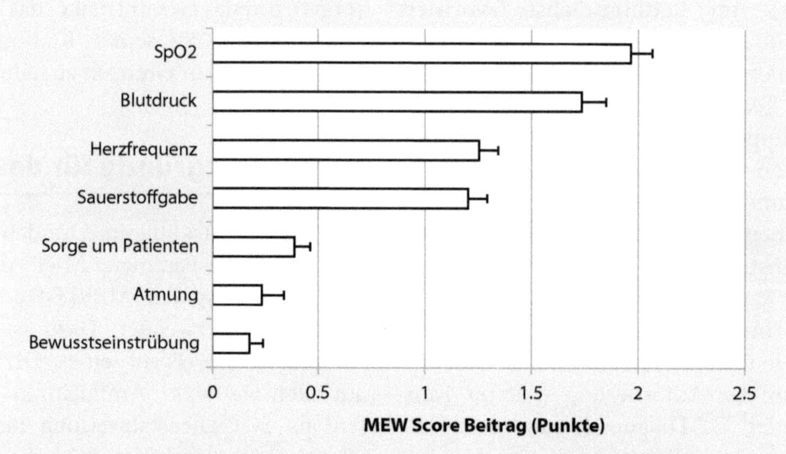

Abb. 3.6 Bedeutung einzelner Messparameter für die Bildung eines kritischen MEW-Scores von mehr als 7 Punkten (= MET-Alarm). Dargestellt sind Score-Mittelwerte/SEM. (Adaptiert nach Heller et al. 2018)

durch die Stationsteams aus Sorge um den Patienten resultieren, ist Ergebnis eines längeren Schulungsprozesses der Stationen, um eine gute Sensitivität des Systems zu erreichen (Müller et al. 2014a, b). Mit jährlich unter 300 Einsätzen entsteht hierdurch auch nur eine überschaubare Belastung für die METs. Auf der anderen Seite wird die Früherkennung kritischer Situationen durch permissivere Triggerkriterien erleichtert und äußert sich durch reduzierte Raten innerklinischer Herzstillstände (Abb. 3.2).

Neben der Einteilung nach Organsystemen (Abb. 3.5) erscheint insbesondere auch bei verfügbarem Monitoring die Frage interessant, welche Parameter hier die beginnende Verschlechterung der Patienten besonders sensitiv anzeigen. In einer Untersuchung, in der Patienten anhand eines dezidierten Eskalationsprotokolls nach MEWS-Scores diskontinuierlich monitorisiert worden waren (Heller et al. 2018), zeigte sich bei einem MEWS (Royal College of Physicians 2012) von mindestens 7 (= MET-Alarmtrigger) der in Abb. 3.6 dargestellte Scorebeitrag der entsprechenden Parameter.

Die genauere Analyse zeigte, dass ein Abfall der Sauerstoffsättigung ≤91 % und des systolischen Blutdrucks ≤90 mmHg die sensitivsten Hinweisgeber für kritische Situationen waren. In vielen Single-Parameter-Triggersystemen (Abb. 3.3) wird die Sauerstoffsättigung nicht erfasst (Hillman et al. 2005), obwohl mit diesem Verfahren eine gute Sensitivität in der Erkennung kritischer Patienten erreicht wird.

Literatur

Bannard-Smith J, Lighthall GK, Subbe CP, Durham L, Welch J, Bellomo R et al (2016) Clinical outcomes of patients seen by rapid response teams: a template for benchmarking international teams. Resuscitation 107:7–12

Bellomo R, Ackerman M, Bailey M, Beale R, Clancy G, Danesh V et al (2012) A controlled trial of electronic automated advisory vital signs monitoring in general hospital wards. Crit Care Med 40(8):2349–2361

Boniatti MM, Azzolini N, da Fonseca DL, Ribeiro BS, de OV, Castilho RK et al (2010) Prognostic value of the calling criteria in patients receiving a medical emergency team review. Resuscitation 81(6):667–670

Boniatti MM, Azzolini N, Viana MV, Ribeiro BS, Coelho RS, Castilho RK et al (2014) Delayed medical emergency team calls and associated outcomes. Crit Care Med 42(1):26–30

Buist M, Harrison J, Abaloz E, Van DS (2007) Six year audit of cardiac arrests and medical emergency team calls in an Australian outer metropolitan teaching hospital. BMJ 335(7631):1210–1212

Chan PS, Krumholz HM, Nichol G, Nallamothu BK (2008) Delayed time to defibrillation after in-hospital cardiac arrest. N Engl J Med 358(1):9–17

Chan PS, Nichol G, Krumholz HM, Spertus JA, Nallamothu BK (2009) Hospital variation in time to defibrillation after in-hospital cardiac arrest. Arch Intern Med 169(14):1265–1273

Chan PS, Jain R, Nallmothu BK, Berg RA, Sasson C (2010a) Rapid response teams: a systematic review and meta-analysis. Arch Intern Med 170(1):18–26

Chan PS, Krumholz HM, Spertus JA, Jones PG, Cram P, Berg RA et al (2010b) Automated external defibrillators and survival after in-hospital cardiac arrest. JAMA 304(19):2129–2136

Dane FC, Russell-Lindgren KS, Parish DC, Durham MD, Brown TD (2000) In-hospital resuscitation: association between ACLS training and survival to discharge. Resuscitation 47(1):83–87

Deakin CD, Nolan JP, Soar J, Sunde K, Koster RW, Smith GB et al (2010) European resuscitation council guidelines for resuscitation 2010 section 4. Adult advanced life support. Resuscitation 81(10):1305–1352

Frank O, Schwappach D, Conen D (2018) Empfehlung zur Einführung und zum Betreiben eines Frühwarnsystems zur Detektion sich unbemerkt verschlechternder Patienten. Stiftung Patientensicherheit Schweiz 2018 May 18 [cited 2018 May 22], S 1–32. ► http://www.patientensicherheit.ch/dms/de/themen/Empfehlungen_Fr-hwarnsystem_20180410_final_d-docx/Empfehlungen_Fr%C3%BChwarnsystem_20180410_final_d.docx.pdf

German Society of Anesthesiology and Intensive Care Medicine (2015) Inhospital cardiac arrest and medical emergency management: a nationwide survey: Data on file

Goldhill DR, McNarry AF, Mandersloot G, McGinley A (2005) A physiologically-based early warning score for ward patients: the association between score and outcome. Anaesthesia 60(6):547–553

Gräsner J-T, Seewald S, Bohn A, Fischer M, Messelken M, Jantzen T et al (2014) Deutsches Reanimationsregister: Wissenschaft und Reanimationsforschung. Anaesthesist 63(6):470–476

Heller AR, Mees ST, Lauterwald B, Reeps C, Koch T, Weitz J (2018) Detection of deteriorating patients on surgical wards outside the ICU by an automated MEWS-based early warning system with paging functionality. Ann Surg. ► https://doi.org/10.1097/sla.0000000000002830

Hillman K, Chen J, Cretikos M, Bellomo R, Brown D, Doig G et al (2005) Introduction of the Medical Emergency Team (MET) system: a cluster-randomised controlled trial. Lancet 365(9477):2091–2097

Kause J, Smith G, Prytherch D, Parr M, Flabouris A, Hillman K (2004) A comparison of antecedents to cardiac arrests, deaths and emergency intensive care admissions in Australia and New Zealand, and the United Kingdom – the ACADEMIA study. Resuscitation 62(3):275–282

Kleinman ME, Brennan EE, Goldberger ZD, Swor RA, Terry M, Bobrow BJ et al (2015) Part 5: adult basic life support and cardiopulmonary resuscitation quality: 2015 American heart association guidelines update for cardiopulmonary resuscitation and emergency cardiovascular care. Circulation 132(18 Suppl 2):S414–S435

Lee A, Bishop G, Hillman KM, Daffurn K (1995) The medical emergency team. Anaesth Intensive Care 23(2):183–186

Lenkeit S, Ringelstein K, Graff I, Schewe JC (2014) Medical emergency teams in hospitals. Med Klin Intensivmed Notfmed 109(4):257–266

Link MS, Berkow LC, Kudenchuk PJ, Halperin HR, Hess EP, Moitra VK et al (2015) Part 7: adult advanced cardiovascular life support: 2015 American heart association guidelines update for cardiopulmonary resuscitation and emergency cardiovascular care. Circulation 132(18 Suppl 2):S444–S464

Ludikhuize J, Borgert M, Binnekade J, Subbe C, Dongelmans D, Goossens A (2014) Standardized measurement of the modified early warning score results in enhanced implementation of a rapid response system: a quasi-experimental study. Resuscitation 85(5):676–682

Ludikhuize J, Brunsveld-Reinders AH, Dijkgraaf MG, Smorenburg SM, de Rooij SE, Adams R et al (2015) Outcomes associated with the nationwide introduction of rapid response systems in the Netherlands. Crit Care Med 43(12):2544–2551

Ludikhuize J, Dongelmans DA, Smorenburg SM, Gans-Langelaar M, de JE, de Rooij sE (2012a) How nurses and physicians judge their own quality of care for deteriorating patients on medical wards: self-assessment of quality of care is suboptimal*. Crit Care Med 40(11):2982–2986

Ludikhuize J, Smorenburg SM, de Rooij SE, de JE (2012b) Identification of deteriorating patients on general wards; measurement of vital parameters and potential effectiveness of the modified early warning score. J Crit Care 27(4):424.e7–424.e13

McNeill G, Bryden D (2013) Do either early warning systems or emergency response teams improve hospital patient survival? A systematic review. Resuscitation 84(12):1652–1667

3

Moon A, Cosgrove JF, Lea D, Fairs A, Cressey DM (2011) An eight year audit before and after the introduction of Modified Early Warning Score (MEWS) charts, of patients admitted to a tertiary referral intensive care unit after CPR. Resuscitation 82(2):150–154

Müller M, Kill C, Wnent J, Fischer M, Scholz J, Gliwitzky B (2014a) We can only improve what we measure. Notfall Rettungsmed 17(4):325–326

Müller MP, Richter T, Papkalla N, Poenicke C, Herkner C, Osmers A et al (2014b) Effects of a mandatory basic life support training programme on the no-flow fraction during in-hospital cardiac resuscitation: an observational study. Resuscitation 85(7):874–878

Nadkarni VM, Larkin GL, Peberdy MA, Carey SM, Kaye W, Mancini ME et al (2006) First documented rhythm and clinical outcome from in-hospital cardiac arrest among children and adults. JAMA 295(1):50–57

NAEMT (2012) AMLS Beurteilungsstrategie. In: NAEMT (Hrsg) Advanced Medical Life Support: Präklinisches und klinisches Notfallmanagement. Urban & Fischer (Elsevier), München

Nagendran M, Dimick JB, Gonzalez AA, Birkmeyer JD, Ghaferi AA (2016) Mortality among older adults before versus after hospital transition to intensivist staffing. Med Care 54(1):67–73

Nolan JP, Soar J, Smith GB, Gwinnutt C, Parrott F, Power S et al (2014) Incidence and outcome of in-hospital cardiac arrest in the United Kingdom national cardiac arrest audit. Resuscitation 85(8):987–992

Pearse RM, Moreno RP, Bauer P, Pelosi P, Metnitz P, Spies C et al (2012) Mortality after surgery in Europe: a 7 day cohort study. Lancet 380(9847):1059–1065

Peberdy MA, Kaye W, Ornato JP, Larkin GL, Nadkarni V, Mancini ME et al (2003) Cardiopulmonary resuscitation of adults in the hospital: a report of 14720 cardiac arrests from the national registry of cardiopulmonary resuscitation. Resuscitation 58(3):297–308

Royal College of Physicians (2012) National Early Warning Score (NEWS): Standardising the assessment of acute illness severity in the NHS [cited 2016 Jun 10]. ▶ www.rcplondon.ac.uk/national-early-warning-score

Sandroni C, Nolan J, Cavallaro F, Antonelli M (2007) In-hospital cardiac arrest: incidence, prognosis and possible measures to improve survival. Intensive Care Med 33(2):237–245

Schewe JC, Lenkeit S, Ganser J, Heller AR, Koch T (2018) Die Implementierung Medizinischer Einsatzteams als Beitrag zur Verbesserung der perioperativen Patientensicherhiet – Wer? Wann? Wie? Zentralbl Chir. ▶ https://doi.org/10.1055/a-0631-4867

Silber JH, Romano PS, Rosen AK, Wang Y, Even-Shoshan O, Volpp KG (2007) Failure-to-rescue: comparing definitions to measure quality of care. Med Care 45(10):918–925

Soar J, Nolan JP, Bottiger BW, Perkins GD, Lott C, Carli P et al (2015) European resuscitation council guidelines for resuscitation 2015: section 3. Adult advanced life support. Resuscitation 95:100–147

St. Pierre M, Scholler A, Strembski D, Breuer G (2012) Äußern Assistenzärzte und Pflegekrafte sicherheitsrelevante Bedenken? Simulatorstudie zum Einfluss des „Autoritätsgradienten". Anaesthesist 61(10):857–866

Subbe CP, Duller B, Bellomo R (2017) Effect of an automated notification system for deteriorating ward patients on clinical outcomes. Crit Care 21(1):52

Van Aken H, Ertmer C, Geldner G, Koch T, Meyer H-J, Pohlemann T et al (2017) Verbesserung der postoperativen Behandlungsqualität und Etablierung medizinischer Einsatzteams – gemeinsame Empfehlung von DGAI, DGCH, BDA, BDC. Anaesth Intensivmed 58:232–234

Ward ST, Dimick JB, Zhang W, Campbell DA, Ghaferi AA (2018) Association between hospital staffing models and failure to rescue. Ann Surg. ▶ https://doi.org/10.1097/sla.0000000000002744

Winters BD, Weaver SJ, Pfoh ER, Yang T, Pham JC, Dy SM (2013) Rapid-response systems as a patient safety strategy: a systematic review. Ann Intern Med 158(5 Pt 2):417–425

Wnent J, Jakisch B, Geldner G, Koch T, Zwissler B, Müller MP et al (2018) 5. Bad Boller Reanimationsgespräche – von 10 Thesen für 10.000 Leben zur Umsetzung. Anästh Intensivmed 59:277–280

Vorhersage von kritischen Ereignissen im Krankenhaus

Jens-Christian Schewe, Christian Putensen und Stefan Lenkeit

T. Koch, A. R. Heller, J.-C. Schewe (Hrsg.), *Medizinische Einsatzteams*,
https://doi.org/10.1007/978-3-662-58294-7_4

4.1 Grundsätze zu potenziell vermeidbaren kritischen Ereignissen – Ausgangslage

Patientensicherheit ist essenziell für eine qualitätsorientierte Gesundheitsversorgung und hat die Vermeidung unerwünschter Ereignisse infolge komplexer und arbeitsteiliger Abläufe zum Ziel. Dabei nimmt die Patientensicherheit heute einen hohen Stellenwert in der Gesundheitsversorgung ein, und sogenannte Zwischenfälle, die früher noch als unvermeidbar oder schicksalhaft galten, sind heute nicht mehr akzeptabel. Dieser Erkenntnis steht jedoch gegenüber, dass im Gegensatz zur präklinischen Notfallmedizin in Deutschland bis heute keine vergleichbaren fest etablierten Strukturen oder gesetzlichen Vorgaben zur innerklinischen Notfallversorgung existieren. Dabei ist es offensichtlich und nicht zuletzt auch im internationalen Vergleich gut belegt, dass es durch die Etablierung von entsprechenden Notfallstrukturen im Krankenhaus gelingen kann, durch einen frühzeitigen präventiven Therapieansatz Patientenleben zu retten oder bei adäquater Reaktion der Prozess einer weiteren klinischen Verschlechterung gestoppt werden kann (Jones et al. 2011). Auch wenn internationale Forschungsergebnisse sich aufgrund der Komplexität des Versorgungsgeschehens und der starken Abhängigkeit des Gesundheitssystems von nationalen Gegebenheiten sowie Organisationsstrukturen nur begrenzt übertragen lassen, sind generelle Erkenntnisse zur Patientensicherheit allgemein und global gültig.

So zeigen Patienten mit einem innerklinischen Herz-Kreislauf-Stillstand oftmals viele Stunden vorher bereits Abweichungen ihrer Vitalparameter, welche häufig nicht erkannt werden bzw. auf die nicht adäquat reagiert wird. Verschlechtert sich auf Station der Patientenzustand und werden Notfallteams dann über eine Stunde später nach dem Auftreten erster Symptome alarmiert, erhöht sich nicht nur die Krankenhausverweildauer, sondern auch die Letalität (Barwise et al. 2016). Wie bereits dargestellt, dient zur Verbesserung der innerklinischen Versorgungsstruktur und zur Vermeidung von innerklinischen Herz-Kreislaufstillständen auch die Etablierung von METs. Diese werden im Sinne eines präventiven Therapieansatzes bei erkennbaren Abweichungen der Vitalparameter frühzeitig alarmiert. Durch diesen präventiven Therapieansatz können innerklinische Herz-Kreislaufstillstände vermieden werden, ungeplante Aufnahmen auf der Intensivstation reduziert und die Patientensicherheit insgesamt erhöht werden. Ziel ist dabei, kritisch kranke Patienten auf der Normalstation zu identifizieren, um so bereits bei einer Verschlechterung reagieren zu können (z. B. septisch bedingtes Organversagen), und letztlich frühzeitiger zu behandeln, noch bevor im schlimmsten Fall ein Herz-Kreislaufstillstand eingetreten ist. Jedoch würde das System zu kurz greifen, ginge es allein um die potenzielle Verhinderung eines Herz-Kreislaufstillstandes. Vielmehr sollen auch andere für den Patienten unerwünschte Ereignisse und Zwischenfälle wie z. B. Myokardinfarkt, Lungenembolie oder auch Schlaganfall nach Möglichkeit reduziert bzw. verhindert werden.

4.2 MET-Strukturvoraussetzungen

Als ein strukturiertes System zur Prävention besteht das MET dabei formal aus 3 Komponenten (► Kap. 11):

1. dem afferenten Schenkel („track“)
2. dem efferenten Schenkel („trigger“)
3. dem übergeordneten administrativen Schenkel

Im Rahmen der eigentlichen Alarmierung aufgrund vorab definierter Kriterien wird in diesem Kapitel fokussiert auf den afferenten Schenkel eingegangen. Im engeren Sinne versteht man darunter alle Aspekte, die im Rahmen der Patientenbeobachtung (i. d. R. auf der Normalstation) zur Auslösung eines Alarmes führen. Somit umfasst dieser Aspekt auch die Auslösekriterien, die alarmauslösende Person, aber auch die Art der Alarmauslösung. Die

Patientenbeobachtung (oder auch „Monitoring“ genannt) allein reicht dabei per se nicht aus, um das Behandlungsergebnis zu verbessern. Unweigerlich ist mit einem „Monitoring“ des Patienten auch immer eine adäquate und zeitgerechte Reaktion bei einer Verschlechterung verbunden, d. h. die Mitarbeiter müssen wissen, wann und wie das System auszulösen ist. Es benötigt auch immer eine adäquate Reaktion bzw. ein qualifiziertes Team, was letztlich die eigentliche Notfallbehandlung übernehmen kann.

Bis heute existiert kein allgemeingültiges oder generell empfohlenes System zur Detektion des kritisch Kranken auf der Normalstation. Keines der in der Vergangenheit entwickelten und etablierten Systeme konnte eine allgemeingültige Überlegenheit zeigen, sodass heutzutage international entsprechend der unterschiedlichen Organisationsstrukturen verschiedenste Alarmierungskriterien existieren und etabliert sind.

Wichtig und für den Patienten essenziell ist dabei letztlich die Erkenntnis: no system, no chance, d. h., ohne ein etabliertes System wird man weder im patientenrechtlichen Sinne (► Kap. 14) noch im medizinischen Versorgungssinne den Ansprüchen der Patienten gerecht werden.

4.3 Generelle Aspekte von Frühwarnsystemen

Jedes System hat das Ziel, den sich kritisch verschlechternden Gesundheitszustand des Patienten auf einer peripheren Bettenstation möglichst frühzeitig zu erkennen. Dadurch können potenziell rasch adäquate Maßnahmen eingeleitet werden. Grundlage jedes systematischen und standardisierten Scoringsystems sind dabei Basisparameter der Vitalfunktionen (z. B. Herz- und Atemfrequenz, Blutdruck, Körpertemperatur und der Bewusstseinszustand). Darüber hinaus gibt es Scoringsysteme, die zusätzlich Laborparameter (z. B. Leukozyten) erfassen und bewerten.

Ein entscheidender Punkt für den Erfolg des Präventionskonzeptes ist es, von Seiten der organisatorisch Verantwortlichen der Klinik die Alarmierung des MET für alle Berufsgruppen freizugeben. Es ist regelhaft davon auszugehen, dass die Pflege die am häufigsten alarmierende Berufsgruppe darstellt, da sie die höchste Patientenkontaktzeit auf den Bettenstationen hat. Die Wahrscheinlichkeit, eine Verschlechterung des Patientenzustandes rechtzeitig zu bemerken und die Aktivierung des Notfallsystems zu veranlassen, hängt im Klinikalltag also maßgeblich vom Handeln dieser Berufsgruppe ab.

4.4 Die Situation in Deutschland

Auch wenn umfangreiche Daten dazu fehlen, werden in der Realität in Krankenhäusern in Deutschland auf der Normalstation Vitalparameter zu selten oder unvollständig erfasst, befinden sich eigentlich überwachungspflichtige Patienten häufig auch auf der Normalstation, fehlen einheitliche Alarmierungskriterien oder Frühwarnscores, ist das Personal unzureichend im Notfallmanagement ausgebildet und es werden unerwünschte Ereignisse nur unzureichend dokumentiert sowie ausgewertet. In jüngerer Zeit werden sich diese Probleme sicherlich durch den Pflegemangel weiter aggravieren. Dabei ist der Zusammenhang zwischen Komplikationshäufigkeit einerseits und Personalqualifikation bzw. zeitliche Personalpräsenz am Patienten andererseits gut belegt (Aiken et al. 2014). Hierbei entsteht ein gewisser Widerspruch: Auf der einen Seite liegt es auf der Hand, dass eine entsprechende personelle Ausstattung auch im Bereich der Normalstation notwendig ist, um Risikopatienten zu identifizieren, und andererseits ist es aber auch notwendig, dass alle Pflegekräfte und Ärzte im Sinne des Crew Resource Management (► Kap. 9) ihre Arbeitsumgebung kennen und die zur Verfügung stehenden Ressourcen optimal einsetzen. Letzterer Aspekt ist bei dem verbreiteten pflegerischen Personalmangel und im Rahmen der Tätigkeit von immer mehr Arbeitnehmerüberlassungskräften sicherlich in vielen Krankenhäusern nicht mehr durchgehend gewährleistet. Umso wichtiger ist es daher, dass es etablierte Strukturen gibt, die im Krankenhaus auch allgemein verbindlich gelten und allen Mitarbeitern bekannt sind, um im eingetretenen Notfall, und idealerweise bereits zuvor, aktiviert werden zu können.

Systematisch angewandte Frühwarnsysteme sind in deutschen Krankenhäusern bislang nur lückenhaft und nicht flächendeckend etabliert, während in Australien und Großbritannien (► Kap. 10) derartige Systeme schon seit Ende der 1990er Jahre bekannt sind und regelhaft angewendet werden. In diesen Ländern sind sie heutzutage ein fester Bestandteil bei der Beurteilung einer drohenden Verschlechterung des Patienten auf Normalstation. Auch wenn angenommen werden darf, dass allen in der Gesundheitsversorgung tätigen Fachpersonen gemein ist, dass die Patientensicherheit einen hohen Stellenwert für ihre Arbeit einnimmt, ist das Problembewusstsein in Fachkreisen und die tatsächliche Bedeutung dieser Aspekte für den Patienten häufig nur bedingt vorhanden. Nur so ist letztlich zu erklären, dass in Deutschland bis heute keine nationalen Empfehlungen zu diesen Aspekten existieren oder allgemeine Organisationsstrukturen einschließlich etwaiger Alarmierungskriterien generell empfohlen werden. Man darf daher vermuten, dass die Versorgung von Patienten in dieser Hinsicht ein Optimierungspotenzial besitzt. Ohne Zweifel existieren in Deutschland dennoch Bestrebungen zur Verbesserung der Patientensicherheit. So werden in einer Publikation der Deutschen Ärzteschaft seitens der Bundesärztekammer aus dem Jahr 2013 zahlreiche Aspekte benannt, die sich auf eine Umsetzung der Empfehlungen zur Patientensicherheit seitens des Rates der Europäischen Union aus dem Jahre 2009 beziehen und diese für das deutsche Gesundheitssystem belegen sollen (Bundesärztekammer 2013). Die Implementierung einzelner dieser Aspekte hat sicherlich zur Erhöhung der Patientensicherheit beigetragen, jedoch müssen Ärzte und Pflege ihre Tätigkeit auch immer in einem gut austarierten Verhältnis von Ökonomie und Ethos erfüllen, sodass weitere Erfolge und Anstrengungen notwendig sind, um im internationalen Vergleich aufzuschließen.

4.5 Frühwarnsysteme

Um den Risikopatienten zu identifizieren, bedarf es eines strukturierten Monitorings der Vitalparameter sowie einer gewissen Häufigkeit eines Patientenkontaktes. Mit „Monitoring" ist dabei im engeren Sinn kein technisches Monitoring durch Geräte gemeint, sondern eine Patientenbeobachtung und die Erfassung von Vitalparametern. Die Erhebung der Parameter sollte durch jeden am Patienten tätigen, medizinisch ausgebildeten Mitarbeiter durchführbar sein. Grundsätzlich kann und sollte auch jeder Patientenkontakt genutzt werden, um eine zügige Überprüfung des Patienten hinsichtlich der definierten Alarmierungskriterien vorzunehmen.

Seit der Etablierung von Rapid Response Systems Ende der 1990er Jahren sind inzwischen weltweit weit über 50 verschiedene „Track-and-Trigger"-Systeme publiziert worden (Gao et al. 2007). Allen gemeinsam ist, dass ein standardisiertes System dabei helfen soll, die Risikopatienten zu identifizieren, deren klinischer Zustand sich zu verschlechtern droht. Immer erfolgt das regelmäßige Erheben von Werten („track"), das bei Erreichen einer bestimmten Schwelle („trigger") zur Auslösung einer (u. U. abgestuften) Maßnahme (z. B. MET-Alarmierung) führt. Letztlich existiert bis heute jedoch kein einzelnes System, welches eine generelle Empfehlung bekommen kann oder ubiquitär Verwendung finden könnte. Zu unterschiedlich sind die Krankenhausorganisationsstrukturen in den einzelnen Ländern, aber auch z. B. die Verfügbarkeit von Intensivbetten oder die Ausstattung von Peripherstationen mit Überwachungsmonitoren. So existieren beispielsweise in Großbritannien nur 1/6 der Intensivbetten/100.000 Einwohner im Vergleich zu Deutschland (Wunsch et al. 2008). Dies hat unweigerlich auch Auswirkungen auf die Belegungssituation von Stationen und damit auch auf die Ergebnisse wissenschaftlicher Untersuchungen, vor allem im internationalen Vergleich. So mag sich ein kritisch kranker Patient mangels Verfügbarkeit von intensivstationären Kapazitäten in Großbritannien beispielsweise noch im Bereich einer „Normalstation" befinden, während ein ähnlich schwer erkrankter Patient in Deutschland sich vielleicht schon auf einer Intensivstation befindet. Derartige Unterschiede in den Organisationsstrukturen erschweren eine Vergleichbarkeit der Studien bzw. eine Übertragbarkeit der Ergebnisse im internationalen Vergleich. Beispielhaft sei hier genannt, dass die Rückverlegungsquote von Patienten auf die Intensivstation und Defizite bei der Behandlung von Notfallpatienten auf peripheren Bettenstationen, wie sie berichtet sind, nicht zwangsweise in gleicher Weise für andere Länder gelten müssen (Rosenberg und Watts 2000).

Bis heute basieren die meisten etablierten Alarmierungskriterien auf klinischen Entscheidungskriterien, wobei die entsprechenden Werte sich weniger an wissenschaftlicher Evidenz als an pragmatischen Faktoren orientieren, welche größtenteils in Observationsstudien analysiert wurden. So erscheint es unzweifelhaft plausibel und sinnvoll, dass z. B. ein Patient von einem Arzt gesehen wird, wenn sein systolischer Blutdruck <90 mmHg liegt, allerdings dürfte in den meisten Krankenhäusern die genaue Inzidenz von derartigen Werten unbekannt sein, und ob dieser gewählte Grenzwert der Beste ist, bleibt unklar. Von den wenigen verfügbaren Studien, die systematisch hauptsächlich im Rahmen von Observationsstudien entsprechende MET-Alarmierungskriterien untersucht haben, ist bekannt, dass Abweichungen in der Neurologie und bei der Atmung des Patienten den größten positiven Vorhersagewert im Sinne der notwendigen MET-Intervention haben (Buist et al. 2004; Goldhill und McNarry 2004).

Frühwarnsysteme sind nützliche Instrumente für gute klinische Entscheidungen und haben Signalwirkung bei akuter Verschlechterung des Gesundheitszustandes eines Patienten.

4.6 Einteilung von Alarmierungssystemen

Grundsätzlich lassen sich grob zwei verschiedene Systeme zur Alarmierung eines MET unterscheiden:

- Einzelparametersysteme (Single parameter systems)
- Multiparametersysteme (Multiple parameter systems)

Bei dem **Einzelparametersystem** führt die Verschlechterung eines einzelnen vitalen Parameters zur Alarmierung des MET. Diese Systeme sind einfach und weit verbreitet. Zu dieser Gruppe gehört das auf den MERIT-Studien-Kriterien basierte System (◘ Tab. 4.1) (Hillman et al. 2005), welches Ende der 1990er Jahre vor allem in Australien eingeführt wurde. Es beinhaltet Vitalparameter wie Herzfrequenz, Atemfrequenz, Blutdruck und Sauerstoffsättigung, aber auch die Vigilanz. Ein anderes Kriterium des MERIT-basierten Systems ist der Aspekt, dass eine Aktivierung durch das Behandlungsteam ohne Erfüllung anderer Kriterien auch im Sinne eines „unguten Bauchgefühls" erfolgen kann: „Jeder Patient, um den Sie akut besorgt sind."

Multiparametersysteme sind komplexer und benötigen ein umfangreicheres Training des Personals bzw. auch die Unterstützung technischer Geräte, wie z. B. sogenannter Spot-Check-Monitore, die bei der Kalkulation des Scores helfen können. Es gibt eine Reihe von Multiparametersystemen, die in der Praxis angewendet werden, wobei die

Tab. 4.1 Alarmierungskriterien (Single-Parameter) für das medizinische Einsatzteam (MERIT-Studie). (Aus Hillman et al. 2005)

Akute Veränderung des klinischen Zustandes des Patienten	
Atemwege	**Gefahr einer Atemwegsverlegung**
Atmung	- Atemstillstand - Atemfrequenz <5/min - Atemfrequenz >36/min
Kreislauf	- Kreislaufstillstand - Pulsfrequenz <40/min - Pulsfrequenz >140/min - Systolischer Blutdruck <90 mmHg
Neurologie	- Plötzlich eintretende Bewusstseinseintrübung - Wiederholte oder länger andauernde zerebrale Krampfanfälle
Weiteres	- Jeder Patient, um den Sie akut besorgt sind

Datenlage unzureichend ist, die Überlegenheit eines einzelnen dieser Multiparameterscores als generell überlegen zu klassifizieren. Einer der bekanntesten und am weitesten verbreiteten gut evaluierten Scores in dieser Gruppe ist der National Early Warning Score (NEWS), der vor allem in Großbritannien seit 2012 fast flächendeckend in allen Krankenhäusern eingesetzt wird und als NEWS 2 im Jahr 2017 aktualisiert wurde (Royal College of Physicians). Dabei werden die erhobenen Monitoring-Parameter mit Punktwerten belegt. Je höher die Abweichung der gemessenen Werte von der physiologischen Norm ist, desto höher ist der Score und umso kritischer ist der aktuelle Gesundheitszustand des Patienten einzuschätzen. Basierend auf dem systematischen Monitoring durch den Score sind definierte und in der Dringlichkeit und der Art der nötigen Reaktion abgestufte Maßnahmen im Sinne eines Eskalationsschemas erforderlich. So kann es sein, dass sich bei diesen eskalierenden Maßnahmen zunächst nur eine Monitoring-Frequenz erhöht (zeitliche Vorgabe der Reevaluation des Patienten), oder aber auch, dass zunächst (nur) der Stationsarzt alarmiert wird, der medizinische Maßnahmen ergreift und letztlich erst in einem späteren Verlauf bei Überschreiten eines definierten Schwellenwertes das eigentliche MET alarmiert wird. Die Verwendung dieser Systeme führt generell zu einer Zunahme der Häufigkeit von Vitalparametermessungen und hilft bei der Aktivierung des Notfallsystems. Oft wird in diesem Zusammenhang auch von „Aggregate weighted systems" gesprochen, die im engeren Sinne jedoch keine eigene Entität darstellen, sondern zur Gruppe der Multiparameterscores zu zählen sind.

Die Überlegenheit eines der beiden Systeme (Einzelparameter- vs. Multiparametersystem) oder deren Kombination hinsichtlich der Sensitivität und Spezifität hängt in der Praxis u. a. auch von der Art der versorgten Patienten (z. B. internistische vs. operative) einer Klinik ab sowie von den lokalen Gegebenheiten und Organisationsstrukturen und ist bislang nicht abschließend geklärt. In aktuellen retrospektiven Analysen kann eine Überlegenheit der summativen Frühwarnscores vom Typ des Modified Early Warning Score (MEWS) gegenüber anderen – wie den Singleparametersystemen – dargestellt werden bzgl. der Genauigkeit bei der Voraussage einer Aufnahme auf die Intensivstation, dem Eintritt eines Kreislaufstillstandes und des Letalitätsrisikos (Churpek et al. 2013).

In letzter Zeit etablieren sich zunehmend auch Systeme, die zum Teil einzelne Krankheitsbilder herausgreifen (z. B. Sepsis oder die

Identifizierung und Reaktion auf eine Lungenembolie) (Chan et al. 2016; Zern et al. 2017). Dies mag im Einzelfall sinnvoll erscheinen, jedoch ist in der Gesamtheit der Patienten viel entscheidender, den kritisch kranken Patienten frühzeitig zu identifizieren, als auf einzelne Tracerdiagnosen zu fokussieren oder dies an einzelnen Krankheitssymptomen festzumachen.

4.6.1 Vor- und Nachteile verschiedener Alarmierungssysteme

Das ideale, für jede Patientensituation und jedes Krankenhaus geeignete Instrument zur Früherkennung des sich unbemerkt verschlechternden Patienten gibt es nicht. So sollte sich die Anwendung und Etablierung eines Frühwarnsystems an der Organisationsstruktur des Krankenhaussystems orientieren, aber auch die Bedürfnisse der jeweiligen Klinik berücksichtigen.

Die Wirksamkeit eines Frühwarnsystems wird dabei auch stark von der Verbindlichkeit abhängen, mit der dieses System gelebt wird und ist unweigerlich jedoch auch mit der entsprechenden Reaktion (efferenter Schenkel des Systems) verbunden. Das heißt auch, dass entsprechende personelle Ressourcen und apparative Ausstattungen (Notfallteamequipment) bereitgehalten werden müssen. Es erscheint sinnvoll, dass nach Möglichkeit unabhängig vom etablierten Frühwarnsystem eine möglichst automatisierte Messung und ggf. Berechnung durch den Einsatz entsprechender Systeme erfolgt.

Je einfacher das Track-and-Trigger-System ist, desto einfacher wird es sein, dieses zu implementieren. Ein einfaches System wird sicherer korrekt angewendet werden, jedoch geht ein einfaches System aufgrund der höheren Sensitivität auch mit einem erhöhten Personalaufwand einher, da bei niedriger Alarmschwelle das System auch häufiger aktiviert wird. Unter Patientensicherheitsaspekten mag dies sinnvoll erscheinen, muss jedoch auch im Vergleich zu den eingesetzten personellen und vor allem auch zeitlichen Aspekten in einer Balance zum eigentlichen Benefit stehen. Je komplexer ein System ist, desto größer ist der Aufwand. Jedoch konnte in retrospektiven Untersuchungen von komplexeren Systemen auch gezeigt werden, dass diese mit einer höheren Sensitivität und Spezifität für die Vorhersage von bedrohlichen Ereignissen einhergehen. Demgegenüber steht der erhöhte Schulungsaufwand und die komplexere Anwendung, die letztlich auch mit einer erhöhten Fehleranfälligkeit einhergehen kann.

4.7 Ausblick auf telemetrische Überwachungssysteme und automatisierte Systeme

Wenn heute von Veränderungen der Arbeitswelt durch Digitalisierung gesprochen wird, so ist klar, dass dies zukünftig zu massiven Veränderungen in der Medizin führen wird und auch bereits geführt hat. Gerade im Bereich der kontinuierlichen Patientenüberwachung besteht die Hoffnung, dass in der Zukunft durch die zunehmende Digitalisierung und den technischen Fortschritt die Patienten profitieren werden. Sobald die Krankenhäuser in der Lage sind, flächendeckend in automatische Überwachungssysteme vor allem im Normalstationsbereich zu investieren, könnte das Behandlungsteam bei der Überwachung effektiv unterstützt und entlastet werden.

Zukünftig mögen telemetrische Überwachungssysteme, wearable devices (tragbare Assistenzsysteme) und vielleicht auch roboterbasierte Überwachungssysteme etabliert werden. In jedem Fall wird dabei jedoch auf einen entsprechenden Alarm eine adäquate Reaktion erfolgen müssen, und so darf man bei allen technologischen Fortschritten auch zukünftig davon ausgehen, dass die Basis einer erfolgreichen Detektion von Komplikationen und die entsprechende adäquate Reaktion darauf, die kontinuierliche Präsenz von pflegerischem und ärztlichem Personal auch auf der Normalstation ist.

Im Rahmen der Überwachung zur frühzeitigeren Identifizierung kritisch Kranker außerhalb von Intensivstationen bietet die moderne Technik schon heute Möglichkeiten zur telemetrischen Überwachung auf Normalstationen. Hierbei wären mobile Geräte mit Messung der Sauerstoffsättigung im Blut, der Herz- und Atemfrequenz, der Körpertemperatur sowie ein Tracking-System, welches Stürze erfasst, wünschenswert. So wurde gezeigt, dass bereits der flächendeckende Einsatz von einer pulsoxymetrischen Überwachung auf einer Normalstation zu einer Senkung der Komplikationsrate und der Aufnahme auf eine Intensivstation führt (Taenzer et al. 2010). An die telemetrische Detektion der Vitalparameter muss sich auch die Erkennung pathologischer Daten und das sich daraus ergebende Handeln anschließen, um den Nutzen aus solchen Überwachungssystemen zu ziehen. Barwise et al. (2016) konnten zeigen, dass das alleinige Monitoring von Risikopatienten auf Normalstationen nicht mit einer schnelleren Reaktion auf sich verschlechternde Vitalwerte einhergeht. Zudem fehlen große prospektive Studien, die zeigen, dass durch derartige telemetrische Monitorsysteme die perioperative Patientensicherheit verbessert werden konnte. Ebenso kommen derartige Systeme auch an Grenzen des Datenschutzes, wenn es z. B. um die Ortung von Patienten geht, sofern Patienten mit tragbaren mobilen Systemen ausgestattet werden.

Dennoch werden schon heute vor allem im angloamerikanischen Raum automatisierte Systeme eingesetzt, die dazu beitragen, eine Verschlechterung des Gesundheitszustandes auf Normalstation zu detektieren und durch frühzeitige Behandlung eine Verlegung oder Wiederaufnahme auf die Intensivstation zu vermeiden (Subbe et al. 2017). Inwieweit Ergebnisse derartiger Studien auf die Organisationsstrukturen der Krankenhäuser in Deutschland übertragbar sind, bleibt Gegenstand von aktuellen Untersuchungen. Erste Daten zeigen allerdings sowohl eine Reduktion von ungeplanten Intensivaufnahmen als auch von Herzstillständen auf Normalstationen (Heller et al. 2018).

4.8 Fazit und Empfehlungen

Der innerklinische Notfall ist eine Herausforderung für das Risikomanagement im Krankenhaus. Zeitverzögerungen bei der Erkennung und Behandlung des kritisch kranken Patienten führen zu schwerwiegenden Zwischenfällen bis hin zum Herz-Kreislaufstillstand. Am Anfang der Überlebenskette und im Sinne der Verhinderung des Herz-Kreislaufstillstandes steht die Früherkennung des sich verschlechternden Patienten. Neben der dem Krankheitszustand des Patienten angemessenen Überwachung und der Einführung von Früherkennungssystemen bildet das MET als Reaktion auf eine gemeldete kritische Situation des Patienten eine wichtige Säule zur Verbesserung der Patientensicherheit im Kontext eines präventiven innerklinischen Notfallmanagementkonzeptes. Dabei bedarf es der Einführung standardisierter präventiver Alarmierungskriterien. Ein ideales, für jede Patientensituation und Organisationsform des Krankenhauses geeignetes Instrument zur Früherkennung des sich unbemerkt verschlechternden Patienten gibt es nicht. Frühwarnsysteme bilden als „Track" die Grundlage für die rechtzeitige Alarmierung und müssen letztlich durch jeden Klinikmitarbeiter sanktionsfrei ausgelöst werden können. Keines der Systeme ersetzt die klinische Beurteilung eines Patienten durch Pflegefachkräfte oder Ärzte, jedoch ist die systematische Anwendung eines Frühwarnsystems auch bei langjährig erfahrenem Fachpersonal von Nutzen, um das Problembewusstsein für sich unbemerkt verschlechternde Patienten bei allen an der Entscheidung und im Behandlungsprozess involvierten Mitarbeitern zu schärfen.

Literatur

Aiken L, Sloane D, Bruyneel L et al (2014) Nurse staffing and education and hospital mortality in nine European countries: a retrospective observational study. Lancet 383:1824–1830

Barwise A, Thongprayoon C, Gajic O et al (2016) Delayed rapid response team activation is associated with increased hospital mortality, morbidity, and length of stay in a tertiary care institution. Crit Care Med 44(1):54–63

Buist M, Nguyen T, Moore G et al (2004) Association between clinically abnormal bedside observations and subsequent in-hospital mortality: a prospective study. Resuscitation 62:137–141

Bundesärztekammer (2013) Patientensicherheit in Deutschland: Umsetzungsstand der EU Ratsempfehlung. ► https://www.bundesaerztekammer.de/patienten/patientensicherheit/patientensicherheit-in-deutschland-umsetzungsstand-der-eu-ratsempfehlung/

Chan P, Peake S, Bellomo R, Jones D (2016) Improving the recognition of, and response to in-hospital sepsis. Curr Infect Dis Rep 18(7):20. ► https://doi.org/10.1007/s11908-016-0528-7

Churpek MM et al (2013) Risk stratification of hospitalized patients on the wards. Chest 143(6):1758–1765

Gao H, McDonnell A, Harrison DA, Moore T, Adam S, Daly K, Esmonde L, Goldhill DR, Parry GJ, Rashidian A, Subbe CP, Harvey S (2007) Systematic review and evaluation of physiological track and trigger warning systems for identifying at-risk patients on the ward. Intensive Care Med 33(4):667–679

Goldhill DR, McNarry AF (2004) Physiological abnormalities in early warning scores are related to mortality in adult inpatients. Br J Anaesth 92:882–884

Heller AR, Mees ST, Lauterwald B et al (2018) Detection of deteriorating patients on surgical wards outside the ICU by an automated MEWS-based early warning system with paging functionality. Ann Surg. ► https://doi.org/10.1097/sla.0000000000002830

Hillman K, Chen J, Cretikos M, et al (2005) MERIT study investigators. Introduction of the Medical Emergency Team (MET) system: a cluster-randomised controlled trial. Lancet 365(9477):2091–2097

Jones DA, DeVita MA, Bellomo R (2011) Rapid-response teams. N Engl J Med 365(2):139–146. ► https://doi.org/10.1056/nejmra0910926

Rosenberg AL, Watts C (2000) Patients readmitted to ICUs: a systematic review of risk factors and outcomes. Chest 118(2):492–502

Royal College of Physicians. National Early Warning Score (NEWS) 2. ► https://www.rcplondon.ac.uk/projects/outputs/national-early-warning-score-news-2

Subbe CP et al (2017) Effect of an automated notification system for deteriorating ward patients on clinical outcome. Crit Care 21:52

Taenzer AH, Pyke JB, McGrath SP et al (2010) Impact of pulse oximetry surveillance on rescue events and intensive care unit transfers: a before-and-after concurrence study. Anesthesiology 112(2):282–287

Wunsch H, Angus DC, Harrison DA, Collange O, Fowler R, Hoste EA, de Keizer NF, Kersten A, Linde-Zwirble WT, Sandiumenge A, Rowan KM (2008) Variation in critical care services across North America and Western Europe. Crit Care Med 36(10):2787–2793, e1–e9. ► https://doi.org/10.1097/ccm.0b013e318186aec8

Zern EK, Young MN, Rosenfield K, Kabrhel C (2017) A pulmonary embolism response team: initial experiences and future directions. Expert Rev Cardiovasc Ther 15(6):481–489

Leitlinien und Empfehlungen

Thea Koch und Tina Augst

T. Koch, A. R. Heller, J.-C. Schewe (Hrsg.), *Medizinische Einsatzteams*,
https://doi.org/10.1007/978-3-662-58294-7_5

5.1 Einleitung

Bereits im Jahr 2005 wurden METs in den Reanimationsleitlinien des European Resuscitation Council (ERC) aufgenommen. In der aktuellen Fassung von 2015 wird die Leitlinie wie folgt zusammengefasst:

> Wenn man die Überlebenskette des Kreislaufstillstands betrachtet, steht am Anfang die Früherkennung des zunehmend kritisch kranken Patienten und das Verhindern des Kreislaufstillstands. Wir empfehlen die Einführung eines MET, da damit niedrigere Zahlen von Atem-Kreislauf-Stillstand sowie höhere Überlebensraten verbunden sind. Das MET ist Teil eines Rapid-Response-Systems (RRS), das Mitarbeiterschulungen über die Symptome der Patientenverschlechterung, angemessenes und regelmäßiges Erheben der Vitalfunktionen der Patienten, klare Handlungsanweisungen (beispielsweise durch Alarmierungskriterien oder ein Frühwarnsystem) zur Unterstützung des Personals in der Früherkennung von sich verschlechternden Patienten, klare einheitliche Alarmierungswege für weitere Unterstützung und eine klinische Antwort auf solche Alarmierungen beinhaltet (Dirks B. 2015).

Das Konzept eines MET wurde erstmals im Februar 1990 am Liverpool Hospital im australischen Sydney eingeführt. Erste Berichte und Resultate über die Implementierung eines MET wurden daraufhin im Jahr 1992 auf verschiedenen Konferenzen vorgestellt. Das Konzept wurde generell als eine wissenschaftlich-rationale und klinisch angemessene Maßnahme zur Erhöhung der Patientensicherheit propagiert. Dennoch wurde die Implementierung von METs in Australien anfänglich nur lückenhaft umgesetzt. 1997 waren nur 25 % der Kliniken in Australien mit einem MET ausgestattet (Kerridge et al. 2003). Mittlerweile ist dieses System jedoch weit über Australien hinaus ausgerollt (Winters et al. 2006; Bristow et al. 2000; Salamonson et al. 2006). Die Ausweitung verschiedener Formen dieser „innerklinischen Notfallrettung" wurde in den USA beispielsweise durch die Aufnahme in die „5 Million Lives Campaign" des Institute for Healthcare Improvements (IHI) verstärkt. Das Ziel der Kampagne war es, die Verbesserung der medizinischen Versorgung in den USA zu unterstützen, indem das Ausmaß der Morbidität (Krankheit oder medizinischer Schaden sowie unerwünschte Arzneimittelwirkungen oder chirurgische Komplikationen) und Letalität signifikant reduziert wurde. Das IHI forderte Krankenhäuser in den USA auf, evidenzbasierte Versorgungsprozesse schnell zu übernehmen, die in einem Zeitraum von 24 Monaten 5 Mio. medizinische Schäden verhindern können. Ebenfalls wurde von den Krankenhäusern erwartet, dass sie monatliche Sterblichkeitsdaten vorlegen, um die Risikominimierung während der Kampagne zu verfolgen.

Die Kampagne führte u. a. im Bundesstaat Rhode Island, in dem 100 % der ansässigen Krankenhäuser teilnahmen, zu einem 42 %igen Rückgang der Sepsis. In New Jersey, wo ebenfalls alle Krankenhäuser des Bundesstaates teilnahmen, wurde ein 70 %iger Rückgang von Dekubitus dokumentiert (► www.ihi.org/ihi/programs/campaign).

Auch in Europa beschäftigte sich die Notfallmedizin bereits in den 1990er Jahren mit der Problematik der Reanimationsbehandlung. Schon damals wurde an der kardiopulmonalen Reanimation (CPR) geforscht und Simulationstrainings für das ärztliche und nichtärztliche Personal im Rettungsdienst etabliert. Vor diesem Hintergrund fand im Juni 1990 ein internationales Treffen von Experten und Organisationen der Reanimationsforschung in der Abtei von

Utstein in Norwegen statt. Die Mitglieder einer Arbeitsgruppe der American Heart Association (AHA), des European Resuscitation Councils (ERC), der Heart and Stroke Foundation of Canada (HSFC) und des Australian Resuscitation Councils (ARC) erarbeiteten Empfehlungen zur einheitlichen Datenerfassung bei Herz-Kreislauf-Stillständen. Als „Utstein-Style" bezeichnet, bietet dieser heute die Grundlage der vergleichbaren Reanimationsdatenauswertungen (▶ www.reanimationsregister.de). In den Datensätzen wird unter anderem die Entität „Herz-Kreislauf-Stillstand" nach dem ersten abgeleiteten EKG-Rhythmus definiert und der Ablauf der Reanimationsbehandlung strukturiert erfasst. Die strukturierte Datenerhebung gliedert und beschreibt zudem den gesamten Ablauf einer Reanimationsbehandlung. Die Beschreibung der Strukturqualität beinhaltet Angaben über die eingesetzten Rettungsmittel, deren Verfügbarkeit, die Qualifikation des Rettungsdienstpersonals und die Einbindung von Ärzten in die Behandlung. Die Prozessqualität wird durch Zeitintervalle bis zur Einleitung bestimmter Maßnahmen wie dem Beginn der Herzdruckmassage, der ersten Defibrillation und dem Zeitpunkt von Medikamentengaben dargestellt. Zum Vergleich der Ergebnisse und zur Bewertung des Erfolgs der einzelnen Reanimationsmaßnahmen wurden Endpunkte wie „Wiedereintritt eines Eigenkreislaufs" (ROSC = Return of spontaneous circulation), „Krankenhausaufnahme", „24-Stunden-Überleben" und „Entlassungsrate" festgelegt. 1991 wurde das Protokoll erstmals veröffentlicht (Cummins et al. 1991).

5.2 Leitlinienentwicklung

Anhand erster Auswertungen zeichnete sich schon zu diesem Zeitpunkt das Wissen darüber ab, dass bei hospitalisierten Patienten eine frühzeitige Erkennung und Reaktion auf Symptome einer Zustandsverschlechterung das Outcome maßgeblich verbessern kann. Dieses Wissen war 2005 auf der internationalen Konsensuskonferenz des ILCOR der Startschuss zur Erstellung einer internationalen Richtlinie zu MET- und RRT-Systemen. Hierbei bestand zunächst das Ziel darin, die notwendigen Parameter, die auf eine physiologische Verschlechterung hinweisen, zu bestimmen und genau zu beschreiben, wie auf diese reagiert werden soll (Peberdy et al. 2007).

ILCOR ist das Akronym für International Liaison Committee on Resuscitation, einem weltweiten Zusammenschluss nationaler und internationaler Reanimationsorganisationen, welcher 1992 gegründet wurde und den Austausch zwischen den wichtigsten Reanimationsorganisationen weltweit ermöglicht. Derzeit sind als Mitglieder die American Heart Association (AHA), das European Resuscitation Council (ERC), die Heart and Stroke Foundation of Canada (HSFC), das Australien and New Zealand Committee on Resuscitation (ANZCOR), die Resuscitation Councils of Southern Africa (RCSA), die Inter American Heart Foundation (IAHF) und das Resuscitation Council of Asia (RCA) im ILCOR vertreten.

Dass die Implementierung eines MET den gewünschten Erfolg bringt, belegte u. a. eine niederländische Studie. In dieser zeigte sich, dass die landesweite Einführung von METs mit weniger Herz-Lungen-Versagen, ungeplanten Verlegungen auf die Intensivstation und Sterblichkeit der Patienten in den Krankenhäusern verbunden ist (Ludikhuize et al. 2015). Eine weitere Studie bestätigte diese Ergebnisse: METs können die Fälle von Herzversagen reduzieren und effektiv die Sterblichkeit in Krankenhäusern verringern (Maharaj et al. 2015). Die frühe Erkennung der Verschlechterung des Gesundheitszustandes des Patienten und die daran anschließenden präventiven Maßnahmen zur

Vermeidung eines Herzstillstands sind der Schlüssel zum Überleben (Soar et al. 2015). Auch am Universitätsklinikum Carl Gustav Carus in Dresden, welches bereits seit 2012 ein MET vorhält, konnte anhand der Daten belegt werden, dass die Inzidenz der innerklinischen Reanimation trotz steigenden Schweregrads und der parallel angestiegenen Anzahl an Patienten seit der Implementierung von METs gesunken ist. In den letzten Jahren, nach Implementierung, konnte die Inzidenz der innerklinischen Reanimation auf 1,1/1000 stationäre Fälle pro Jahr reduziert werden. Ebenso war die Rate der reanimierten Patienten, die 30 Tage nach der Entlassung noch leben, im Vergleich zum Bundesdurchschnitt dreimal höher (Deutsches Reanimationsregister der DGAI 2018).

Die Ergebnisse der internationalen Studien waren Anstoß dafür, die Etablierung von METs auch in Deutschland flächendeckend zu fördern. Zunächst gründete die Deutsche Gesellschaft für Anästhesiologie und Intensivmedizin e. V. (DGAI) 2015 die Task Force MET. Ziel dieser Initiative ist es, bundesweite Standards im Sinne der Umsetzung der ERC-Leitlinien und der Verbesserung der Patientensicherheit zu schaffen. Da dies insbesondere den operativen und perioperativen Behandlungsprozess betrifft, erarbeitete die DGAI in Zusammenarbeit mit der Deutschen Gesellschaft für Chirurgie (DGCH) und den Präsidien der Berufsverbände Deutscher Anästhesisten (BDA) und der Deutschen Chirurgen (BDC) ein gemeinsames Positionspapier, das erstmals 2017 auf dem 134. Kongress der Deutschen Gesellschaft für Chirurgie und dem 64. Deutschen Anästhesiecongress (DAC) vorgestellt wurde.

5.3 Gemeinsame Empfehlung

Aus der Zusammenarbeit gehen Empfehlungen zur Verbesserung der postoperativen Behandlungsqualität und Etablierung medizinischer Einsatzteams hervor, die im März 2017 in den Präsidien der anästhesiologischen und chirurgischen Fachgesellschaften beschlossen und in der Verbandszeitschrift publiziert wurde (Anästhesiologie & Intensivmedizin 2017; 58: 232–234). Die Empfehlung beruht auf der Grundlage des aktuellen internationalen wissenschaftlichen ILCOR-Konsenses und wird mit Genehmigung des Verlags abgedruckt in (◘ Abb. 5.1) dargestellt.

232 Aus den Verbänden | BDAktuell | DGAInfo

News | Information | Events

BDAktuell
DGAInfo

Verbesserung der postoperativen Behandlungsqualität und Etablierung medizinischer Einsatzteams*

Gemeinsame Empfehlung

der Deutschen Gesellschaft für Anästhesiologie und Intensivmedizin (DGAI)
der Deutschen Gesellschaft für Chirurgie (DGCH)
des Berufsverbandes Deutscher Anästhesisten (BDA)
des Berufsverbandes der Deutschen Chirurgen (BDC)

Präambel

Ziel der gemeinsamen Anstrengungen der beteiligten wissenschaftlichen Fachgesellschaften und Berufsverbände ist es, Qualität und Sicherheit bei operativen und perioperativen Behandlungsprozessen weiter zu verbessern, um Komplikationen zu vermeiden und drohende Komplikationen früher zu erkennen.

Moderne operative, interventionelle und anästhesiologische Techniken erlauben zunehmend komplexere Eingriffe bei akut und chronisch schwer vorerkrankten Patienten, bei denen eine erfolgversprechende Behandlung noch vor wenigen Jahren nicht denkbar gewesen wäre. Gleichzeitig nehmen personelle und finanzielle Ressourcen deutscher Krankenhäuser nicht im proportionalen Maße zu: Nach der Gesundheitsberichterstattung des Bundes [1] stieg die Anzahl der in Deutschland durchgeführten operativen Eingriffe von 12,1 Mio. im Jahre 2005 auf 16,4 Mio. im Jahre 2015 um mehr als 35% an bei gleichzeitiger Erhöhung des Anteils geriatrischer, multimorbider Patienten. Gleichzeitig wurde die Anzahl des Pflegepersonals nicht bedarfsgerecht angepasst und liegt zwischenzeitlich im unteren Bereich des europäischen Vergleichs [2]. Diese Entwicklung erfordert eine entsprechende Anpassung des prä-, intra- und postoperativen Managements, beginnend bei der individuellen Indikationsstellung bis zur Sicherstellung einer optimalen postoperativen und poststationären Weiterbetreuung.

Während die Behandlungsperioden „präoperative Vorbereitung und Risikoevaluation", „intraoperative Behandlung" und „postoperative Intensivmedizin" in Bezug auf Personalausstattung und Behandlungsprozesse interdisziplinär und interprofessionell definiert sind, fehlen solche, an die individuellen Patientenbedürfnisse angepassten Struktur- und Prozessbeschreibungen für die weiterführenden Bereiche (bspw. „IMC", „step down unit", „High-Care-Bereiche") und insbesondere für Normalstationen.

Postoperative Letalität

Die postoperative Letalität nach elektiven Eingriffen wird international mit 0,5-4,0% angegeben [3,4]. In sämtlichen Studien wird klar herausgestellt, dass Patienten mit postoperativen Komplikationen eine deutlich erhöhte Letalität aufweisen. Erwartungsgemäß fanden sich als Risikofaktoren für Komplikationen und Letalität die Schwere und Dringlichkeit des operativen Eingriffs sowie die Vorerkrankungen des Patienten.

Im Gegensatz zur klassischen Annahme, dass die postoperative Letalität hauptsächlich durch akute ischämische Ereignisse (z.B. Myokardinfarkt, Schlaganfall) bedingt ist, stellen nach aktuellen Erkenntnissen die Sepsis, das akute Nierenversagen und pulmonale Komplikationen einen wesentlichen Anteil der Todesursachen nach nicht-kardialer Chirurgie dar [5]. Es wird zunehmend klar, dass die Letalität nicht nur durch das Auftreten von Komplikationen an sich

An dieser gemeinsamen Empfehlung haben maßgeblich mitgewirkt:

Prof. Dr. Dr. h.c. H. Van Aken, Münster
Dr. C. Ertmer, Münster
Prof. Dr. G. Geldner, Ludwigsburg
Prof. Dr. Th. Koch, Dresden
Prof. Dr. H.-J. Meyer, Berlin
Prof. Dr. T. Pohlemann, Homburg/Saar
Prof. Dr. W. Schwenk, Hamburg
Prof. Dr. B. Zwißler, München

* Beschluss der Präsidien von:
DGAI am 27.03.2017,
DGCH am 20.02.2017,
BDA am 17.03.2017,
BDC am 20.03.2017.

Schlüsselwörter
Behandlungsqualität – Patientensicherheit – Medizinische Einsatzteams (METs)

Abb. 5.1 Anästhesiologie & Intensivmedizin 2017, S. 58, 232–234. (Van Aken et al. 2017)

bedingt ist, sondern durch fehlende Früherkennung und konsequente Behandlung [6,7].

Häufig entwickeln sich bereits 24 Stunden vor einer kardiopulmonalen Notfallsituation messbare und detektierbare Veränderungen von klinischen Variablen (Tachypnoe, Tachykardie, Fieber, ggf. Somnolenz), auf die häufig zu spät reagiert wird. Es ist also anzunehmen, dass ein relevanter Anteil intrahospitaler Kreislaufstillstände vermeidbar ist.

Vermeidung postoperativer Letalität

Gemeinsames Ziel der beteiligten Fachgesellschaften und Berufsverbände ist die Sicherstellung von intrahospitalen Strukturen, um schwerwiegende Organdysfunktion nach operativen Eingriffen zu vermeiden oder frühzeitig zu erkennen.

Während sich der Zusammenhang zwischen Komplikationshäufigkeit einerseits und Personalqualifikation bzw. zeitliche Personalpräsenz am Patienten andererseits recht gut belegen lässt [8], gibt es eine Reihe weiterer Maßnahmen, die insbesondere durch die Früherkennung von drohenden Komplikationen zur Qualitätssteigerung beitragen können. In Frage kommen hierbei speziell die medizinischen Einsatzteams (MET) ggf. in Kombination mit telemetrischen und zukünftig vielleicht auch Roboter-basierten Überwachungssystemen.

Die Basis einer erfolgreichen frühzeitigen Detektion von Komplikationen kann nur die kontinuierliche Präsenz qualifizierten pflegerischen und ärztlichen Personals auf der Normalstation sein [9]. Eine Erkennung kritischer Patienten kann sowohl durch den klinischen Eindruck (Erfahrung) als auch durch etablierte Scores erfolgen [10,11].

Bei Verdacht auf eine drohende Komplikation muss der Patient unverzüglich durch erfahrenes ärztliches Personal evaluiert werden. Idealerweise erfolgt dies durch den anwesenden und qualifizierten Stationsarzt. Für den Fall, dass dies nicht gewährleistet ist, haben sich weltweit ergänzende Organisationsstrukturen entwickelt.

Medizinische Einsatzteams

Die meiste wissenschaftliche Evidenz bezüglich dieser Organisationsstrukturen liegt für sogenannte „Medical Emergency Teams“ (MET) vor. In Deutschland haben sich die wissenschaftlichen Fachgesellschaften und Berufsverbände auf den Begriff „Medizinisches Einsatzteam“ (MET) geeinigt. Der Unterschied des MET zum klassischen Reanimationsteam liegt darin, dass Letzteres erst zum Einsatz kommt, wenn eine akute, unmittelbar lebensbedrohende Situation vorliegt. Das MET hat dagegen die Aufgabe, eine solche Situation zu verhindern [12].

In den unterschiedlichen klinischen Studien werden fast immer dieselben Variablen zur Detektion kritischer Patienten eingesetzt [13]. Einige in der Literatur häufig verwendete „Trigger“ für die Alarmierung eines MET sind nachfolgend exemplarisch dargestellt (Abb. 1).

Ein MET sollte mindestens mit einem intensivmedizinisch erfahrenen Arzt und einer Pflegekraft besetzt sein, damit eine zielgerichtete Therapie zeitnah eingeleitet werden kann. Idealerweise wird diese Therapie dann auch auf der Normalstation weitergeführt. Nicht zuletzt soll durch die Etablierung von METs auch die Häufigkeit ungeplanter Aufnahmen auf Intensivstationen reduziert werden.

Organisatorisch wird in den meisten bislang etablierten MET-Systemen der Notruf auf einer Intensivstation entgegengenommen, und das Team rückt von der Intensivstation aus.

Schlussfolgerung

Gemeinsames Ziel ist die kontinuierliche Sicherung und Steigerung der perioperativen Patientensicherheit durch Optimierung der Versorgung während des gesamten Behandlungsverlaufs.

Die bedarfsgerechte Ausstattung von operativen Normalstationen bleibt dabei ein wesentliches Ziel unserer Bestrebungen zur Qualitätssicherung und -steigerung.

Ohne primäre Ressourcen zu gefährden, sollte die gemeinsame Einführung von METs gefördert und idealerweise, im Sinne der begleitenden Versorgungsfor-

Abbildung 1

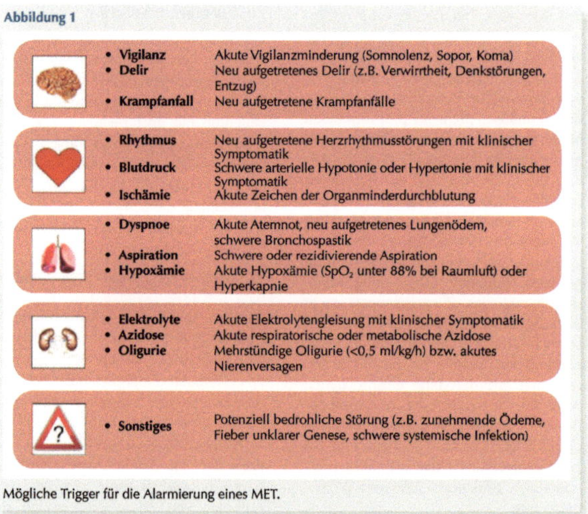

Mögliche Trigger für die Alarmierung eines MET.

Abb. 5.1 (Fortsetzung)

schung, auf ihre primären und sekundären Effekte zur angestrebten Qualitätsverbesserung untersucht werden.

Literatur

1. www.gbe-bund.de
2. Aiken LH, Sloane DM, Bruyneel L, Van den Heede K, Sermeus W: for the RN4CAST consortium Nurses' reports of working conditions and hospital quality of care in 12 countries in Europe. Int J Nurs Stud 2013;50;143-153
3. Pearse RM, Moreno RP, Bauer P, Pelosi P, Metnitz P, Spies C, Vallet B, Vincent JL, Hoeft A, Rhodes A: European Surgical Outcomes Study (EuSOS) group for the Trials groups of the European Society of Intensive Care Medicine and the European Society of Anaesthesiology. Mortality after surgery in Europe: a 7 day cohort study. Lancet 2012;380(9847):1059-65
4. International Surgical Outcomes Study group. Global patient outcomes after elective surgery: prospective cohort study in 27 low-, middle- and high-income countries. Br J Anaesth 2016;117(5):601-9
5. Boehm O, Baumgarten G, Hoeft A: Epidemiology of the high-risk population: perioperative risk and mortality after surgery. Curr Opin Crit Care 2015;21(4):322-7
6. Ghaferi AA, Birkmeyer JD, Dimick JB: Hospital volume and failure to rescue with high-risk surgery. Med Care 2011; 49(12):1076-81
7. Damiani E, Donati A, Serafini G, Rinaldi L, Adrario E, Pelaia P, Busani S, Girardis M: Effect of performance improvement programs on compliance with sepsis bundles and mortality: a systematic review and meta-analysis of observational studies. PLoS One 2015;10(5):e0125827
8. Aiken LH, Sloane DM, Bruyneel L, Van den Heede K, Griffiths P, Busse R, Diomidous M, Kinnunen J, Kózka M, Lesaffre E, McHugh MD, Moreno-Casbas MT, Rafferty AM, Schwendimann R, Scott PA, Tishelman C, van Achterberg T, Sermeus W: for the RN4CAST consortium. Nurse staffing and education and hospital mortality in nine European countries: a retrospective observational study. Lancet 2014;383:1824-1830
9. Torsvik M, Gustad LT, Mehl A, Bangstad IL, Vinje LJ, Damas JK, Solligard E: Early identification of sepsis in hospital inpatients by ward nurses increases 30-day survival. In: Critical Care (London, England) 2016;20(1):244. DOI: 10.1186/s13054-016-1423-1
10. Alam N, Hobbelink EL, van Tienhoven AJ, van de Ven PM, Jansma EP, Nanayakkara PW: The impact of the use of the Early Warning Score (EWS) on patient outcomes: a systematic review. In: Resuscitation 2014;85(5):587-594. DOI: 10.1016/j.resuscitation.2014.01.013
11. Bhattacharjee P, Edelson DP, Churpek, MM: Identifying Patients with Sepsis on the Hospital Wards. In: Chest 2016 DOI: 10.1016/j.chest.2016.06.020
12. Soar J, Nolan JP, Böttiger BW, Perkins GD, Lott C, Carli P, Pellis T, Sandroni C, Skrifvars MB, Smith GB, Sunde K, Deakin CD: Adult advanced life support section Collaborators. European Resuscitation Council Guidelines for Resuscitation 2015: Section 3. Adult advanced life support. Resuscitation 2015;95:100-47
13. Lenkeit S, Ringelstein K, Gräff I, Schewe JC: Medizinische Notfallteams im Krankenhaus. Med Klin Intensivmed Notfmed 2014;109(4):257-66.

Korrespondenzadresse

Prof. Dr. med. Dr. h.c.
Hugo Van Aken

Klinik für Anästhesiologie, operative Intensivmedizin und Schmerztherapie
Universitätsklinikum Münster
Albert-Schweitzer-Campus 1,
Gebäude A1
48149 Münster, Deutschland
Tel.: 0251 8347251
E-Mail: hva@uni-muenster.de

Abb. 5.1 (Fortsetzung)

5

Literatur

Bristow PJ, Hillman KM, Chey T, Daffurn K, Jaques TC, Norman SL, Bishop GF, Simmons EG (2000) Rates of in-hospital arrests, deaths and intensive care admissions: the effect of a medical Emergency team. Med J Aust 173:236–240

Dirks B (2015) Deutscher Rat für Wiederbelebung: Reanimation 2015 – Leitlinien Kompakt, 1. Aufl. Springer, Berlin

Cummins RO, Chamberlain DA, Abramson NS, Allen M, Baskett P, Becker L et al (1991) Recommended guidelines for uniform reporting of data from out-of-hospital cardiac arrest: the Utstein Style. Task force of the American heart association, the European resuscitation council, the heart and stroke foundation of Canada, and the Australian resuscitation council. Ann Emerg Med 20:861–874

Deutsches Reanimationsregister der DGAI: Jahresstatistik (2018) Innerklinische Notfallversorgung. Standort Dresden – Universitätsklinikum Dresden – Klinik für Anästhesiologie und Intensivtherapie – Deutsches Reanimationsregister (Erstveröffentlichung 2017)

Kerrdige RK, Saul WP (2003) The medical emergency team, evidence-based medicine and ethics. Med J Aust 179:313–315

Ludikhuize J, Brunsveld-Reinders AH, Dijkgraaf MGW et al (2015) Outcomes associated with the nationwide introduction of rapid response systems in the Netherlands. Crit Care Med 43(12):2544–2551. ► https://doi.org/10.1097/CCM.0000000000001272

Maharaj R, Raffaele I, Wendon J et al (2015) Rapid response systems: a systematic review and meta-analysis. Crit Care 19:254. ► https://doi.org/10.1186/s13054-015-0973-y

Peberdy MA, Cretikos M, Abella BS, Devita M, Goldhill D, Kloeck W, Kronick SL, Morrison LJ, Nadkarni VM, Nichol G, Nolan JP, Parr M, Tibballs J, van der Jagt EW, Young L (2007) Research on medical emergency team, outreach, and rapid response systems: an Utstein-Style scientific statement. Circulation 116:2481–2500

Salamonson Y, Van Heere B, Everett B, Davidson P (2006) Voices from the floor: nurses' perceptions of the medical emergency team. Intensive Crit Care Nurs 22:138–143

Soar J, Nolan JP, Böttiger BW et al (2015) European resuscitation council guidelines for resuscitation 2015: section 3. Adult advanced life support. Resuscitation 95:100–147

Van Aken H, Ertmer C, Geldner G, Koch T, Meyer HJ, Pohlemann T, Schwenk W, Zwißler B (2017) Verbesserung der postoperativen Behandlungsqualität und Etablierung medizinischer Einsatzteams. Anästh Intensivmed 58:232–234

Winters BD, Pham J, Pronovost PJ (2006) Rapid response teams – walk, don't run. JAMA 296:1645–1647

Patientensicherheitskultur

Kathleen Juncken und Axel R. Heller

T. Koch, A. R. Heller, J.-C. Schewe (Hrsg.), *Medizinische Einsatzteams*,
https://doi.org/10.1007/978-3-662-58294-7_6

6

6.1 Fehlerkultur

Als Voraussetzung für die Entwicklung einer Organisationseinheit hin zur Patientensicherheit im beschriebenen Umfeld gilt eine lösungsorientierte Kultur des Hinsehens. Dieses Verständnis ermöglicht die Ableitung konkreter und wirksamer Maßnahmen zur Vermeidung künftiger Fehler.

In ◘ Abb. 6.1 wird aufgezeigt, dass sich Fehler in aktive und latente unterscheiden lassen, die von variablen Faktoren beeinflusst werden und dadurch Lücken in Sicherheitsbarrieren stabilisieren können.

Aktive Fehler bezeichnen unsichere Handlungen, die routinemäßige, situationsbedingte oder einzelfallbedingte Regelverletzungen sein können (Taylor-Adams und Vicent 2007; Lazarovici et al. 2017). Diese sind zudem

- fertigkeitsbasiert,
  - Ausrutscher (Slip),
  - Aussetzer (Lapse) oder
  - technische Fehler (Lazarovici et al. 2017),
- entscheidungsbasiert oder
- wahrnehmungsbasiert.

Ausrutscher entstehen durch praktisches Ausführen von Aufgaben und Handlungen, demzufolge auf der Ebene der Ausführung (Rall et al. 2001). Aussetzer sind durch die fehlende Informationsspeicherung (Erinnern) bedingt.

Latente Fehler treten erst im Zusammenspiel mit aktiven Fehlern auf und sind identifizierbar (Taylor-Adams und Vicent 2007). Bis sie zum Tragen kommen, sind sie nicht erkennbar, somit grundsätzlich auch nicht für unerwünschte Ereignisse allein verantwortlich. Latente Fehler entstehen durch organisatorische Entscheidungen, Arbeitsbedingungen (festgelegt durch die Führungsebene), Lücken in Aus-/Fort- und Weiterbildung, Entwicklung, Design, Herstellung und Wartung von Geräten sowie Politik und Gesetzgebung (Rall et al. 2001). Moderne Krankenhäuser sowie Maximalversorger mit ihren komplexen Systemen, Strukturen und Technik können

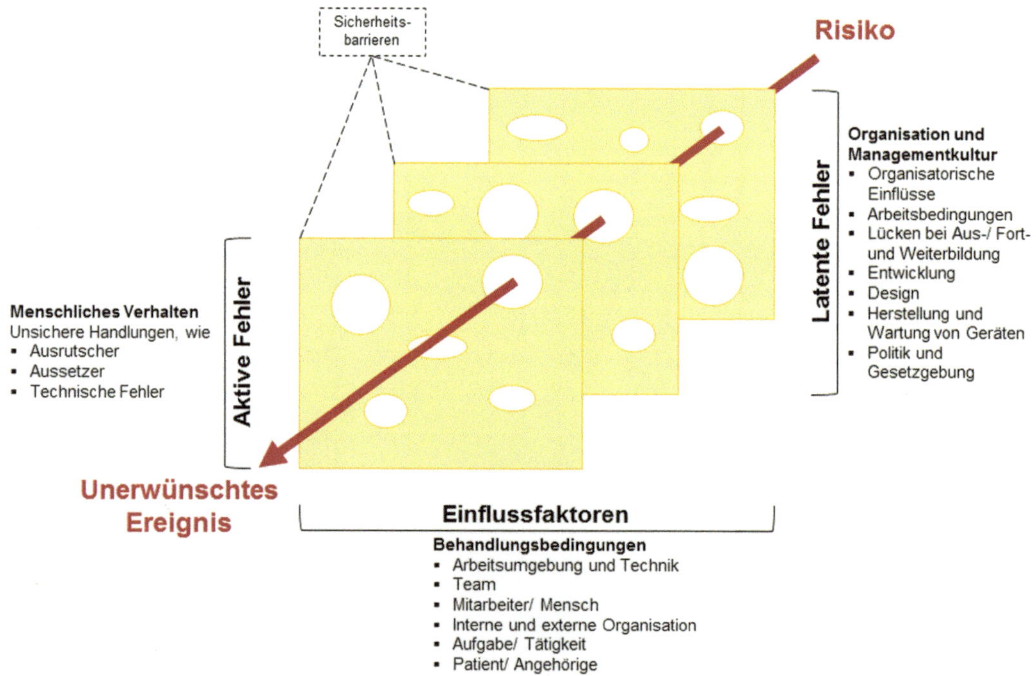

◘ **Abb. 6.1** Das Schweizer-Käse-Modell im Gesundheitswesen. (Mod. nach Reason 1995)

jene Fehler begünstigen (Lazarovici et al. 2017).

Neben den aktiven und latenten Fehlern können zudem Einflussfaktoren (mit)verantwortlich sein, die Sicherheitsbarrieren zu durchbrechen (◘ Abb. 6.2). So wird **menschliches Handeln** von Hoffnungen, Absichten, subjektiven Zielen und Erfolgskriterien geleitet. Unter bestimmten organisatorischen Rahmenbedingungen ist das Verhältnis zwischen menschlichem Handeln und Technik in 70–80 % der Fälle dafür verantwortlich, dass unerwünschte Ereignisse auftreten (sog. Human Factors) (Lazarovici et al. 2017). Ursachen können neben eigenen Wertvorstellungen das eigene Wissensmanagement sein: Bekanntes Nichtwissen: „Ich weiß, dass ich etwas nicht weiß", unbekanntes Wissen: „Ich weiß nicht, dass ich etwas weiß", bekanntes Wissen: „Ich teile den anderen mein Wissen nicht mit" oder unbekanntes Nichtwissen: „Ich weiß nicht, dass ich etwas nicht weiß". Überforderung bei Erfüllung der eigenen **Tätigkeit** kann zudem eine negative Rolle spielen. Hohe Arbeitsbelastung sowie unreflektierte Prozessabläufe und variable Tätigkeitsfelder können Fehler folglich begünstigen. In diesem Kontext existieren immer noch Abteilungen im Krankenhaus, in denen das Arbeitszeitschutzgesetz nicht umgesetzt ist. Eine (Teil-)Aufgabe kann richtig ausgeführt werden, dennoch erfolgt diese zum falschen Zeitpunkt oder die Abarbeitung im Gesamtkontext ist trotzdem unvollständig, falsch, wird vergessen oder zu oft durchgeführt.

Im **Team** kann sich eine unzulängliche Kommunikation innerhalb der eigenen sowie zwischen unterschiedlichen Berufsgruppen störend auswirken. Anhand einer Studie „Zwischenfallkurs am Simulator" wurde z. B. ermittelt, dass 72 % der Assistenzärzte und Pflegekräfte nicht in der Lage sind, dem Oberarzt ein wahrgenommenes Problem offen zu kommunizieren: 12 % aufgrund eines Autoritätsproblems, 23 % wundern sich über das fehlerhafte Vorgehen des Vorgesetzten und 12 % vertrauen blind (St. Pierre et al. 2012). Ebenso kann die Kommunikation mit **Patienten und Angehörigen** aufgrund sozialer, sprachlicher oder gesundheitlicher Aspekte erschwert sein. Gleichwohl sind selbst bei engen Zeitressourcen aufmerksame Gespräche mit Patienten auch vor medikolegalem Hintergrund wichtig.

Die Risikobeurteilung für Fehler in der Medizin reicht von Beinahezwischenfällen über leichte Komplikationen ohne Spätfolgen, schwere Folgeschäden bis hin zum Tod des Patienten (Lazarovici et al. 2017). Bei einem bereits aufgetretenen Fehler mit schwerwiegenden Folgen für den Patienten können Mitarbeiter ein langfristiges psychisches Trauma davontragen (Second Victim). Ohne Unterstützung durch das Unternehmen kann ein Third Victim (Patient, Einrichtung/Abteilung etc.) folgen, da die Wahrscheinlichkeit steigt, dass diesem Mitarbeiter wieder ein Fehler unterläuft. Die bestehenden Risiken sollen durch Fehlervermeidung beherrscht oder minimiert werden. Hierzu sind organisatorische Schutzmaßnahmen zu etablieren und regelmäßig zu überwachen (Lazarovici et al. 2017).

6.2 Lösungsvorschläge zur Fehlervermeidung bzw. -minimierung am Beispiel von Medizinischen Einsatzteams (MET)

6.2.1 Qualitäts- und Changemanagement

Damit Qualität im Krankenhaus gewährleistet werden kann, ist eine patienten- und bedarfsgerechte Versorgung entscheidend. Diese kann jedoch nur erreicht werden, wenn das Personal fachlich qualifiziert und die medizinische Behandlung an der Lebensqualität orientiert und wirtschaftlich ist (Töpfer 2017a). Als Voraussetzung dafür gilt, dass durch ein gut entwickeltes und leistungsfähiges Qualitäts- und Risikomanagement eine Werterhaltung

6

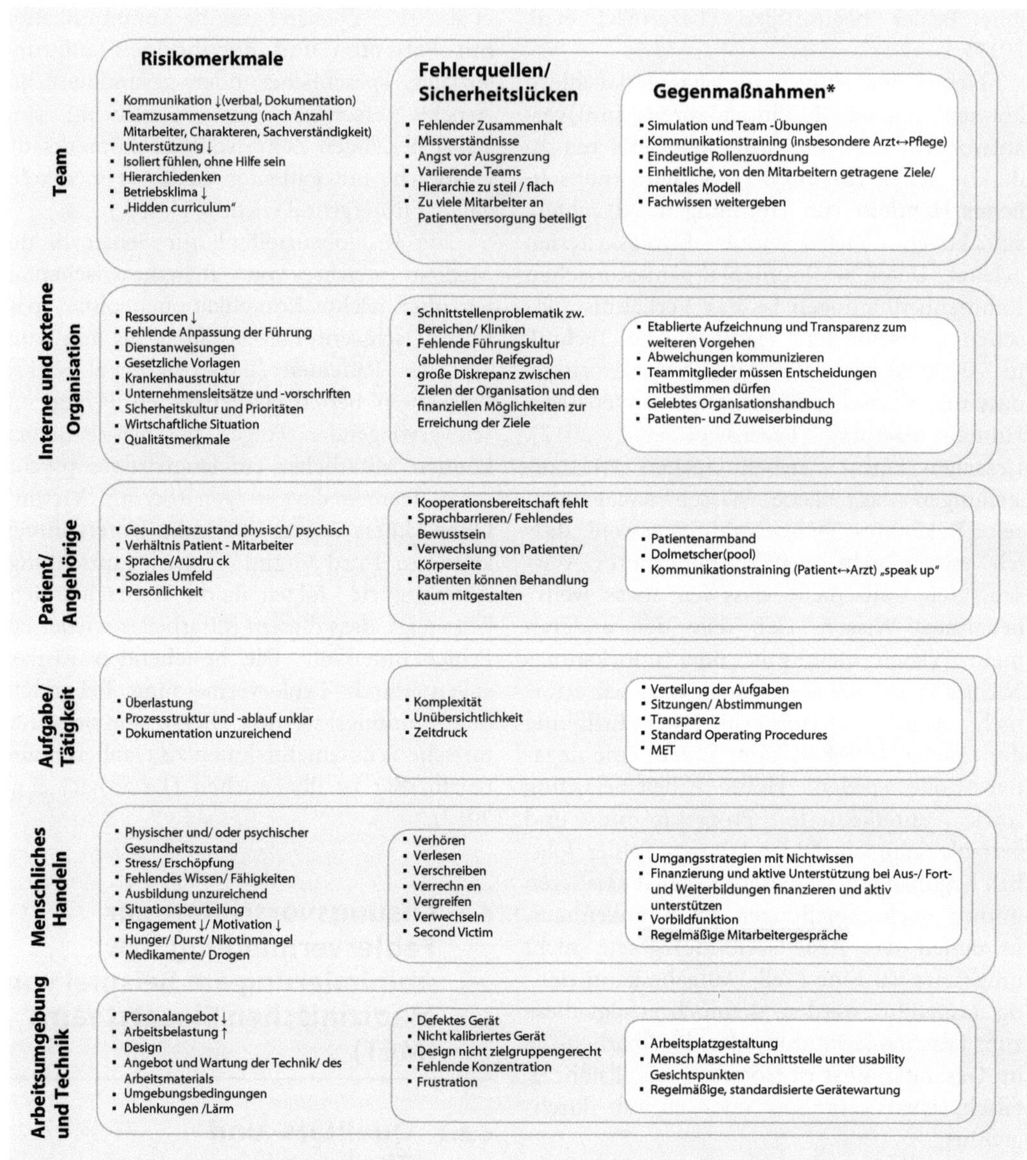

Abb. 6.2 Einflussfaktoren und Problemlösungsstrategien im Rahmen des Risikomanagements im Krankenhaus. Alle Einflussfaktoren können durch Struktur und Prozessänderungen positiv beeinflusst werden. (Mod. nach Taylor-Adams und Vicent 2007; Rall et al. 2001; Donchin et al. 2003; Heller und Albrecht 2010; Lazarovici et al. 2017)

sichergestellt bzw. diese gesteigert und dadurch eine Wertvernichtung ausgeschlossen wird. Das heißt, es muss sowohl das Qualitäts- als auch das Risikomanagement von vornherein wertorientiert aufgebaut sein. Hierfür sind vier Phasen von Bedeutung (Töpfer 2017b).

An erster Stelle steht das **Issue-Management**. Dieses befasst sich mit der Frage, welche Bereiche im Krankenhaus und im Behandlungsprozess Qualitätsdefizite hervorrufen können, und wodurch Problemfelder erfasst werden können und müssen. Dies gelingt mit Hilfe der drei nachfolgenden Komponenten:

- Frühaufklärung: Qualitätssteuerung durch Ermittlung relevanter Themenfelder,
- Früherkennung: Qualitätsindikatoren definieren,
- Frühwarnung: Qualitätsmessgrößen definieren, indem Toleranzgrenzen festgelegt und deren Überschreitung kenntlich gemacht werden.

Die zweite Phase beinhaltet das **Risikomanagement**, welches die Höhe des eintretenden Risikos jenes Qualitätsdefizits quantitativ erfasst. Die dritte Phase umfasst die **Schadenspotenzialanalyse**, welche die für das Unternehmen zu erwartenden Folgen aufzeigt. Das Risiko der zu erwartenden Folgen wird durch den Abgleich der Wertvernichtung sowie der Qualitätsinvestition bewertet. Die vierte Phase wird durch das **Notfallmanagement** bestimmt. Dieses ist definiert durch eine präventive Schadensvermeidung bzw. -eindämmung. Dazu müssen Maßnahmen eingeleitet werden, um Schäden zu vermeiden bzw. zu verringern.

Um die Qualität der innerklinischen Notfallversorgung, insbesondere der Reanimation, in den Krankenhäusern zu optimieren, wurde im Mai 2007 das deutsche Reanimationsregister zur Qualitätssicherung eingeführt. Das deutsche Reanimationsregister – German Resuscitation Registry (GRR) – stellt die größte überregionale Datenbank für die Erhebung, Auswertung und Beurteilung von Reanimationen im Rettungsdienst und in der innerklinischen Notfallversorgung im deutschsprachigen Raum dar. Durch das Benchmarking mit allen teilnehmenden Kliniken vermittelt es den Vergleich mit anderen Institutionen und zeigt ggf. Handlungsbedarf auf. Es zählt zu einem der tragenden und zukunftsweisenden Instrumenten zur Optimierung der Notfallversorgung für Patienten mit Herz-Kreislauf-Stillstand.

Zunächst wurde der Reanimationsdatensatz „Erstversorgung“ entwickelt. Dieser erfasst Daten von Patienten nach plötzlichem Herztod außerhalb der Klinik, nach außerklinischem Kreislaufstillstand anderer Ursachen, nach innerklinischem Kreislaufstillstand sowie die Daten der innerklinischen Notfallversorgung zur Vermeidung eines Herz-Kreislauf-Stillstandes (Quelle: reanimationsregister.de). Zur Messung der Toleranzgrenzen, d. h., ab wann eine Frühwarnung zur Vermeidung von Reanimationen durch therapeutische Vorabmaßnahmen erfolgt, wurden Reanimationsprotokolle entwickelt, in denen die Daten zusammengefasst werden. Das System hat sich dahingehend entwickelt, dass weitere Datensätze wie „Weiterversorgung“, „Langzeitverlauf“ und „innerklinische Notfallversorgung“ ergänzt wurden (► Kap. 7).

Das Universitätsklinikum Carl Gustav Carus Dresden (UKD) nimmt seit vielen Jahren am Deutschen innerklinischen Reanimationsregister teil, zum aktiven Benchmarking der eigenen Ergebnisse mit anderen Häusern. Die Teilnahme am Reanimationsregister und die damit verbundene Auswertung der klinikinternen Daten hat eindrücklich gezeigt, dass verschiedene Maßnahmen, wie die Einführung des MET und die jährlichen Reanimationsschulungen aller Klinikmitarbeiter in der Krankenversorgung, zu einer zunehmenden Verbesserung der Überlebensraten im Benchmark beigetragen haben. Mit der Implementierung des MET wurde sichergestellt, dass die Patienten gezielter behandelt und notwendige Verlegungen und Therapien rechtzeitig eingeleitet werden können, sodass es erst gar nicht zu einer kritischen Notfallsituation kommt. Die Single-Parameter-Alarmierungskriterien für das MET sind in ◘ Abb. 6.3 dargestellt. Durch die konsequente Umsetzung und Schulung aller Mitarbeiter in der Früherkennung kritischer Situationen sowie vorgeschriebenem

6

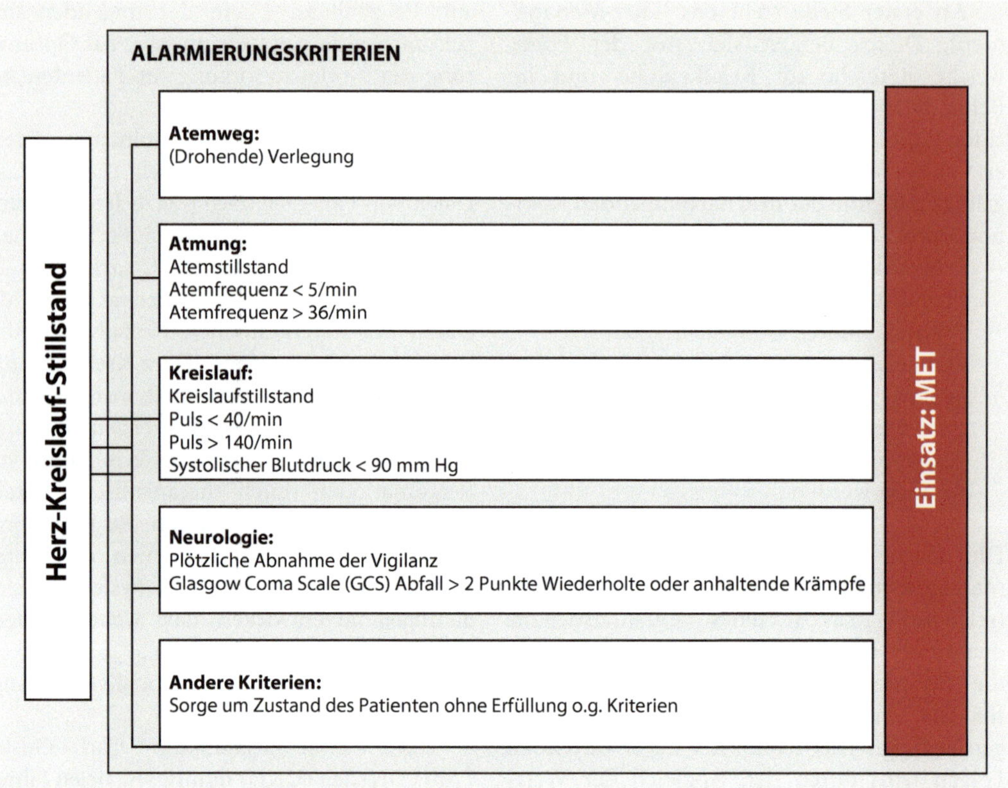

Abb. 6.3 Alarmierungskriterien für den Einsatz des MET bei drohendem Herz-Kreislauf-Stillstand im Universitätsklinikum Carl Gustav Carus Dresden

Reanimationstraining konnte die Überlebenswahrscheinlichkeit bei Patienten nach innerklinischem Herz-Kreislauf-Stillstand auf 30 % erhöht werden (der Bundesdurchschnitt liegt bei 10 %).

Das **Changemanagement** befasst sich hingegen mit Veränderungsprozessen im Krankenhaus. Tab. 6.1 gibt die sechs Phasen zur Fehlervermeidung wieder. Welche Veränderungen ergeben sich, welche persönlichen Folgen hat der Mitarbeiter zu erwarten, wie gelingt die Umsetzung, wer arbeitet mit welchen Kollegen zusammen, welche Auswirkungen sind für das Unternehmen zu erwarten und was lässt sich weiterhin verbessern? Entscheidend ist eine stetige Kontrolle aller Arbeitsschritte, nicht nur während der Prozessänderung, sondern auch nach erfolgreicher Umsetzung.

Doch nicht nur bei Veränderungen ist eine stetige Kontrolle entscheidend, sondern auch etablierte und routinemäßig durchgeführte Arbeitsschritte und -prozesse sind immer wieder zu hinterfragen.

Für eine erfolgreiche Umsetzung der Maßnahme ist eine **gelebte und konsequente Sicherheitskultur** unter Anwendung angemessener Methoden notwendig, um der Vielfalt von Fehlerursachen und Sicherheitslücken begegnen zu können und eine resultierende Qualitätssteigerung zu ermöglichen (Heller und Albrecht 2010). Unter Beachtung von Werten, Zielen und Normen dient die Führungsebene als Vorbildfunktion für die Mitarbeiterinnen und Mitarbeiter, um die Patientensicherheit zu wahren. Die Definition eines Ziels und gleichzeitige Kontrolle der Zielerreichung ist entscheidend für eine

Tab. 6.1 Changemanagement im Krankenhaus. (Fleischer 2012)

Phase	I	II	III	IV	V	VI
Prozess	Veränderung	Persönliche Folgen	Umsetzungen	Auswirkung	Zusammenarbeit	Verbesserung
Ziel/ Lösungsansatz	Transparenz Was birgt die Veränderung Erfordernis Wie? Mit wem? Bis wann?	Auswirkung auf Persönlichkeit Neue Fertigkeiten lernen?	Steuerung Erste und folgende Schritte Unterstützung	Vorteile Scheitern als Option darstellen	Beteiligte Charaktere erläutern Teamfindung	Weiterentwicklung Idee verbesserungswürdig? Mitarbeiter sollen Projektstand überprüfen
Maßnahmen	Pilotprojekte	Einzelgespräche	Zeitplan	Auswertung des Projektfortschritts Schwachstellen erkennen	Probleme selbst im Team lösen	Auswertungsworkshop Kontinuierlicher Verbesserungsprozess

erfolgreiche Aufgabenbearbeitung. Dabei ist Effizienz, d. h. „Mache ich die Dinge richtig?", nur die erste notwendige Etappe. Die Effektivität, d. h. „Mache ich die richtigen Dinge?", ergibt sich erst im nächsten Schritt aus dem Abgleich des Erreichten mit dem gesetzten Ziel (Heller und Albrecht 2010). Das Ziel und die Änderungspolitik in der Organisationseinheit durchzusetzen, ist dabei im Kleinen wie im Großen die Führungsaufgabe (Heller und Albrecht 2010). **Strukturen und Prozesse** können ebenfalls positiv beeinflusst werden. Entscheidungen bei Problemen obliegen der Person mit dem größten Fachwissen und nicht jener mit der höheren Stellung im Unternehmen. Eine interdisziplinäre Zusammenarbeit und der „Ruf eines fachfremden Kollegen" bzw. des MET kann Leben retten. Regelmäßige interdisziplinäre Besprechungen zur Vermeidung von Informationsdefiziten (z. B. M&M-Konferenz), Teamwork, Algorithmen, Checklisten und Merkhilfen sowie Team-Time-Outs oder Briefing unterstützen die Fehlervermeidungsstrategie. Unterstützende Prozessanalysesysteme können zudem durch folgende Modelle dargeboten werden: London Protocol (Taylor-Adams und Vicent 2007), ISHIKAWA (Heller und Albrecht 2010), Six Sigma (Heller und Albrecht 2010), SWOT-Analyse, Root-Cause-Analyse-Technik (Taylor-Adams und Vicent 2007).

Damit die Mitarbeiter für die Alarmierungskriterien für den Einsatz des MET bei drohendem Herz-Kreislauf-Stillstand sensibilisiert werden, finden regelmäßige **Teamtrainings und Simulationen** statt. Dadurch wird neben der Vermittlung von Fachwissen eine positive Zusammenarbeit im Team gefördert. Wichtig ist ebenso, Defizite zu erkennen, Feedback zu erteilen und dabei keine Verurteilung eines Einzelnen vorzunehmen. Aus-/Fort- und Weiterbildungen, Qualitätszirkel, Supervision sowie Debriefing und strukturierte Einarbeitungsleitfäden mit Mentoringprogramm unterstützen die neuen, aber auch routinierten Mitarbeiter. Als sogenannte **lernende Organisation** kann ein Krankenhaus mit Hilfe der prospektiven und retrospektiven Analyse kritischen Ereignissen entgegenwirken und dementsprechend auf weitere Bereiche der Patientensicherheit positiv Einfluss nehmen.

6.3 Prospektive Analyse

Das Ziel der prospektiven Analyse ist, aus dem zu lernen, was gut gelaufen ist. Da die Verantwortungsbereiche und Aufgaben auf Stationen und in Ambulanzen arbeitsteilig aufeinander abgestimmt sind, ist die **Kommunikation** zwischen den Berufsgruppen und Fachdisziplinen sicherheitsrelevant (Donchin et al. 2003). Die Pflege ist die gesamte Schicht im unmittelbaren Kontakt mit den Patienten. Deshalb werden aus pflegerischer Sicht relevante Aspekte zum gesundheitlichen Verlauf in die Therapieplanung eingebracht. Für ein positives Behandlungsergebnis ist eine einheitliche und vollständige Dokumentation neben der mündlichen Kommunikation entscheidend. Für eine ergebnisrelevante Kommunikation im Team müssen hierarchiegetriebene Fehler unterbrochen werden. Die drei nachfolgenden Anweisungen sind dabei zu beachten:

1. **Fürsprache:** Unabhängig von der Anwesenheit eines Vorgesetzten ist jeder Mitarbeiter für seinen Patienten verantwortlich und darf diese Verantwortung nicht aufgeben.
2. **Beharrlichkeit:** Bei Bedenken eines Mitarbeiters darf dieses angebracht werden. Es muss sicher sein, dass das Bedenken verstanden wurde und in das mentale Modell des Teams integriert wurde. Mit Hilfe klärender Nachfragen werden zudem Vermutungen ausgeräumt.
3. **Standard operating procedures (SOP):** Sind standardisierte Vorgehensweisen, die allen Mitarbeitern bekannt sind und ebenfalls der Fehlervermeidung dienen (z. B. Reanimationsleitlinie). Abweichende oder fehlende Handlungen können von allen Mitarbeitern erkannt, kommuniziert und korrigiert werden.

Im Falle der Patienten mit drohendem Herz-Kreislauf-Stillstand wurden die bereits vorgestellten Alarmierungskriterien bindend in den Klinikalltag eingeführt. Dadurch werden vor allem Pflegekräfte bei der Erkennung der Kriterien unterstützt.

Ein weiteres Modell zur Qualitätsverbesserung ist das **Global Trigger Tool bzw. Peer-Review-Verfahren (PRV)**. Ziel ist u. a. der kollegiale Austausch im Qualitätssicherungsverfahren. Die Initiative Qualitätsmedizin (IQM) misst z. B. Qualität anhand von Routinedaten, veröffentlicht die Ergebnisse und verbessert die Qualität, indem qualifizierte externe Reviewer die Prozesse im Krankenhaus regelmäßig nach sogenannten Triggern bzw. Schlüsselindikatoren untersuchen. Das IQM nutzt den Indikator „Todesfälle bei Hauptdiagnose [Herz-Kreislauf-Stillstand, Herzinfarkt, Schlaganfall, etc…]“. Bei einer negativen Abweichung der erwarteten Sterblichkeitsrate untersuchen die Reviewer das Geschehen im Krankenhaus und beleuchten die Prozesse sowie Fälle. Entscheidend ist, dass fachkundiges Personal aufgrund der eigenen Erfahrung das PRV durchführt und **ergebnisrelevante** Kennzahlen bewertet. Ziel ist eine effektive Fehlerbehandlung und -vermeidung, aber keine Schuldzuweisung. Dieses Verfahren ist ebenso intern anwendbar (Heller und Albrecht 2010).

Die Ausbildung und Einarbeitung von neuen Mitarbeitern ist entscheidend, um von Beginn an Fehler einzudämmen. Die Hälfte der Medikationsfehler entsteht z. B. während der Einarbeitung von Mitarbeitern (oder unter Beteiligung von Azubis). Routinemäßige (Selbst-)Überprüfungen durch Pflegekräfte während der Schicht reduzieren derartige Fehler deutlich. Auch ein angeschlossenes Störmeldungssystem sowie routinemäßige Kontrollen der Infusionspumpen als etabliertes Standardprocedere bei jedem Schichtwechsel sind ergebnisrelevant. Zugleich helfen technische Systeme als Erinnerungshilfe, Arzneimittel- und Blutkomponentenkennzeichnung (Barcode) sowie die inhaltlich logische Gruppierung von Infusionspumpen. Spritzenetiketten nach nationalem DIVI-Standard dienen auch der organisationsübergreifenden

Fehlervermeidung z. B. bei Interhospitaltransfers von Patienten.

Darüber hinaus bietet das **Crew Resource Management (CRM)**, welches eine **psychologische Simulation mit medizinischem Inhalt** ist, ein hohes Potenzial, Fehler aufgrund von Human Factors zu vermeiden. Es werden Szenarien dargestellt, die insbesondere den nichttechnischen Fähigkeiten der Mitarbeiter in der Akutmedizin dienen (u. a. Anaesthetists' Non-Technical Skills). CRM wirkt sich positiv aus, wenn die Übungen in der gewohnten Arbeitsumgebung stattfinden und ein unmittelbarer Bezug zur eigentlichen Tätigkeit besteht (Lazarovici et al. 2017). Im Team werden die eigenen SOPs und Richtlinien auf ihre Tauglichkeit überprüft, wodurch sich eigene Defizite erkennen lassen, sodass das Übungsfeld entsprechend angepasst werden kann. Diese Teamtrainings decken 1,2 latente Sicherheitsmängel je Simulation auf. Ein Debriefing im Anschluss ist sowohl aus psychologischer als auch medizinischer Perspektive erforderlich, wobei CRM-Aspekte im Vordergrund stehen (Lazarovici et al. 2017). Simulationstrainings führen jedoch nur zu positiven Lerneffekten, wenn die Übungen regelmäßig wiederholt werden und die Teilnehmer unterschiedliche Rollen kennlernen bzw. einnehmen (z. B. ERC-, ALS-Kurs).

6.4 Retrospektive Analyse

Ein retrospektives Analyseverfahren ist beispielsweise das **Critical Incident Reporting System (CIRS)**, in dem Mitarbeiter unerwünschte Ereignisse in einem anonymen Fehlermeldesystem niederschreiben. In Arbeitsgruppen analysieren Experten den Vorgang und unterbreiten Verbesserungsvorschläge. Epidemiologisch auswertbare Daten können nicht erhoben werden, da Anzahl und Qualität der Meldungen kein Indiz für die Häufigkeit tatsächlich aufgetretener Fehler sind. Lediglich eine subjektive Sichtweise und ein Ausschnitt des Ereignisses werden abgebildet. Das bedeutet, CIRS kann nicht als alleiniges Risikomanagementsystem Anwendung finden. Nur in Kombination mit anderen Methoden ist eine gute Fehlervermeidungsstrategie möglich. Dazu muss die Selbstreflexionskultur einer Klinik einen entsprechenden Reifegrad entwickelt haben, um das Instrument nutzbringend anwenden zu können. Ebenso ist eine umfassende Datenbasis für die Entwicklung von Verbesserungsstrategien wichtig.

Die Klinik für Anästhesiologie und Intensivtherapie am UKD hat 2002 ein CIRS eingeführt und war wegweisend für die Implementierung im gesamten Universitätsklinikum. Anhand der anonymen Erfassung kritischer Ereignisse zeigte sich, dass auch bei innerklinischen Reanimationen die Notfallbehandlung häufig nicht optimal läuft. Gemeldet wurden z. B. verzögerter/kein Beginn von Erstmaßnahmen vor Eintreffen des Notfallteams, logistische Probleme (Auffinden des Notfallortes, Transport des Notfallteams/Patienten etc.), Probleme mit der Alarmierungskette, Ausstattung/Wartung des Notfallequipments und vieles mehr. Diese Meldungen waren der Anlass, die Notfallversorgung im Universitätsklinikum grundsätzlich zu reformieren. Unter anderem wurden folgende Maßnahmen umgesetzt: verpflichtendes, jährliches Reanimationstraining für alle Mitarbeiter des Krankenhauses, Vereinheitlichung des Notfallequipments, Anschaffung automatisierter externer Defibrillatoren, Verbesserung der Logistik der Alarmierung und des Transports. Das CIRS stellt ein wichtiges Element zur Erkennung von Beinahefehlern dar und trägt durch die abgeleiteten Maßnahmen zur ständigen Verbesserung der Patientensicherheit bei. Dies belegen auch die Statistiken des Reanimationsregisters für den Standort.

Ein ähnliches Verfahren zum CIRS ist eine **Failure Mode and Effect Analysis (FMEA)**. Hier werden Zwischenfälle durch Experten analysiert und mit Hilfe eines Punktesystems standardisiert und bewertet. Erfasst werden Auftretenshäufigkeit, -schwere und -erkennbarkeit. Je höher die daraus resultierende Risikoprioritätszahl ist, desto wichtiger ist es, diese Zwischenfallskategorie zu verhindern.

6.5 Fazit

Fehler vor, während und nach der aktiven Patientenbehandlung lassen sich nicht vollständig vermeiden. Mit Hilfe ausgewählter Analyseverfahren und Präventionsmaßnahmen kann die Fehlerquote deutlich reduziert werden. Hierzu muss eine Patientensicherheitskultur im Krankenhaus und im gesamten Umfeld wachsen, die die Beteiligung aller am Behandlungsprozess Beteiligten erfordert. Entscheidend ist eine nicht-punitive Sicherheitskultur, welche von der obersten Führungsebene unterstützt und vorgelebt wird.

Literatur

Donchin Y, Gopher D, Olin M, Badihi Y, Biesky M, Sprung CL, Pizov R, Cotev S (2003) A look into the nature and causes of human errors in the intensive care unit. Qual Saf Health Care 12:143–148

Fleischer W (2012) Change Management – Veränderungsprozesse erfolgreich gestalten. Dtsch Arztebl 109:A501–A502

Heller AR, Albrecht DM (2010) Patientensicherheit. In: Kuhlen R, Rink O, Zacher J (Hrsg) Jahrbuch Qualitätsmedizin 2010. Medizinisch Wissenschaftliche Verlagsgesellschaft, Berlin, S 97–118

Lazarovici M, Trentzsch H, Prückner S (2017) Human Factors in der Medizin. Anaesthesist 66:63–80

Rall M, Manser T, Guggenberger H, Gaba DM, Unertl K (2001) Patientensicherheit in der Medizin. Anästhesiol Intensivmed Notfallmed Schmerzther 36:321–330

Reason J (1995) Understanding adverse events: human factors. Qual Health Care 4:80–89

St. Pierre M, Scholler A, Strembski D, Breuer G (2012) Äußern Assistenzärzte und Pflegekräfte sicherheitsrelevante Bedenken? Simulatorstudie zum Einfluss des „Autoritätsgradienten". Anaesthesist 10:857–866

Taylor-Adams S, Vicent C (2007) Systemanalyse klinischer Zwischenfälle – Das London-Protokoll. Clinical Safety Research Unit, Imperial College London, Department of Surgical Oncology and Technology, St Mary's Hospital, London

Töpfer A (2017a) Medizinische und ökonomische Bedeutung von Qualität im Krankenhaus: Vermeidung von Fehlerkosten als Wertvernichtung und Wertorientierte Steuerung. In: Albrecht DM, Töpfer A (Hrsg) Handbuch Changemanagement im Krankenhaus – 20-Punkte-Sofortprogramm für Kliniken, 2. Aufl. Springer, Berlin, S 161–180

Töpfer A (2017b) Ziele und Entwicklungsstufen der Qualitäts- und Risikosteuerung. In: Albrecht DM, Töpfer A (Hrsg) Handbuch Changemanagement im Krankenhaus – 20-Punkte-Sofortprogramm für Kliniken, 2. Aufl. Springer, Berlin, S 725–753

Innerklinisches Reanimationsregister

Jan-Thorsten Gräsner und Barbara Jakisch

T. Koch, A. R. Heller, J.-C. Schewe (Hrsg.), *Medizinische Einsatzteams*,
https://doi.org/10.1007/978-3-662-58294-7_7

7.1 Allgemein

Ziel der medizinischen Versorgung ist eine bedarfsgerechte und wirtschaftliche Patientenversorgung auf fachlich hohem Niveau. Um diesen Ansprüchen gerecht zu werden, ist eine kontinuierliche Beobachtung und Bewertung von Strukturen, Prozessen und Ergebnissen sowie die Umsetzung sich daraus ergebender Konsequenzen vonnöten. Zusammengeführt werden all diese Aspekte in einem Qualitätsmanagementsystem. Im Bereich der Gesundheitsversorgung ist die Verbesserung der Qualität durch den Aufbau eines Qualitätsmanagementsystems immer stärker in das Bewusstsein der Gesellschaft gerückt. Während der Qualitätsgedanke schon immer tief im ärztlichen Handeln verankert gewesen ist, begann man sich erst im letzten Jahrhundert systematisch mit dieser Thematik auseinanderzusetzen (Knake-Werner 2004). Unterschieden werden hierbei die interne und externe Qualitätssicherung. Heute unterliegt das deutsche Gesundheitssystem weitgehend den gesetzlichen Regelungen zu Qualitätssicherung und Qualitätsmanagement. Dabei meint der Begriff der externen Qualitätssicherung laut Gemeinsamem Bundesausschuss (G-BA) einrichtungsübergreifende Maßnahmen der Qualitätssicherung, die einen Vergleich gleichartiger Leistungen verschiedener Einrichtungen ermöglichen (Gemeinsamer Bundesausschuss 2018). Das interne Qualitätsmanagement hingegen dient innerhalb einer Einrichtung dem Halten bzw. Verbessern der Qualität der Patientenversorgung. Strukturen und Instrumente des Qualitätsmanagements (QM), die vor Jahren noch undenkbar schienen, haben sich in den letzten Jahren im Alltag etabliert. Heutzutage findet man in fast jeder Einrichtung des Gesundheitswesens systematische Patienten- und Mitarbeiterbefragungen, ein Risikomanagement, diverse Kennzahlensysteme oder auch ein aktives Beschwerdemanagement (Kasper 2011).

Viele Einrichtungen des Gesundheitswesens bedienen sich hierbei des nach William Edward Deming benannten Deming-Kreises – auch PDCA-Zyklus genannt (Deming 2000). Untergliedert wird der Zyklus in einen vierphasigen Problemlösungsprozess, wobei PDCA für „Plan, Do, Check und Act" steht. Hier werden die Phasen im kontinuierlichen Verbesserungsprozess, welcher die Basis für Qualitätsmanagementsysteme darstellt, beschrieben.

Im ersten Schritt des PDCA-Zyklus, dem „Plan", sollen Prozesse und Abläufe zunächst geplant sowie schriftlich festgehalten werden. Dafür ist eine Analyse des aktuellen Zustands vonnöten, um mögliche Verbesserungspotenziale erkennen und richtig einordnen zu können. Personelle Verantwortlichkeiten sowie grundlegende Regelungen müssen erfasst werden. Im zweiten Schritt, dem „Do", werden die geplanten Prozesse zunächst getestet und im Anschluss in die Praxis umgesetzt. Den Kliniken fällt dieser Schritt am leichtesten, da er die alltäglichen Abläufe abbildet. Der nächste Aspekt beschäftigt sich mit dem „Check". Im „Do" eingeführte Prozesse werden z. B. durch Kennzahlen auf deren Wirksamkeit und Nutzen überprüft. Im vierten und letzten Teil des Zyklus, dem „Act", werden positive Änderungen auf breiter Front eingeführt. Negative Abweichungen werden überdacht und gegebenenfalls den Umständen angepasst. Die Verbesserung dieses neuen Standards beginnt nun wieder von vorne, mit der Phase des „Plan" (Deming 2000).

Um den ersten Schritt des PDCA-Zyklus zu erfüllen und eine Analyse des aktuellen Zustands durchführen zu können, zeigt sich die Priorität der bei den Bad Boller Reanimationsgesprächen entwickelten Thesen. Das Ergebnis der Initiative der Bad Boller Reanimationsgespräche im Jahr 2014 sind 10 Thesen für 10.000 Leben (Gräsner et al. 2014). Diese haben zum Ziel, 10.000 Leben nach einem außerklinischen Herz-Kreislauf-Stillstand mehr zu retten, wobei hier der Systemansatz im Fokus der Initiative steht.

Um eine Ist-Analyse im ersten Schritt durchführen zu können, soll besonders die These „Ohne Daten keine Verbesserung“ (Wnent et al. 2018) herausgehoben werden. Denn „Nur was wir messen, können wir verbessern“ (Müller et al. 2014) und „Ohne Daten kein messbarer Fortschritt“ (Messelken et al. 2014).

Aus diesem Grund sollen Reanimationen wie auch Notfallversorgungen in der Datenbank des Deutschen Reanimationsregisters erfasst werden. Dies ist die größte deutschsprachige Datenbank zur Erfassung und Auswertung von Reanimationsbehandlungen und ein Standardinstrument des notfallmedizinischen sowie innerklinischen Qualitätsmanagements. Es bietet mit der Dokumentation „Notfallteam“ die Möglichkeit, alle Einsätze des MET, unabhängig vom Einsatzgrund, zu erfassen und umfassend auszuwerten. Hierfür stehen den Teilnehmern verschiedene Analysen jederzeit online sowie in Quartals- und Jahresberichten zur Verfügung.

7.2 Hintergrund

Der offizielle Start des Deutschen Reanimationsregisters der Deutschen Gesellschaft für Anästhesiologie und Intensivmedizin erfolgte zum Deutschen Anästhesie Congress im Mai 2007 in Hamburg. Ziel dieser Datenbank ist es, durch Qualitätsmanagement Ärzten und Rettungsdiensten die notwendigen Informationen zu liefern, das Überleben nach einem außerklinischen oder innerklinischen Herz-Kreislauf-Stillstand zu steigern. Zusätzlich ist die Analyse von Rettungsdienststrukturen, -prozessen und -ergebnissen möglich.

Nach Vorgaben des Utstein-Style-Protokolls wurde zunächst der Reanimationsdatensatz „Erstversorgung“ entwickelt und später die Datensätze „Weiterversorgung“ und „Langzeitverlauf“ ergänzt. Im Datensatz Weiterversorgung werden die ersten 24 h der innerklinischen Behandlung erfasst sowie die Befunde, Therapie und den Erfolg der Behandlung (Gräsner et al. 2011). Im Datensatz Langzeitverlauf wird die Dauer und die Qualität des Überlebens nach 12 Monaten nach dem Ereignis erfasst (BDA 2011).

Im weiteren Verlauf ist das Register um einen Datensatz „innerklinische Notfallversorgung“ vervollständigt worden. Dieser Teil des Registers richtet sich explizit an die Kliniken und Krankenhäuser. Hier ist es möglich, nicht nur durchgeführte Reanimationen zu erfassen, sondern alle innerklinischen Notfalleinsätze zu dokumentieren und auszuwerten. So konnte festgestellt werden, dass sich bei etwa 60 % der Patienten, welche innerklinisch einen Herz-Kreislauf-Stillstand erleiden, eine Verschlechterung ihres Gesundheitszustandes im Verlauf dokumentieren lässt (Krause et al. 2004).

Aus diesem Grund werden in Kliniken neue Notfallteams wie METs etabliert, um Patienten mit Gesundheitsverschlechterung frühzeitig aufzusuchen und somit einen Herz-Kreislauf-Stillstand verhindern zu können.

Bei den meisten Patienten kündigen sich lebensbedrohliche Ereignisse bzw. eine Verschlechterung der Vitalfunktionen bis hin zum Herz-Kreislauf-Stillstand schon mehrere Stunden bis wenige Tage vorher an. Wird nun bei diesen Patienten eine bedarfsgerechte Überwachung der Vitalfunktionen nicht gewährleistet und die lebensbedrohliche Situation zu spät erkannt, führt dies zu potenziell vermeidbaren innerklinischen Reanimationen und unerwarteten Todesfällen (Alam et al. 2014).

Die Implementierung von Notfallteams, welche nicht nur bei Reanimationen alarmiert werden, wird auch in den Leitlinien zur kardiopulmonalen Reanimation gefordert. Hierbei gibt es Hinweise auf eine rückläufige Inzidenz innerklinischer Reanimationen nach der Einführung eines Notfallteams (Buist et al. 2007). Der Datensatz des Deutschen Innerklinischen Notfallregisters besteht neben den administrativen Daten aus zwölf Rubriken, wie beispielsweise den Einsatzzeiten, dem Alarmierungsgrund, dem Einsatzort bis hin zu Verlauf der Notfallbehandlung und der Übergabe der Übergabe des Patienten.

Die Datenerhebung des Deutschen Reanimationsregisters erfolgt anonymisiert.

7.3 Das Deutsche Reanimationsregister

Die Datensätze des Deutschen Reanimationsregisters wurden nach den Vorgaben des Utstein-Style-Protokolls entwickelt. Dies dient zur internationalen Vergleichbarkeit von Reanimationsmaßnahmen und wurde durch ein internationales Treffen von Organisationen, welche an der Reanimationsforschung teilhaben, 1990 in Utstein, Norwegen, beschlossen. Die teilnehmenden Organisationen umfassten Vertreter der American Heart Association (AHA), des European Resuscitation Council (ERC), der Heart and Stroke Foundation (HSFC) von Kanada und des Australian Reanimation Council (ARC) (Cummins et al. 1991). Die Vertreter einigten sich auf international einheitliche Empfehlungen für die Datensammlung von Reanimationen, welche als „Utstein Style Protocol" zusammengefasst wurden. Nach Vorgaben des Utstein-Style-Protokolls wurde zunächst der Reanimationsdatensatz „Erstversorgung" entwickelt und später um die Datensätze „Weiterversorgung" und „Langzeitverlauf" ergänzt (Gräsner et al. 2008a, b).

Im weiteren Verlauf ist das Deutsche Reanimationsregister um den Datensatz „Innerklinische Notfallversorgung" vervollständigt worden (Gräsner et al. 2008b). Weitere Module zu speziellen Fragestellungen oder Patientengruppen während der Reanimation, wie z. B. das Modul Telefonreanimation, das Modul pädiatrische Weiterversorgung oder das Modul Temperaturmanagement sind zusammen mit Teilnehmern, anderen Fachgesellschaften und weiteren Experten entwickelt worden.

11 Jahre nach dem offiziellen Start des Deutschen Reanimationsregisters wurden in der Datenbank über 120.000 Datensätze von außerklinisch und innerklinisch reanimierten sowie innerklinisch notfall-behandelten Patientinnen und Patienten sowie 50.000 Datensätze mit Todesfeststellungen erfasst. Mit der Grundlage von über 170.000 Datensätzen zählt das Deutsche Reanimationsregister zu einem der tragenden und zukunftsweisenden Instrumenten zur Optimierung der Notfallversorgung von Patienten mit plötzlichem Herz-Kreislauf-Stillstand und anderen akuten Notfallereignissen im Krankenhaus.

Die Datenbank des Deutschen Reanimationsregisters ermöglicht die Erfassung und Auswertung der eigenen Einsätze und bietet Vergleichsmöglichkeiten sowie internationale Kooperationen mit anderen Kliniken und Rettungsdiensten an.

7.4 Datenerhebung und Auswertung

Eine komplette Dokumentation der medizinischen Maßnahmen ist für die Sicherstellung einer optimalen Übergabe des Patienten, und einer anschließenden Weiterversorgung notwendig. Des Weiteren ist die Dokumentation auch aus medikolegalen Gründen unbedingt erforderlich.

In der Praxis hat sich gezeigt, dass die Dokumentation von MET-Einsätzen auf unterschiedlichen Dokumentationsvorlagen, z. B. in der Patientenkurve oder auf Anästhesieprotokollen, durchgeführt wird. Um eine einheitliche Dokumentation aller relevanten Informationen der Versorgung durch das MET sicherzustellen, sollte ein Dokumentationsprotokoll verwendet werden, welches die internationalen Empfehlungen des European Resuscitation Council (ERC) erfüllt.

Eine einheitliche Dokumentation ist für ein gutes Qualitätsmanagement unerlässlich. Nur eine strukturierte Analyse der eigenen Struktur-, Prozess- und Ergebnisqualität und der Vergleich mit anderen Kliniken erlaubt eine Bewertung der eigenen Arbeit und lässt Möglichkeiten zur Optimierung aufzeigen.

Eine Auswertung des Qualitätsmanagements für ein MET beinhaltet im

Deutschen Reanimationsregister u. a. die folgenden Analysen:

- Inzidenz der MET-Einsätze pro 1000 stationären Fällen pro Jahr: Die Inzidenz der MET-Einsätze bietet eine Möglichkeit, die Einsatzhäufigkeit zu anderen Kliniken zu vergleichen und sollte bei Einführung eines MET steigen.
- Inzidenz der Herz-Kreislauf-Stillstände und Reanimationen pro 1000 stationären Fällen pro Jahr: Die Inzidenz von Herz-Kreislauf-Stillständen und erfolgten Reanimationsbehandlungen gibt einen Anhalt über den Erfolg des Ziels, unerwartete Todesfälle im Krankenhaus zu verhindern. Diese Zahl sollte nach Einführung eines MET sinken und mindestens jährlich, besser quartalsweise, berichtet werden.
- Anteil der Reanimationen an allen MET-Einsätzen: Ein gut aufgestelltes MET mit präventivem Ansatz sollte in weniger als 10–20 % der Einsätze eine Reanimation durchführen müssen. Dieser Parameter erlaubt eine gute Abbildung der Entwicklung von einem reinen Reanimationsteam hin zu einem MET.
- Eintreffzeit des MET nach Alarm: Analog zum Rettungs- und Notarztdienst ist die Eintreffzeit des MET für den Erfolg der Maßnahmen von großer Bedeutung. Nur durch ein zeitnahes Eintreffen kann eine schnelle und optimale Patientenversorgung sichergestellt werden.
- Anteil an den durch das Stationsteam begonnenen Reanimationen: Die Zeit zwischen Herz-Kreislauf-Stillstand und Beginn der Wiederbelebung ist für die weitere Prognose des Patienten von großer Bedeutung. Daher sollte bereits das Stationsteam mit Wiederbelebungsmaßnahmen beginnen, während das MET alarmiert wird und eintrifft.
- Behandlungserfolg der Reanimationsmaßnahmen (Rückkehr des Spontankreislaufes bis hin zur Inzidenz „Ereignis überlebt“)

Die genannten Analysen sind die Mindestanforderungen, die an ein Qualitätsmanagement eines MET gestellt werden sollten. Darüber hinaus ist eine Vielzahl von weiteren Auswertungen denkbar, um die Qualität der Aktionen bewerten zu können.

7.5 Benchmarking

Die Onlinedatenbank, welche das Rückgrat des Deutschen Reanimationsregisters bildet, bietet jederzeit im anonymisierten Vergleich mit der Grundgesamtheit und den Teilnehmern die Möglichkeit, die eigene Leistungsfähigkeit zu analysieren sowie Stärken und Schwächen zu erkennen.

Darüber hinaus werden Monatsberichte für die präklinischen Teilnehmer, Quartalsberichte für die innerklinischen Teilnehmer und Jahresberichte für die teilnehmenden Zentren erstellt, welche im Sinne eines umfassenden Qualitätsberichtes die Online-Auswertungen ergänzen. Weiterhin ist im Jahr 2017 zum ersten Mal ein öffentlicher Jahresbericht mit der Zusammenfassung der wichtigsten Fakten der Reanimationsversorgung im Notarzt- und Rettungsdienst in Deutschland erstellt und publiziert worden (Gräsner et al. 2016). Im Jahr 2018 folgt der erste öffentliche innerklinische Jahresbericht.

So zeigt der erste öffentliche Jahresbericht Innerklinische Reanimation mit Daten aus dem Jahr 2017, dass die Mehrzahl der Herz-Kreislauf-Stillstände im Krankenhaus kardial (59 %) bedingt waren (◘ Abb. 7.1). Sepsis, Blutung und metabolische Ursachen machten weniger als 16 % aller Herz-Kreislauf-Stillstände aus. Eine Rückkehr des Spontankreislaufs (ROSC) konnte in 62 % erreicht und 15,4 % der Patienten mit einem guten neurologischen Ergebnis aus der Klinik entlassen werden. Die meisten Notfälle (ohne Reanimationen), zu denen das medizinische Einsatzteam gerufen wurde, ereigneten sich nach Daten des Deutschen Reanimationsregisters auf der Normalstation (55 %) oder während diagnostischer

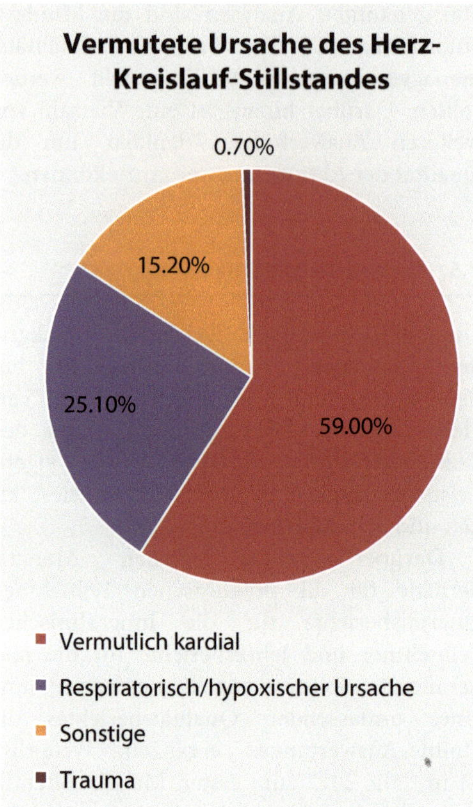

Abb. 7.1 Vermutete Ursache des Herz-Kreislauf-Stillstandes

Maßnahmen in Funktionsbereichen (z. B. Radiologie) (21 %) (Seewald et al. 2018). In Tab. 7.1 ist eine beispielhafte Auswertung eines Jahresberichtes zu sehen.

Die häufigsten Alarmierungsgründe waren eine Verschlechterung der Atmung, gefolgt von hämodynamischen Instabilitäten oder neurologischen Einschränkungen. Insgesamt 8 % der Patienten wurden in den letzten 24 h vor dem Notfallereignis von der Intensivstation auf die Normalstation verlegt (Wnent et al. 2015).

Diese Daten deuten darauf hin, dass viele Patienten auf der Normalstation und in den Funktionsbereichen hinsichtlich ihrer Vorerkrankungen nicht angemessen überwacht wurden.

Tab. 7.1 Häufigkeit des Einsatzortes, beispielhafte Auswertung aus dem innerklinischen Jahresbericht

Einsatzort, Klinik, Ort	Standort (n)	Standort (%)
Aufwachraum	0/60	0 %
Funktionsbereich	3/60	5,0 %
Gelände	6/60	10,0 %
IMC	0/60	0 %
Intensivstation	6/60	10,0 %
Normalstation	37/60	61,7 %
Notaufnahme	3/60	5,0 %
OP	0/60	0 %
Schockraum	3/60	5,0 %
Sonstiges	2/60	3,3 %

7.6 Fazit

In der Regel ist die Reanimation im Krankenhaus kein plötzliches Ereignis, sondern einer langsamen und fortschreitenden Verschlechterung des Gesundheitszustandes des Patienten geschuldet. Aus diesem Grund soll eine frühzeitige Alarmierung des MET erfolgen, um Maßnahmen einleiten zu können, die in der Folge einen Herz-Kreislauf-Stillstand und damit eine Reanimationssituation vermeiden können.

Um sich einen Überblick über die Inzidenzen von Notfallereignissen und Herz-Kreislauf-Stillständen in der Klinik zu verschaffen, ist hier die Dokumentation „Notfallteam" des Deutschen Reanimationsregisters eine große Unterstützung. Mit Hilfe dieser Dokumentation und der darauf aufbauenden Vielzahl von Analyse- und Auswertemöglichkeiten kann die präklinische- wie auch innerklinische Notfallversorgung in einem kontinuierlichen Prozess verbessert werden und ein Benchmark im Vergleich zu anderen Kliniken durchgeführt werden.

Literatur

Alam N, Hobbelink EL, van Tienhoven AJ, van de Ven PM, Jansma EP, Nanayakkara PWB (2014) The impact of the use of the Early Warning Score (EWS) on patient outcomes: a systematic review. Resuscitation 85(5):587–594. ▶ https://doi.org/10.1016/j.resuscitation.2014.01.013

Berufsverband Deutscher Anästhesisten, BDA e. V. (2011) Deutsche Gesellschaft für Anästhesiologie und Intensivmedizin, DGAI e. V. EEV [5. Aufl] – DGAI-Reanimationsregister: Die Datensätze Weiterversorgung und Langzeitverlauf

Buist M, Harrison J, Abaloz E, van Dyke S (2007) Six year audit of cardiac arrests and medical emergency team calls in an Australian outer metropolitan teaching hospital. BMJ 335(7631):1210–1212. ▶ https://doi.org/10.1136/bmj.39385.534236.47

Cummins RO, Chamberlain DA, Abramson NS, Allen M, Baskett PJ, Becker L et al (1991) Recommended guidelines for uniform reporting of data from out-of- hospital cardiac arrest: the Utstein Style. A statement for health professionals from a task force of the American Heart Association, the European Resuscitation Council, the Heart and Stroke Foundation of Canada, and the Australian Resuscitation Council. Circulation 84(2):960–975. ▶ https://doi.org/10.1161/01.cir.84.2.960

Deming WE (2000) Out of the crisis. The MIT Press, Cambridge

Gemeinsamer Bundesausschuss – Externe stationäre Qualitätssicherung. ▶ https://www.g-ba.de/institution/themenschwerpunkte/qualitaetssicherung/einrichtungsuebergreifend/stationaer/. Stand: 15.05.2018

Gräsner J-T, Messelken M, Fischer M, Jantzen T, Bahr J, Böttiger BW et al (2008a) Das DGAI-Reanimationsregister – Die Datensätze „Weiterversorgung" und „Langzeitverlauf". Anasthesiol Intensivmed Notfallmed Schmerzther 43(10):706–709. ▶ https://doi.org/10.1055/s-0028-1102989

Gräsner J-T, Messelken M, Fischer M, Rosolski-Jantzen T, Bahr J, Böttiger B et al (2008b) DGAI-Reanimationsregister. Notarzt 24(1):1–5. ▶ https://doi.org/10.1055/s-2007-986208

Gräsner J-T, Seewald S, Wnent J et al (2011) Strukturierte Reanimationsdatenerfassung: Datensatz Erstversorgung und Weiterversorgung. Anästh Intensivmed 52:707–715

Gräsner J-T, Werner C, Geldner G, Böttiger B (2014) Bad Boller Reanimationsgespräche – 10 Thesen für 10.000 Leben. Anästh Intensivmed 55:148–150

Gräsner J-T, Wnent J, Seewald S, Brenner S, Jantzen T, Fischer M et al (2016) Jahresbericht Außerklinische Reanimation 2016 des Deutschen Reanimationsregisters

Kasper N (2011) Qualitätsmanagement – Quo vadis? Das Krankenhaus 11:1152–1155

Kause J, Smith G, Prytherch D, Parr M, Flabouris A, Hillman K (2004) A comparison of antecedents to cardiac arrests, deaths and emergency intensive care admissions in Australia and New Zealand, and the United Kingdom – the ACADEMIA study. Resuscitation 62(3):275–282. ▶ https://doi.org/10.1016/j.resuscitation.2004.05.016

Knake-Werner H (2004) Ergebnisprotokoll: 77. Konferenz der für das Gesundheitswesen zuständigen Ministerinnen und Minister, Senatorinnen und Senatoren der Länder

Messelken M, Fischer M, Wnent J, Seewald S, Gräsner J-T, Andresen D et al (2014) Ohne Daten kein messbarer Fortschritt. Notfall Rettungsmed 17(4):327–328. ▶ https://doi.org/10.1007/s10049-014-1885-0

Müller MP, Kill C, Wnent J, Fischer M, Scholz J, Gliwitzky B et al (2014) Nur was wir messen, können wir verbessern. Notfall Rettungsmed 17(4):325–326. ▶ https://doi.org/10.1007/s10049-014-1884-1

Seewald S, Brenner S, Fischer M, Gräsner J-T, Bohn A, Wnent J et al (2018) Jahresbericht Innerklinische Reanimaton 2017 des Deutschen Reanimationsregisters. Anästh Intensivmed 59 (im Druck)

Wnent J, Seewald S, Müller M, Gräsner J-T, Fischer M, Bohn A et al (2015) German in-hospital emergency registry: a two years analysis. Resuscitation 96:144. ▶ https://doi.org/10.1016/j.resuscitation.2015.09.343

Wnent J, Jakisch B et al (2018) 5. Bad Boller Reanimationsgespräche: von 10 Thesen für 10.000 Leben zur Umsetzung. Anästh Intensivmed 59:277–280

Technische Lösungen

Maic Regner und Axel R. Heller

T. Koch, A. R. Heller, J.-C. Schewe (Hrsg.), *Medizinische Einsatzteams*,
https://doi.org/10.1007/978-3-662-58294-7_8

Parallel zur Etablierung von METs in Krankenhäusern werden von Medizintechnikherstellern technologische Systeme entwickelt, die die Arbeit (Effizienz) der Teams unterstützen. Im Wesentlichen geht es in diesem Zusammenhang um die Methoden und Möglichkeiten zur Alarmierung der METs und vor allem das Feststellen, Definieren und Kommunizieren einer Alarmsituation.

Die Entwicklung dieser Technologien wird zudem dadurch getrieben und beschleunigt, dass man diese perspektivisch auch in anderen Bereichen des Gesundheitswesens einsetzen kann. Stichworte sind hier Themen wie intersektorale Versorgung und Betreuung, sowie Gesundheitsversorgung im ländlichen Raum. Hier können Technologien, die in unserem Kontext zur Unterstützung von METs in einem Krankenhaus genutzt werden, auch in außerklinischen Umgebungen sinnvoll eingesetzt werden.

8.1 Alarmierung

Technisch relativ simpel, allerdings mit Auswirkungen auf klinische Prozesse, ist die Alarmierung der METs. Die folgenden Anforderungen sind für eine effektive Alarmierung unerlässlich (Frank et al. 2018):

- Die Alarmierung sollte mit klaren Ereignis-Triggern und automatisch bzw. über die einheitliche innerklinische Notfallrufnummer 2222 erfolgen können.
- Eine Alarmierungskette, die unabhängig von der Präsenz definierter Personen funktioniert, muss etabliert werden.
- Die Alarmierung an sich muss relevante Informationen enthalten und unmittelbar erfolgen.

In den letzten 10 Jahren wurden für diesen Zweck sogenannte digitale Alarm- und Kommunikationsserver (DAKS) in Krankenhäusern eingeführt, die für den beschriebenen Verwendungszweck sehr gut geeignet sind. Primär wurden diese DAK-Server für die Industrie entwickelt, können allerdings bei entsprechender Konfiguration sehr gut in Krankenhäusern eingesetzt werden (◘ Abb. 8.1). In aller Regel sind diese Server Zusatzmodule zu Telefonanlagen. Charakteristisch ist, dass auf der Eingangsseite diverse Möglichkeiten bestehen, ein Signal einzugeben. Üblich sind

- direkte Anrufe des DAKS auf definierten und spezifisch belegten Rufnummern (z. B. „Not-Sectio“, ◘ Abb. 8.2),
- Aufschaltung bestimmter Signaleingänge von technischen Anlagen (z. B. Feueralarm, Information über kritische Situationen bei technischen Anlagen),
- automatisierte Übermittlung des Alarmstatus von Anlagen zur Patientenüberwachung.

Der DAKS bewertet diese Informationen nach programmierten Regeln und löst definierte

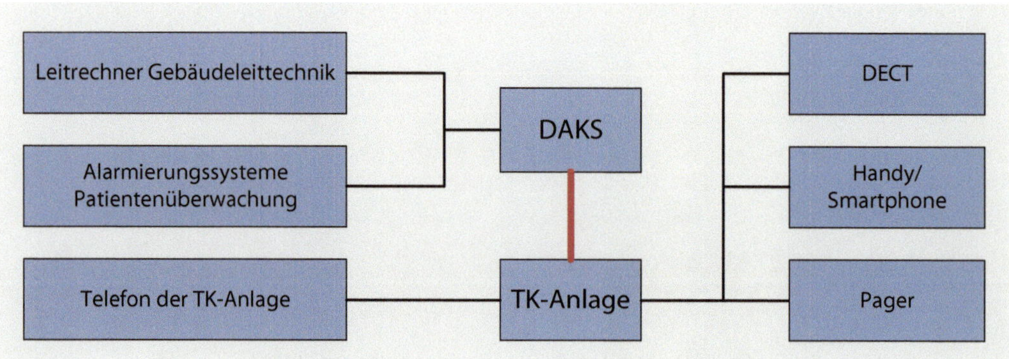

◘ **Abb. 8.1** Infrastruktur mit digitalem Alarmierungs- und Kommunikationsserver (DAKS), Telekommunikation (TK)

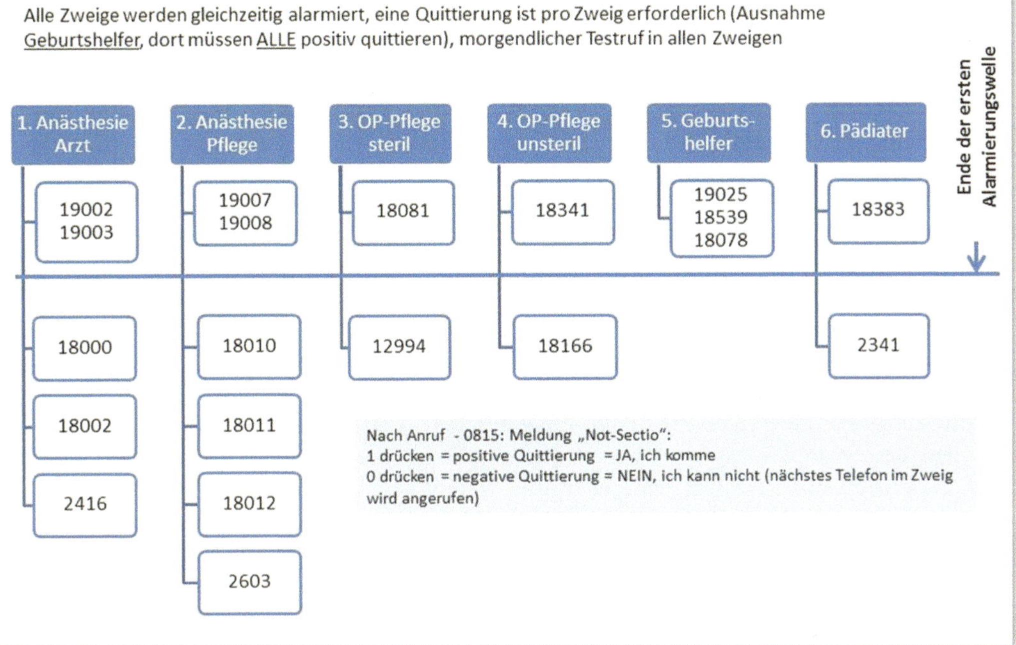

Abb. 8.2 Beispiel „Alarmierungsschema Not-Sectio" mit DAKS

Aktionen aus. Üblich sind Weiterleitung der Informationen an mobile Kommunikationsgeräte der Telefonanlage (DECT, Smartphone, Pager usw.) mit Weitergabe dedizierter Informationen (z. B. Alarmquelle, Alarmierungsort, Alarmbeschreibung u. a.).

Charakteristisch ist eine **parallele** Weitergabe von Informationen an eine konfigurierbare Anzahl von mobilen Endgeräten unterschiedlichster Art. Diese Benachrichtigung kann auch kaskadiert erfolgen, d. h., wenn Empfänger 1 nicht wie geplant reagieren kann, wird nach dessen abschlägiger Quittierung sofort Empfänger 2 einer beschriebenen Alarmierungskette informiert. In Abb. 8.2 sieht man eine Benachrichtigung für die Situation „Not-Sectio". In diesem Fall muss eine Schnittentbindung innerhalb von 20 min nach Benachrichtigung durchgeführt werden. Erforderlich dafür sind verschiedenste Berufsgruppen, die alle parallel informiert werden. Die Alarmierung läuft in den einzelnen Berufsgruppen automatisch so lange, bis ein Empfänger den Ruf positiv an seinem Endgerät quittiert und somit aus jeder Berufsgruppe eine Person anwesend ist.

Diese technische Möglichkeit des DAK-Servers eignet sich hervorragend, um METs zu alarmieren. Je nach Ausbaustufe des DAKS kann man zusätzliche Informationen wie den Einsatzort (inkl. Zimmernummer), den Grund der Alarmierung und weitere Informationen automatisiert kommunizieren (Heller et al. 2018).

Als zusätzliche Information steht bei der Nutzung von DAK-Servern auch der zeitliche Ablauf zur Verfügung, z. B. wird genau dokumentiert, wann eine Alarmierung des MET erfolgte und wie die einzelnen Mitglieder auf diese Meldung reagiert haben (positive vs. negative Quittierung). Diese Dokumentation kann dann relativ leicht zur Analyse statistischer und qualitätssichernder Fragestellungen verwendet werden.

In unserem Kontext ist als Nächstes die Fragestellung zu erörtern, auf welche Art und Weise bzw. auf der Basis welcher Kriterien oder Trigger z. B. ein DAKS das MET ruft oder alarmiert.

8.2 Erkennung Notfall

Die Erkennung von Notfällen, die den Einsatz von METs erfordern, ist schwieriger, als zunächst zu vermuten ist (Frank et al. 2018). Vor allem die Definition der Alarmierungskriterien muss so erfolgen, dass relevante Alarmsituationen sicher erkannt werden, die Anzahl von Fehlalarmen (Personalbindung!) aber auf ein akzeptables Maß reduziert wird. Vor allem der zweite Punkt ist vor dem Hintergrund einer gewissen Alarmmüdigkeit, damit einhergehender Desensibilisierung (Alarm-Fatigue) und vielleicht auch eines knappen Personalschlüssels ein Thema, dem man höchste Aufmerksamkeit widmen muss (▶ Kap. 3). In folgenden Fällen wird eine unmittelbare Alarmierung des MET erwartet:

- akute und klare Notfallsituationen wie Bewusstlosigkeit, Kreislaufstillstand, akute Unfälle auf dem Gelände der Klinik (auch durch Besucher!). Information über diese Notfälle erfolgt per Telefon direkt an eine Zentrale;
- „unscharfe" Alarmierungssituationen, die durch Verletzung mehrerer definierter Grenzwerte (z. B. der hämodynamischen Überwachung eines Patienten) generiert werden.

Während man die erste Situation ganz gut beherrschen kann (z. B. durch direkten Anruf eines Mitarbeiters auf der europaweit klinikintern einheitlich empfohlenen Notfallnummer 2222 mit verbaler Beschreibung der Situation), sind die Alarmierungstrigger im zweiten Fall unschärfer. Favorisieren sollte man eine multiparametrische Bewertung von Messwerten. Für diese multiparametrische Bewertung wurden in den letzten Jahren einige Score-Systeme entwickelt und validiert (Frank et al. 2018; Royal College of Physicians 2012; Ludikhuize et al. 2012a) (▶ Kap. 4). Alle Systeme werden dadurch beworben, dass sie auf der Basis einer Bewertung multipler Parameter zu einer klinischen Entscheidungsunterstützung beitragen können. Am besten validiert ist dabei der EWS (early warning score) bzw. Modifikationen des EWS. Ein Überblick über die verschiedenen EWS-Derivate findet sich in ◘ Tab. 8.1.

Ziel eines jeden Scores ist, möglichst präzise Voraussagen zum Zustand des Patienten bzw. dessen zukünftige Dynamik treffen zu können. Kritische Zustände sollen so durch frühzeitige Interventionen vermieden werden. Zur Berechnung des Scores sind grundsätzlich zwei Varianten möglich:

1. Man erfasst die Eingangsparameter (je nach verwendetem Score) manuell in einer spezifischen Software und lässt von dieser einen Score berechnen.
2. Man übernimmt alle Daten, soweit elektronisch vorhanden, als Eingangsparameter zur Berechnung des Scores über Schnittstellen.

◘ Tab. 8.1 Parameter einzelner EWS-Derivate (NEWS) National EWS, (MEWS) modified EWS, (SEWS) Scottish/ standardized EWS, (WEWS) Wellington EWS

Parameter	NEWS	MEWS	SEWS	WEWS
Atemfrequenz	ja	ja	ja	ja
Herzfrequenz	ja	ja	ja	ja
Systolischer Blutdruck	ja	ja	ja	ja
SpO_2	ja		ja	
O_2-Gabe	ja	ja		
Bewusstseinszustand	ja	ja	ja	ja
Temperatur	ja	ja	ja	
Urinausscheidung		ja		ja

Die erste Variante kann auf kleineren Pflegestationen durchaus eine Möglichkeit darstellen, in aller Regel wird man aber versuchen, die zweite Variante zu implementieren. Bei dieser muss man zunächst prüfen, welcher der möglichen Scores der geeignete ist und welche Eingangsparameter man auf welchen Wegen in das Berechnungssystem integrieren kann. Ein Teil der Parameter wird von hämodynamischen Überwachungsgeräten gemessen (Atemfrequenz, Herzfrequenz, systolischer Blutdruck, SpO_2, Temperatur), der andere Teil (O_2-Gabe, Bewusstseinszustand, Urinausscheidung) findet sich eher in der Patientenkurve. Will man die Nutzung eines Scores einführen, muss man also prüfen, welche informationstechnischen Voraussetzungen vorliegen, um diese möglichst automatisiert nutzen zu können. ◻ Abb. 8.3 zeigt einen möglichen strukturellen Aufbau.

Im Markt sind verschiedenste Lösungen verfügbar. Drei Varianten stehen grundsätzlich zur Verfügung:

1. Man erwirbt lediglich eine Software, die einen Score berechnet. Die Verantwortung für das Eintragen der Daten (meist komplett manuell) verbleibt im Krankenhaus.
2. Man erwirbt die Software zum Berechnen des Scores inkl. der Technologie zur Integration der Daten aus hämodynamischen Monitoren.
3. Das EWS-System besteht sowohl aus der Score-Software als auch aus Möglichkeiten zur Integration von hämodynamischen Daten bzw. Sensoren, um diese zu erfassen.

Welche Ausbaustufe man favorisiert, hängt von den Anforderungen, der technischen Infrastruktur und nicht zuletzt den finanziellen Möglichkeiten ab. Variante 2 wird z. B. von der Firma Medtronic (Medtronic, Dublin, Irland) angeboten. Alle Daten von hämodynamischen Messgeräten werden über spezifische Schnittstellen automatisiert kommuniziert. Damit hat man keine Abhängigkeit von einem bestimmten Monitoring-Hersteller, was der Situation in vielen Krankenhäusern entspricht. Nebeneffekt könnte sein, dass man unabhängig von der Sammlung und Übermittlung der Daten zur Berechnung des Scores eine Datenbasis für alle möglichen anderen Anforderungen erhält (Data Mining, Versorgungsforschung usw.); die Sammlung von Daten muss sich hier auch nicht auf die zur Berechnung des Scores erforderlichen Werte beschränken. Im konkreten Fall (Medtronic „Vital Sync"™) wird auch eine automatisierte Übertragung von Daten aus der Patientenkurve (Bewusstseinszustand usw.) angeboten. Eine Weiterleitung von Informationen zum Alarm-Management bzw. zur Benachrichtigung von METs ist Bestandteil der Lösung von Medtronic.

Variante 3 wird z. B. von Philips (Philips, Amsterdam, Niederlande) favorisiert. Philips vertreibt ein Produkt, das eine Software zur Berechnung eines modifizierten EWS und dessen Präsentation mit Elementen der Patientenüberwachung und von IT-Lösungen zur Früherkennung von kritischen Situationen verknüpft. Das kommerziell verfügbare Produkt (IntelliVue Guardian Solution™) wird exklusiv von Philips vertrieben und ist in

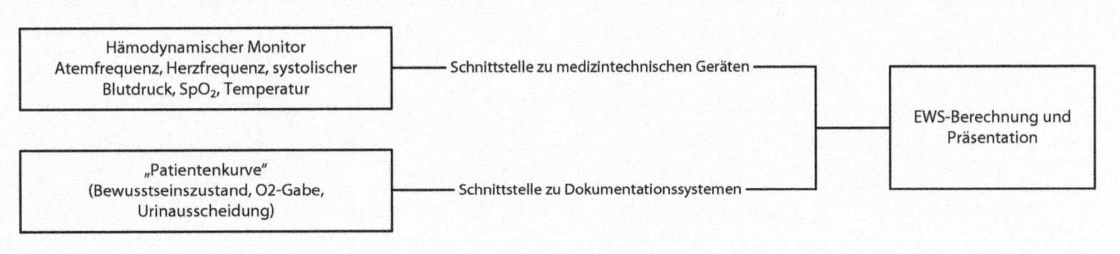

◻ **Abb. 8.3** Übernahme der Eingangsparameter zur Berechnung des Scores

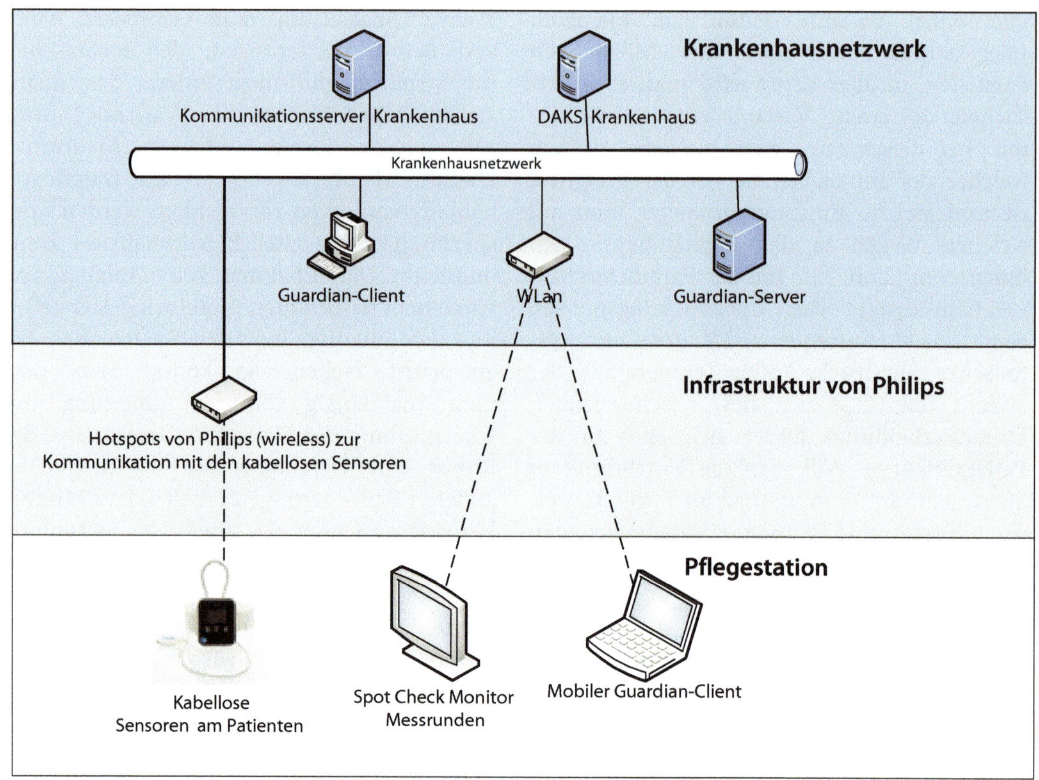

Abb. 8.4 Infrastruktur Guardian™ im Krankenhaus

diversen Ausbaustufen verfügbar. Der prinzipielle Aufbau wird aus Abb. 8.4 ersichtlich.

Wesentliche Elemente sind die IntelliVue GuardianSolution Software (Abb. 8.5), die auf einem Server bzw. einem PC des Krankenhauses installiert wird, ein mobiler SpotCheck-Monitor von Philips (MP5 SC), der mit einer spezifischen Software zur Kalkulation des EWS/MEWS ausgestattet ist, kabellose Sensoren von Philips zur kontinuierlichen Kalkulation des EWS/MEWS und ein Kommunikationsserver von Philips zur Kommunikation mit dem DAKS bzw. dem klinischen Informationssystem des Krankenhauses. Über diesen Kommunikationsserver werden die Patientendaten zur Identifizierung an den MP5 SpotCheck-Monitor gesendet, wenn definierte Alarmierungskriterien erfüllt sind.

Die Patienten auf Normal- oder Intermediate-Care-Stationen werden zu Beginn ihres Aufenthaltes auf der Station einer multiparametrischen Spot-Messung unterzogen (Respirationsfrequenz, nichtinvasiver Blutdruck, plethysmografische Sauerstoffsättigungsmessung, Temperatur, Bewusstseinszustand).

Die erhobenen Messergebnisse werden in dem MEWS verrechnet und bei Erreichen definierter Kriterien werden die Patienten mit mobilen Messgeräten zur kontinuierlichen Überwachung und Ermittlung des Scores ausgestattet (Abb. 8.6).

Im Verlauf werden die Patientenmesswerte z. B. während der regulären Visiten wiederholt mit dem Spot-Check-Monitor erfasst und im EWS/MEWS verrechnet Im Verlauf werden die So kann die Entscheidung zur Applikation der kabellosen Sensoren am Patienten auch

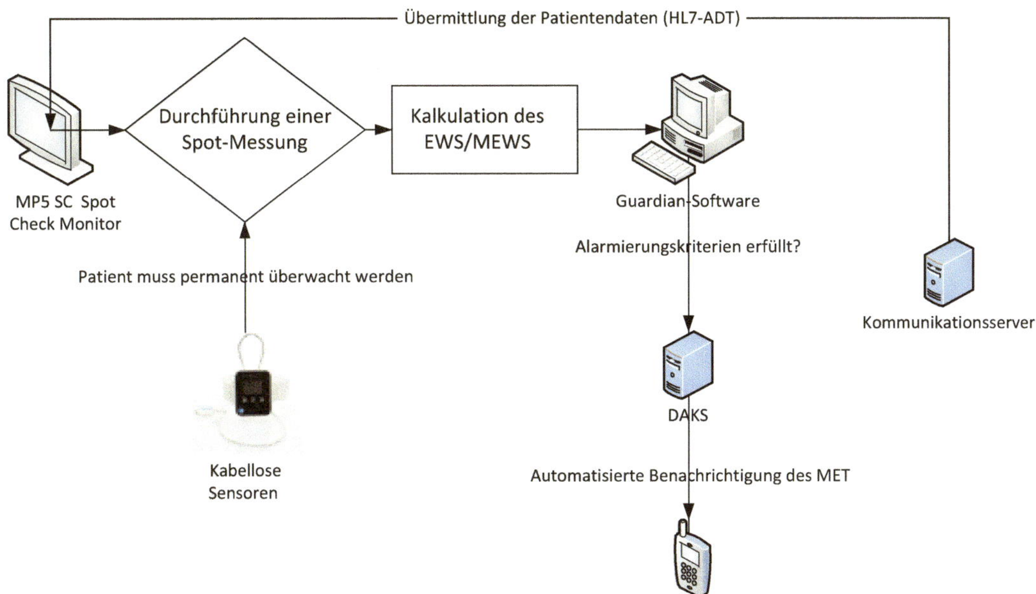

Abb. 8.5 Informations flow beim Einsatz der IntelliVue Guardian

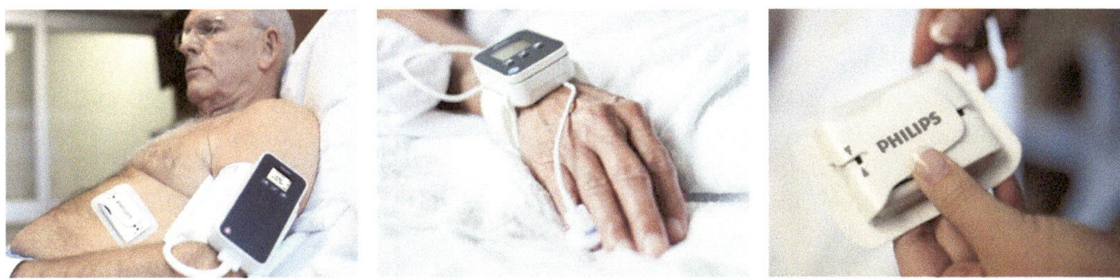

Abb. 8.6 Kabellose Sensoren für nichtinvasiven Blutdruck, Sauerstoffsättigung und Respiration. (Mit freundl. Genehmigung von Philips GmbH)

zu einem späteren Zeitpunkt des stationären Aufenthaltes getroffen werden. Unabhängig davon, ob Patienten nur in Abständen mit dem Spot-Check-Monitor überwacht werden oder nahezu kontinuierlich mit den kabellosen Sensoren, wird der Score in einer Stationsübersicht dargestellt (Abb. 8.7). Ähnlich wie bei EWS/MEWS kann das System ebenfalls als Sepsis-Frühwarnsystem wirken, indem aus den erhobenen Daten mit Hilfe des qSOFA ein Score ermittelt und anschließend Warnungen herausgegeben werden (Boulos et al. 2017).

Der Score bzw. dessen Änderung wird nach zu definierendem Zeitraster (Abb. 10.2) erfasst und von der Guardian-Software an einem Guardian-Client an zentraler Stelle auf einer Station visualisiert. Somit kann man nicht nur den aktuellen Score präsentieren, sondern vor allem Trends visualisieren. Das System ist so konzipiert, dass bei Übersteigen eines definierten Score-Wertes eine Alarmierung erfolgt. Bei entsprechender technischer und informatischer Infrastruktur (Abb. 8.4) kann dieser Alarm aus dem IntelliVue Guardian System über eine Gateway-Lösung zum DAKS weitergeleitet werden. Somit steht auf einer Anzahl mobiler Endgeräte (DECT, Handy, Pager) eine Alarmierung mit Angabe von Informationen

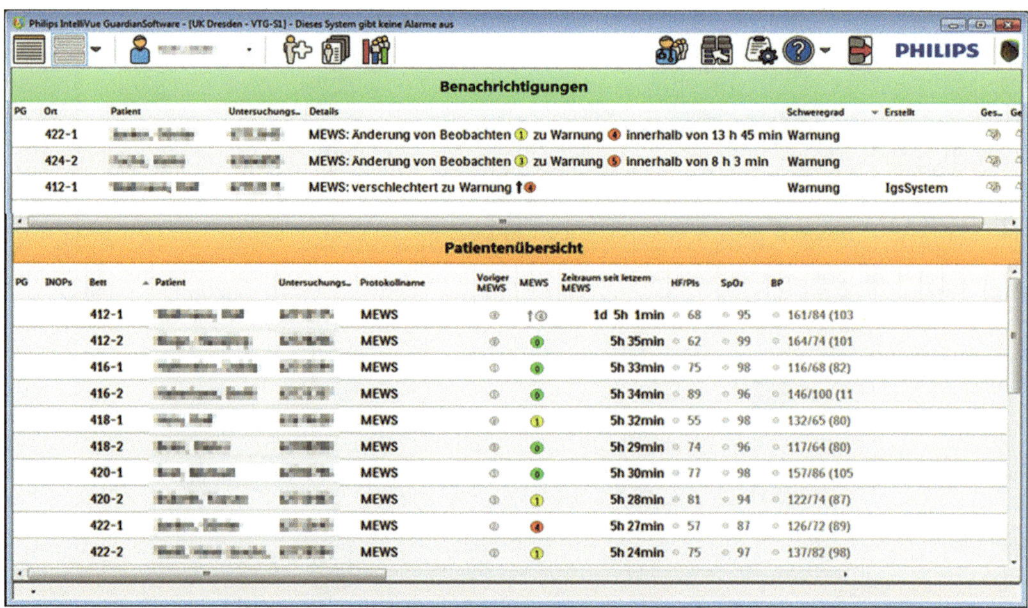

Abb. 8.7 Übersichtsbildschirm Guardian-System

(Höhe des Scores, Patientenname, Station, Zimmer usw.) zur Verfügung. Das MET wird also unabhängig von der Wahrnehmung der Situation durch das Personal auf der Station (Ludikhuize et al. 2012b) informiert, was zu einem enormen Zeitvorsprung in der Reaktion auf kritische Ereignisse führt und die Verfügbarkeit von aktuellen Monitoringdaten erhöht (Heller et al. 2018).

8.3 Track und Trigger – Visionen neue Sensorik

Zwei grundsätzliche Trends werden die Entwicklung auf dem Gebiet deutlich beschleunigen.

- Zum einen wird es im Gesundheitswesen und ganz speziell im Krankenhaus einen zunehmenden Bedarf geben, eine größere Zahl von Patienten (alle?) zu überwachen. Dies wiederum hat mit der demografischen Entwicklung (Zunahme älterer multimorbider Patienten), zum anderen mit einer hohen Belastung der Pflegekräfte auf Station zu tun, die bei der Überwachung von Patienten Unterstützung benötigen. Zuletzt spielt vielleicht auch eine Rolle, dass man die Dauer der relativ teuren Krankenhausaufenthalte senken will („Verweildauer senken") und dabei trotzdem eine Basisüberwachung der Patienten in deren häuslichem Umfeld aufrechterhalten will, um bei etwaigen posthospitalen Notfällen schnell reagieren zu können.
- Zum anderen hat man den Eindruck, dass der Gesundheitsbereich mehr und mehr in den Fokus der weltweit agierenden Technologiefirmen (Alphabet, Apple usw.) gerät. Im Bereich der Fitness-Industrie erscheinen seit Jahren in kurzen Abständen immer neuere Produkte wie Smartwatches oder Fitness-Tracker, die vor allem bei der Verbesserung des Fitnesszustandes helfen. Allerdings hat auch diese Entwicklung die Sensorentwicklung vorangetrieben, die Messung der Pulsfrequenz ist Standard, in vielen Geräten wird eine Messung der Sauerstoffsättigung im Blut integriert und andere Parameter werden folgen. Hier wird es

spannend sein, zu beobachten, für welche vitalen Parameter miniaturisierte Sensoren in naher Zukunft verfügbar sein werden und vor allem wie man diese in eine Infrastruktur integrieren kann.

Während der erste Punkt eher gesundheitspolitische Themen beschreibt, wollen wir den zweiten Punkt kurz beleuchten. Für eine Reihe von vitalen Patienten-Messparametern findet man interessante Entwicklungen. Als Beispiel soll hier auf ein Patent von Apple hingewiesen werden, das ein iPhone in einen „Gesundheitssensor" verwandeln kann (Comstock 2017). Apple hat mit diesen Modifikationen das Ziel, den Blutdruckindex, die Bluthydration, den Körperfettanteil, die Sauerstoffsättigung, die Pulsfrequenz, den Perfusionsindex, das EKG, ein Photoplethysmogramm und andere Daten zu messen. Unabhängig davon, ob auch Apple im relativ regulierten Markt der Medizinprodukte eine gewisse Zeit benötigen wird, um alle Anforderungen an die Konformität mit den geltenden Gesetzen und Normen zu erfüllen, scheint die Entwicklungsrichtung klar. Mit dem iPhone hätte man zusätzlich ein Produkt des „Massenmarktes", das gleichzeitig in eine bestehende Infrastruktur (hier Mobilfunknetz, könnte aber auch das WLAN eines Krankenhauses sein) eingebettet ist, seine Messergebnisse also versenden kann. Man kann sich vorstellen, die mit diesen Methoden gesammelten Daten einer zentralen Datenbank zur Verfügung zu stellen (lokal im Krankenhaus), auf der nach einem oder mehreren Scores (z. B. dem EWS/MWS) der Zustand aller Patienten überwacht wird. Natürlich könnte diese Überwachung auch über die Krankenhausgrenzen hinaus fortgesetzt werden, wenn die Datenübertragung über Mobilfunkstandards abgewickelt wird. Hohe Hürden sind in dem Kontext in jedem Fall Anforderungen des Datenschutzes und die Messgüte der verwendeten Sensorik. Google bzw. die Mutter Alphabet treiben ähnliche Entwicklungen voran. Von den genannten Firmen wurde eine „Study Watch" vorgestellt, mit deren Hilfe ähnliche Daten, wie sie bei Apple beschrieben sind, erfasst werden und die zunächst bei Studien eingesetzt werden soll (Mack 2017).

Neben der reinen Entwicklung von Sensoren bzw. Zusatzelementen für Smartphones wird die Frage, wie man diese in eine Infrastruktur eines Krankenhauses einbettet, von zentraler Bedeutung sein. Hier gibt es neben der Sicherstellung von technischen Anforderungen an diese „Endgeräte" (Mobile Device Management) auch die Vorgaben des Datenschutzes zu erfüllen, mit denen eine eindeutige Zuordnung der Messparameter eines Patienten im zeitlichen Verlauf dieses Behandlungsfalles realisiert werden muss. Mit zentral gesammelten und entsprechend aufbereiteten Daten könnte man dann allerdings nicht nur den Einsatz von METs steuern, sondern eine Reihe anderer Fragestellungen untersuchen (Versorgungsforschung, Data mining usw.).

Zusammenfassend bleibt festzustellen, dass man in den nächsten Jahren mit enormen technologischen Entwicklungen rechnen kann, die die Überwachung von Patienten im Krankenhaus und darüber hinaus verbessern werden. Davon werden vor allem die Patienten, aber auch die Ärzte und Pflegekräfte profitieren.

Literatur

Boulos D, Shehabi Y, Moghaddas JA, Birrell M, Choy A, Giang V et al (2017) Predictive value of quick sepsis-related organ failure scores following sepsis-related medical emergency team calls: a retrospective cohort study. Anaesth Intensive Care 45(6):688–694

Comstock J (2017) Newly granted Apple patent shows ways to turn an iPhone into a health sensor. Mobi health news 2017 August 14 [cited 2018 May 22]. ► http://www.mobihealthnews.com/content/newly-granted-apple-patent-shows-ways-turn-iphone-health-sensor

Frank O, Schwappach D, Conen D (2018) Empfehlung zur Einführung und zum Betreiben eines Frühwarnsystems zur Detektion sich unbemerkt verschlechternder Patienten. Stiftung Patientensicherheit Schweiz 2018

May 18 [cited 2018 May 22], S 1–32. ▶ http://www.patientensicherheit.ch/dms/de/themen/Empfehlungen_Fr-hwarnsystem_20180410_final_d-docx/Empfehlungen_Fr%C3%BChwarnsystem_20180410_final_d.docx.pdf

Heller AR, Mees ST, Lauterwald B, Reeps C, Koch T, Weitz J (2018) Detection of deteriorating patients on surgical wards outside the ICU by an automated MEWS-based early warning system with paging functionality. Ann Surg. ▶ https://doi.org/10.1097/sla.0000000000002830

Ludikhuize J, Smorenburg SM, de Rooij SE, de Jonge E (2012a). Identification of deteriorating patients on general wards; measurement of vital parameters and potential effectiveness of the modified early warning score. J Crit Care 27(4):424–413

Ludikhuize J, Dongelmans DA, Smorenburg SM, Gans-Langelaar M, de Jonge E, de Rooij SE (2012b). How nurses and physicians judge their own quality of care for deteriorating patients on medical wards: self-assessment of quality of care is suboptimal. Crit Care Med 40(11):2982–2986

Mack H (2017) Verily introduces health-tracking Study Watch for use in clinical research. mobi health news 2017 April 17 [cited 2018 May 22]. ▶ http://www.mobihealthnews.com/content/verily-introduces-health-tracking-study-watch-use-clinical-research

Royal College of Physicians (2012) National Early Warning Score (NEWS): standardising the assessment of acute illness severity in the NHS, [cited 2016 Jun 10]. ▶ www.rcplondon.ac.uk/national-early-warning-score

Sicherheit trotz Fehlern: Crew Resource Management (CRM) für Medizinische Einsatzteams (MET)

Marcus Rall

T. Koch, A. R. Heller, J.-C. Schewe (Hrsg.), *Medizinische Einsatzteams*,
https://doi.org/10.1007/978-3-662-58294-7_9

9.1 Einleitung

Um Fehler durch „menschliche Faktoren“ (Human Factors) zu verringern, wurde in der Luftfahrt das CRM als Cockpit Resource Management, später Crew Resource Management eingeführt (Wiener et al. 1993) und von Gaba als (Anesthesia) Crisis Resource Management (ACRM) auf die Medizin adaptiert (Gaba et al. 1998). Das CRM-Konzept hat zum Ziel, die Rate an Komplikationen und Zwischenfällen zu reduzieren (präventiver Ansatz), aber auch beim Management von Zwischenfällen (reaktiver Ansatz) effektiver und fehlerfreier handeln zu können (Haerkens et al. 2015; Rall und Oberfrank 2013). Die Notwendigkeit, dies zu tun, ist bei METs genauso wichtig wie in anderen Hochrisiko-/Hochsicherheitsbereichen der Medizin wie Anästhesie, Intensivmedizin, Geburtshilfe oder der Stroke-Unit (Truta et al. 2018; Fritzsche et al. 2013; Gillon et al. 2012; Chalwin und Flabouris 2013). In diesem Kapitel sollen die in Varianten weltweit verbreiteten CRM-Leitsätze in der Anwendung für METs erläutert werden (◘ Abb. 9.1). Um CRM im Team umzusetzen, bieten sich CRM-basierte Simulations-Teamtrainings ebenso an wie spezielle CRM-Seminare.

Die Anwendung der 15 CRM-Leitsätze im Team spannt Sicherheitsnetze in die medizinische Tätigkeit. In diesen CRM-Netzen bleiben typische Fehler aus dem Bereich der Human Factors hängen und können so den Patienten nicht mehr (ungebremst) erreichen. Je mehr Teammitglieder CRM systematisch anwenden, umso mehr Fehler bleiben im CRM-Netz hängen und umso sicherer wird die Patientenbehandlung. (Die CRM-Taschenkarten im Format A7 sind kostenlos und portofrei beim Autor erhältlich).

9.2 Die 15 CRM-Leitsätze

Die 15 CRM-Leitsätze wurden in Varianten schon mehrfach, auch international in Zusammenarbeit mit Peter Dieckmann und David Gaba publiziert (Rall und Gaba 2009; Rall und Lackner 2010; Rall und Dieckmann 2005).

9.2.1 (1) „Kenne Deine Arbeitsumgebung“

Idealerweise beginnt das Management von Zwischenfällen vor dem Zwischenfall. Ein Schlüssel hierfür ist, seine Ressourcen zu kennen. Ressourcen sind z. B. verfügbares Personal, aber auch Geräte, Monitore und Instrumente. Sie müssen nicht alles selbst wissen und können, sollten aber immer wissen, wie Sie sich bei Problemen Hilfe organisieren können. Dazu sollten Sie wissen, welchen Konsildienst Sie zu unterschiedlichen Zeiten (tagsüber, in der Nacht, am Wochenende) im Notfall wie um Hilfe bitten können. In Bezug auf Geräte ist es wichtig zu wissen, was wo wann verfügbar ist und wer diese Dinge bedienen kann und wie sie effektiv und sicher zu benutzen sind. Den Defibrillator nachts beim Notfall das erste Mal zu erkunden, ist ungünstig, erhöht den eigenen Stress und führt bei ungewöhnlicheren Einstellungen (Wo ist die Sync-Taste? Wie geht das Pacing nochmal?) unter Umständen zu negativen Ergebnissen.

Während eines Notfalls kann die Kenntnis der verfügbaren menschlichen, technischen und organisationalen Ressourcen sehr deutlich den Stress reduzieren und damit Ihre kognitive Leistungsfähigkeit und Besonnenheit erhöhen. Bei zeitkritischen Notfällen kann dieses Wissen für den Patienten entscheidend sein.

9.2.2 (2) „Antizpiere und plane voraus“

Antizipation ist der Schlüssel für ein zielgerichtetes Handeln. Überlegen Sie vor dem Fall, welche Schwierigkeiten auftreten

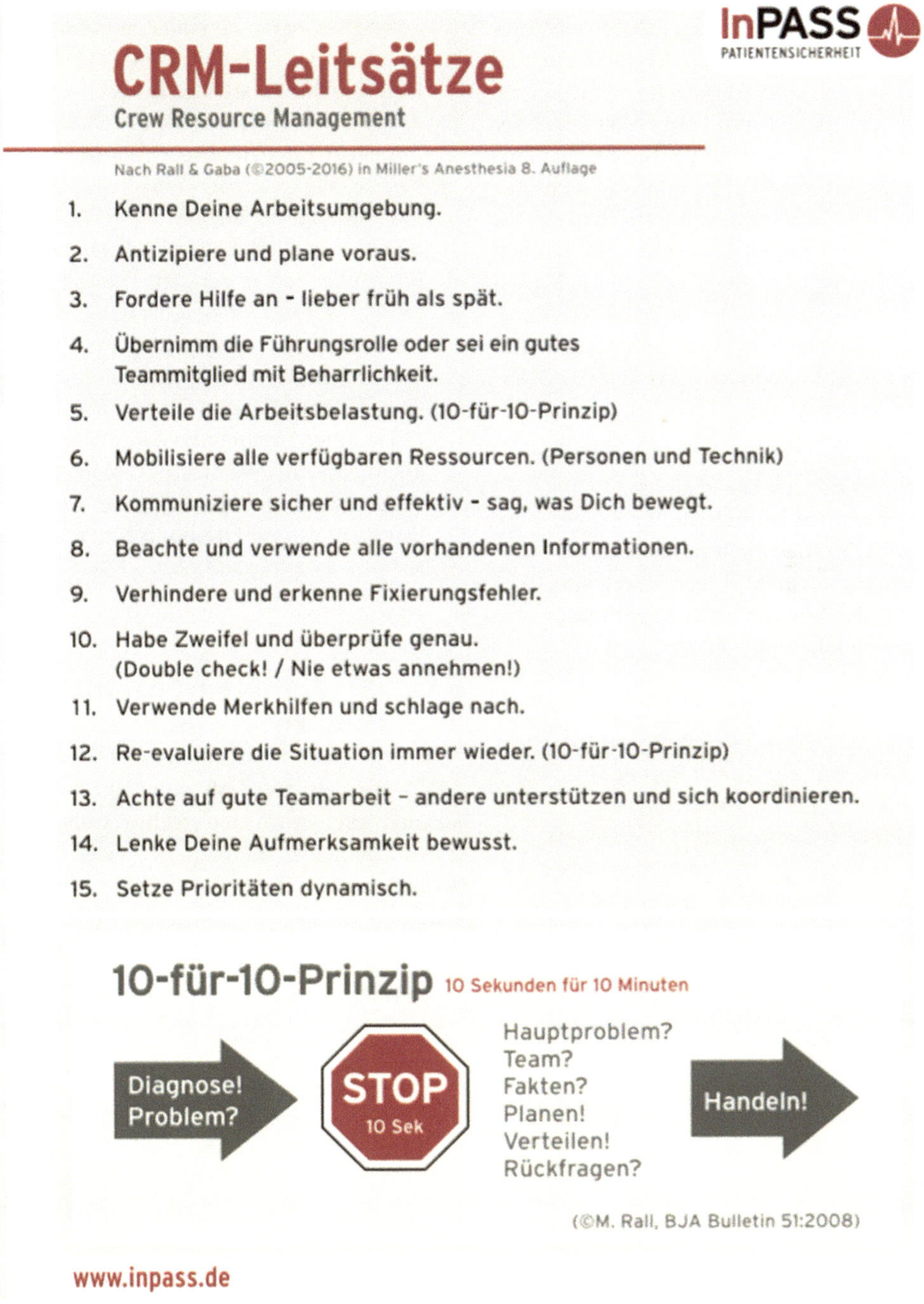

InPASS
PATIENTENSICHERHEIT
CRM-Leitsätze
Crew Resource Management
Nach Rall & Gaba (©2005-2016) in Miller's Anesthesia 8. Auflage
1. Kenne Deine Arbeitsumgebung.
2. Antizipiere und plane voraus.
3. Fordere Hilfe an - lieber früh als spät.
4. Übernimm die Führungsrolle oder sei ein gutes Teammitglied mit Beharrlichkeit.
5. Verteile die Arbeitsbelastung. (10-für-10-Prinzip)
6. Mobilisiere alle verfügbaren Ressourcen. (Personen und Technik)
7. Kommuniziere sicher und effektiv - sag, was Dich bewegt.
8. Beachte und verwende alle vorhandenen Informationen.
9. Verhindere und erkenne Fixierungsfehler.
10. Habe Zweifel und überprüfe genau. (Double check! / Nie etwas annehmen!)
11. Verwende Merkhilfen und schlage nach.
12. Re-evaluiere die Situation immer wieder. (10-für-10-Prinzip)
13. Achte auf gute Teamarbeit - andere unterstützen und sich koordinieren.
14. Lenke Deine Aufmerksamkeit bewusst.
15. Setze Prioritäten dynamisch.
10-für-10-Prinzip
10 Sekunden für 10 Minuten
Diagnose! Problem?
STOP
10 Sek
Hauptproblem?
Team?
Fakten?
Planen!
Verteilen!
Rückfragen?
Handeln!
(©M. Rall, BJA Bulletin 51:2008)
www.inpass.de

Abb. 9.1 Die 15 CRM-Leitsätze. (Nach Rall und Gaba 2009)

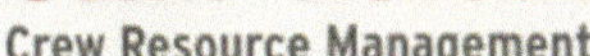

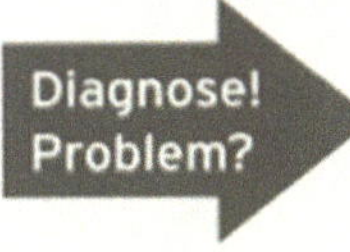

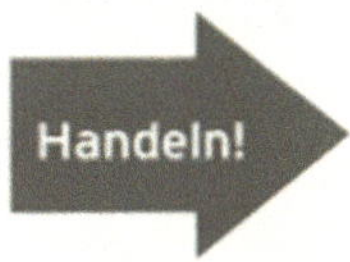

könnten und planen Sie, wie sie gegebenenfalls damit umgehen könnten. Erwarten Sie das Unerwartete. Besprechen Sie Ihr geplantes Vorgehen im Team. Denken Sie dabei auch an Komplikationen und Ausweichmöglichkeiten. Seien Sie vorbereitet und bleiben Sie Herr der Lage – agieren Sie aktiv, bevor Sie auf die Situation reagieren müssen. Arbeiten Sie nicht nur am aktuellen Problem, sondern denken Sie voraus. Piloten sagen: „Ein guter Pilot fliegt seinem Flugzeug (mental) immer 10 Meilen voraus." Ein „10 für 10" im MET (Kasten), kann den Unterschied zwischen Chaos und besonnener Ruhe, zwischen Erfolg oder Misserfolg ausmachen.

Antizipation hilft dabei, Überraschungen zu vermeiden. Während eines Zwischenfalles können Sie Überraschungen nicht brauchen. Das Vorausplanen im MET (z. B. durch ein „10 für 10" (Kasten) nimmt viel Spannung aus diesen „heißen" Phasen.

„10 für 10" – Das „10-Sekunden-für-10-Minuten-Prinzip" (nach Rall et al. 2008)
Die Idee des „10 für 10" ist, dass man sich im Team symbolisch „10 Sekunden" Zeit zur Koordination nimmt, damit die nächsten „10 Minuten" ruhiger und besser abgestimmt ablaufen. Bei Auftreten von Problemen oder neuen Situationen, sollte das ganze Team zu einer kurzen Unterbrechung fast aller Tätigkeiten aufgefordert werden („Ok, STOP lasst uns ein 10 für 10 machen"); alle hören kurz zu, alle Informationen werden zusammengetragen, Ideen vorgebracht und etwaige Bedenken geäußert (das Wissen des Teams genutzt). Danach wird ein Plan aufgestellt, und die Ressourcen werden verteilt. Dann geht es (nach ca. „10 Sekunden") mit dem Handeln weiter (damit mindestens die nächsten „10 Minuten" besser und koordinierter ablaufen). Ziel: Alle Ressourcen aus dem Team werden genutzt, und jeder weiß, warum er wie zur Erhöhung der Patientensicherheit beiträgt (◘ Abb. 9.2).

9.2.3 (3) „Fordere frühzeitig Hilfe an"

METs werden zwar oft zur Hilfe gerufen – können aber dann auch selbst weitere Hilfe gebrauchen. Das Kennen der eigenen Grenzen und das frühe Rufen nach Hilfe ist ein Zeichen eines starken Charakters, zeigt

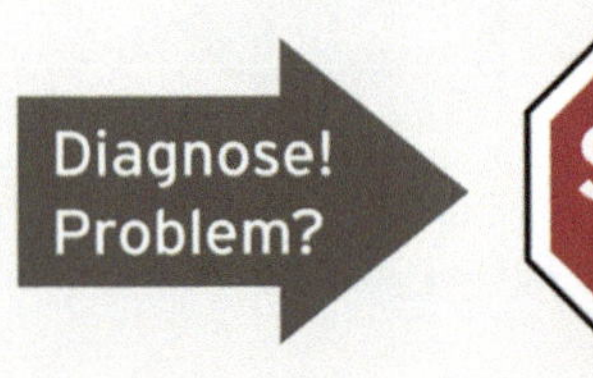

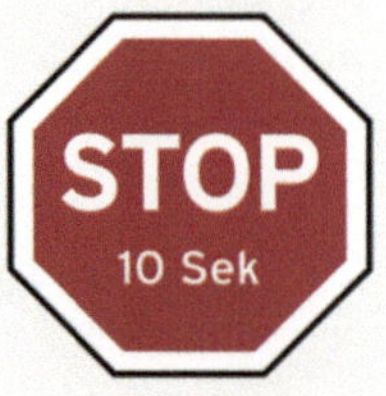

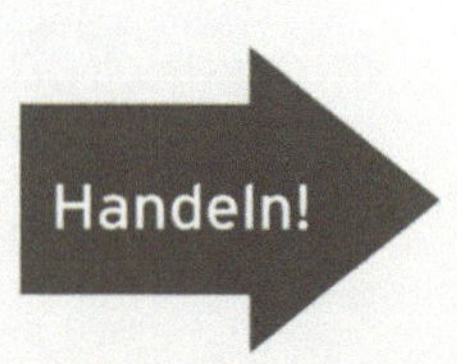

◘ **Abb. 9.2** Das „10-Sekunden-für-10-Minuten-Prinzip": Die Durchführung des „10 für 10" (s. Text) führt zum Stressabbau, einer ruhigeren Atmosphäre auch bei Notfällen und zu einer nachhaltigen Erhöhung der Handlungssicherheit in Akutteams. (Nach Rall et al. 2008)

Verantwortungsbewusstsein und spricht für eine kompetente Person. Jeder Versuch, einen Zwischenfall mit zu wenig Ressourcen durchzustehen, ist gefährlich und nicht angemessen. Falsch verstandenes „Heldentum" geht immer auf Kosten der Patientensicherheit. Im Falle eines auch nur vermuteten Notfalles, der Ihre Kompetenzen überschreiten könnte, sollten Sie Hilfe anfordern – lieber zu früh als zu spät. Alle zusätzlichen Ressourcen, die sie anfordern, werden eine bestimmte Vorlaufzeit haben, bevor sie verfügbar sind. Manchmal vergisst man auch, an Hilfe zu denken, weil man mit dem Zwischenfall so absorbiert ist.

Wenn Sie Hilfe anfordern, seien Sie sich im Klaren, welcher Art diese sein sollte: Benötigen Sie mehr Personen, um Dinge zu tun (die Sie wissen), oder Hilfe bei der Entscheidungsfindung (was tun)?

Früh Hilfe anzufordern ist kein Zeichen von Schwäche oder geringem Selbstvertrauen, sondern zeigt Verantwortungsbewusstsein und Respekt für den Patienten – auch im MET selbst. Falsche „Helden" sind in einem auf Sicherheit ausgerichteten Klinikbetrieb gefährlich und ebenso verzichtbar wie diejenigen, die einem Hilfesuchenden Inkompetenz und Unselbstständigkeit vorwerfen.

9.2.4 (4) „Übernimm die Führung oder sei ein gutes Teammitglied"

Ein MET braucht einen Leiter. Jemand muss das Kommando übernehmen, die Aufgaben verteilen und alle Informationen sammeln und integrieren. Führung bedeutet nicht, mehr als alle anderen zu wissen, alles alleine machen zu können, besser zu sein als alle anderen oder andere Personen „herunterzumachen". Führung bezieht sich auf Koordination und Planung des Vorgehens und auf die klare Kommunikation dieser Planungen. Außerdem obliegt der Führungsperson die Kontrolle des Erfolges aller durchgeführten Maßnahmen sowie eine daraufhin notwendige Anpassung des Vorgehens.

Es gibt viel mehr Teammitglieder als Teamleiter, daher hängt der Erfolg der Patientenbehandlung insbesondere von den Teammitgliedern ab. Die Bedeutung der aktiven Teammitglieder wird häufig unterschätzt (Führungsbias). Gute und wichtige Teammitglieder arbeiten kooperativ und aktiv partizipativ. Achten Sie als Teammitglied darauf, was der Teamleiter sagt, und tun Sie, was nötig ist. Das bedeutet keinesfalls, dass Sie Ihr „Gehirn ausschalten" können. Bringen Sie sich und Ihr Wissen ein. Setzen Sie durch, dass der Teamleiter Ihre Meinung wahrnimmt, wenn Sie der Meinung sind, dass er oder sie eine falsche Entscheidung trifft („Speak-up"). Sie müssen nicht Ihre Meinung durchsetzen, aber Sie müssen sicherstellen, dass sie in die Überlegungen miteinbezogen wird. Sie sind dafür verantwortlich, dass ein Teamleiter Ihre Bedenken kennt (Beharrlichkeit oder „Assertiveness"). Oberstes Ziel ist die Patientensicherheit. Kämpfen Sie dafür. Das ist auch im Sinne des guten Teamleiters.

Gibt es ein grundsätzliches Problem mit der Rollenverteilung im MET, dann diskutieren Sie es – aber nach dem Zwischenfall („Concentrate on what is right – not who is right").

Konzentrieren Sie sich darauf, was richtig ist, und nicht darauf, wer Recht hat. Ein Team besteht aus einem Teamleiter und Teammitgliedern, die mit diesem Leiter für den Patienten als Profis zusammenarbeiten. Die Aufgabe des Leiters ist es, zu koordinieren und zu integrieren, aber alle Teammitglieder sind gleichermaßen für das Wohl des Patienten verantwortlich („Speak-up"). Der Patient sollte nie unter Problemen des Teams leiden müssen.

9.2.5 (5) „Verteile die Arbeitsbelastung"

Eine der Hauptaufgaben eines MET-Leiters ist das Verteilen der anfallenden Aufgaben. Es braucht jemanden, der festlegt, was zu tun ist, und der sich darum kümmert, dass die definierten Aufgaben erledigt werden. Alles muss zusammenpassen. Gerade das Delegieren von Aufgaben kann helfen, effektiv mit Zwischenfällen umzugehen, weil mehr kognitive Ressourcen für die Koordination verbleiben. Versuchen Sie ganze Aufgaben zu delegieren, mit Grenzen und Kontrollpunkten. Teammitglieder sollten offene Augen für Aufgaben haben, die zu erledigen sind. Es ist keine gute Zusammenarbeit, wenn der Teamleiter alle Aufgaben einzeln vergeben muss, bevor sie erledigt werden. Da es im Bereich der Human Factors bekannt ist, dass während anspruchsvoller manueller Tätigkeiten nicht gut überlegt werden kann (und andersherum), sollte man schwierige manuelle Arbeiten und wichtige diagnostische, planerische Tätigkeiten trennen (der Mensch ist nicht gut multitaskingfähig).

Das 10-Sekunden-für-10-Minuten-Konzept kann hilfreich sein, die Arbeitsbelastung dynamisch zu verteilen (Kasten „10 für 10") (Rall et al. 2008).

Sie können nicht alles alleine machen und sollten es auch nicht. Besonders als Teamleiter sollten Sie Aufgaben und Arbeitsbelastung verteilen und koordinieren – in Ihrem MET, aber auch unter Nutzung der Ressourcen auf Station. Im Notfall ist eine kurze Zeit zur Planung im MET durch dann besser koordinierte Abläufe leicht wieder mehrfach wettgemacht. Als Teammitglied sollten Sie versuchen, dem Leiter Zeit zum Nachdenken und Koordinieren zu lassen. Sind Sie proaktiv, machen Sie, was Sie können. Bringen Sie sich aktiv für den Patienten ein.

9.2.6 (6) „Mobilisiere alle verfügbaren Ressourcen (Personen und Technik)"

Im MET sind das verfügbare Wissen, Können und die Einstellung des Teams wichtige Ressourcen. Alle diese Ressourcen sind da, um genutzt zu werden. Denken Sie an jeden und alles, das Ihnen helfen kann, mit einem akuten Problem umzugehen. Dazu gehören Menschen, genauso wie Technik (Geräte, Monitore) und organisationale Prozesse, die beides miteinander verbinden. Leider kommt es immer wieder zu negativen Ereignissen, die mit den eigentlich verfügbaren, mobilisierbaren Ressourcen hätten verhindert werden können. Fragen Sie im Team, ob Sie noch etwas vergessen haben, schaffen Sie eine Atmosphäre, die es einfach macht, Ihre Entscheidungen zu hinterfragen oder zu optimieren (Kolbe und Grande 2013).

Oftmals merkt man erst nach einem Zwischenfall, welch wertvolle Ressourcen man nicht genutzt hat. Dies können Personen, Instrumente oder Geräte (auch Vitalparameter) sein. Diese Ressourcen muss man einerseits kennen (► Abschn. 9.2.1**) und andererseits dann auch aktivieren und optimal ausnutzen (**► Abschn. 9.2.5 **und Kasten „10 für 10").**

9.2.7 (7) „Kommuniziere sicher und effektiv"

Es gibt für METs einige wichtige Regeln für die effektive Kommunikation, die sich in Bereichen, wo richtige, sichere Verständigung essenziell ist, bewährt haben. Ebenso gibt es typische Fehler bei der erfolgskritischen Kommunikation, die im Alltag wegen mangelnder Konsequenz häufig „eingeübt" werden. Leider führt auch das „Coolsein" zu ungünstigen Kommunikationsarten. Gute Kommunikation umzusetzen ist gar nicht so einfach, weil es für jede Situation unendlich viele Wege gibt, richtig und effektiv zu kommunizieren: Kommunikation ist einer der Schlüssel für das Management kritischer Fälle. Die Verteilung von Aufgaben, das Berichten über den Status ihrer Erledigung, das Einholen einer zweiten Meinung usw. – alles dies hängt davon ab, dass Sie effektiv kommunizieren. Kommunikation ist das Mittel, das es erlaubt, alle am Geschehen Beteiligten auf dem gleichen Stand zu halten. Jeder muss wissen, was gerade abläuft, um möglichst gut helfen zu können. Kommunikation ist nötig, um zu bestimmen, was noch getan werden muss, und festzuhalten, was schon erledigt ist. Nur wenn ein Auftrag (Nachricht) des „Senders" den „Empfänger" erreicht und der diese Nachricht versteht und dann deren Ausführung bestätigt, ist die Kommunikation gelungen (Kommunikationsregeln wie SBAR; ► Kap. 16).

Für eine gute Kommunikation ist der Sender genauso verantwortlich wie der Empfänger! Nur weil der Sender in der Hierarchie höher ist, muss ihn der Empfänger nicht unbedingt verstehen. Sprechen Sie Personen direkt (mit Namen) an und bestätigen Sie, dass Sie etwas gehört und was Sie verstanden haben. So können Missverständnisse vermieden oder schnell aufgedeckt werden. Es gilt: Gedacht ist nicht gesagt, gesagt ist nicht gehört, gehört ist nicht verstanden und verstanden ist noch nicht gemacht.

9.2.8 (8) „Beachte und nutze alle vorhandenen Informationen"

Notfälle in der Medizin, wie sie bei MET-Einsätzen regelmäßig vorkommen, sind komplex, weil sie die Integration von ganz unterschiedlichen Informationsquellen erforderlich machen. Außerdem liegen über den Patienten immer nur limitierte und meist indirekte Informationen vor. Unter diesen Bedingungen kann jedes kleine Bausteinchen helfen, die Situation und den Zustand des Patienten besser zu verstehen und so die Behandlung richtig auszurichten. Vervollständigen Sie Ihr mentales Modell vom Patienten, indem Sie alle verfügbaren Informationen integrieren und korrelieren. Versuchen Sie bewusst, Ihr mentales Modell mit neuen oder veränderten Informationen aktiv zu falsifizieren (nach Poppers Erkenntnistheorie der einzige Weg zur „Wahrheit"), fragen Sie Ihre Teammitglieder nach anderen Meinungen/Ideen (auch zur Vermeidung von Fixierungsfehlern; ► Abschn. 9.2.9). Wenn Sie ein „komisches" Gefühl haben, wenn Sie einen Befund eigentlich nicht oder anders erwartet hätten, oder wenn der Patient auf eine Maßnahme des MET „nicht so reagiert wie erwartet", sollten Sie besonders wachsam sein und Ihr mentales Modell im MET überprüfen. Oft haben „Bauchgefühle von erfahrenen Profis" gute Gründe.

Bei der Diagnose und Behandlung von Patienten im MET-Einsatz ist es besonders wichtig, alle verfügbaren Informationen mit einzubeziehen. Oft werden einzelne Vitalparameter (die man immer wissen sollte) gar nicht berücksichtigt oder vorliegende Befunde nicht mit ins Modell eingebaut. Sie sollten alle verfügbaren Informationen miteinander korrelieren und falsifizierend in Ihr mentales Modell des Patienten einpassen. Zwar ist das Häufige häufig, aber das Untypische sollten Sie mit Ihrem MET nicht verpassen!

9.2.9 (9) „Verhindere und erkenne Fixierungsfehler"

Alle menschlichen Entscheidungen und damit Handlungen beruhen auf mentalen Modellen (inneren Abbildern der Realität) (Salas et al.

1994; Orasanu und Fischer 1991; Dieckmann 2008). Wenn Ihr Modell nicht mit der Situation im MET-Einsatz übereinstimmt, werden es Ihre darauf aufbauenden Handlungen auch nicht tun. Fixierungsfehler (eben Gedanken-Modell-Fehler) ergeben sich aus zunächst konsistenten, aber dennoch falschen mentalen Modellen.

Ein Prinzip des Umgangs mit Fixierungsfehlern besteht darin, sich einen neuen Blick auf die Situation zu ermöglichen. Möglichst, ohne sich von den vorherigen, fehlerträchtigen Annahmen beeinflussen zu lassen. Versuchen Sie eine zweite Meinung von einer Person zu bekommen, die mit dem akuten Fall bisher nicht betraut war. Dabei ist wichtig, diese Person nicht schon beim Fragen in den gleichen Fixierungsfehler zu ziehen (Fixierungsfehler sind „hochgradig kontagiös"). Fragen Sie offen, wie die Person die Situation einschätzt, ohne ihr Ihre eigene Einschätzung mitzuteilen. Wechseln Sie bewusst die Perspektive – mental und körperlich. Suchen Sie besonders nach all den Informationen, die Ihren bisherigen Annahmen widersprechen. Menschen neigen dazu, nur Informationen zu akzeptieren, die unterstützen, was sie sowieso schon denken. Eine andere Möglichkeit: Versuchen Sie sich bildlich vorzustellen, wie ein von Ihnen fachlich geschätzter Kollege in dieser Situation vorgehen würde – das kann Sie aus Ihrer Schiene ziehen.

Auf Basis eines Fixierungsfehlers können auch hochintelligente Menschen beliebig falsche Entscheidungen treffen, mit dann beliebig schweren Folgen – denn ihr Modell von der Realität stimmt mit dieser nicht überein. Schließen Sie immer die schlimmstmöglichen Ursachen aus. Fragen Sie in Ihrem MET immer, ob es noch andere Möglichkeiten gebe. Als Teammitglied denken Sie daran: Speak-up oder Widersprechen ist nicht frech, sondern erhöht die Patientensicherheit (Bienefeld und Grote 2013; Sexton et al. 2006; Kobayashi et al. 2006).

9.2.10 (10) „Überprüfe sorgfältig und habe Zweifel (Double check; nie etwas annehmen!)

„Double check" oder auch „Cross check" meint, das sichere, sorgfältige Überprüfen auf mehreren Kanälen von angenommenen, vermuteten oder in Wirklichkeit unsicheren, aber sicher geglaubten Informationen. Unser Erinnerungsvermögen spielt uns manchmal Streiche und versucht, Dinge passend zu machen, die vielleicht gar nicht passend waren oder sind. Das erneute Prüfen von sicher geglaubten Informationen zeigt erstaunlich oft doch noch, dass es anders war, als wir dachten.

Manchmal ist man der Meinung, etwas tatsächlich getan zu haben, was man nur gedacht hat. Oder man erinnert sich daran, dass man etwas gemacht hat, erinnert aber falsch, was es war. Wenn es sich um Geräte handelt (z. B. Beatmungsgeräte, Infusionspumpen), sollte man sie anfassen, um den eingestellten Funktionszustand zu überprüfen. Blicke sind zu schnell für eine sichere Kontrolle.

Auch die Korrelation von Befunden kann helfen, Flüchtigkeitsfehler zu vermeiden. Überprüfen Sie sich selbst und andere, lassen Sie sich gerne von anderen kontrollieren – das hat nichts mit Misstrauen zu tun, sondern mit professioneller Erhöhung der Patientensicherheit. Es gibt in der Medizin immer noch zu viele Gelegenheiten, wo ohne Netz und doppelten Boden gearbeitet wird.

„Nie etwas annehmen!": So oft nehmen wir etwas an (z. B. der Blutzucker wurde schon gemessen, eine Ganzkörperuntersuchung würde auch nichts bringen, jemand hat doch schon im Herzkatheter Bescheid gegeben etc.) und dann stimmt es nicht oder ist anders! Verifizieren Sie Ihre Annahmen („Es stimmt doch, dass …?").

Rechnen Sie immer mit Ihren eigenen Fehlern und den Fehlern anderer (Irren ist menschlich). Das sorgfältige Prüfen kann helfen, Fehler so rechtzeitig zu entdecken, dass sie noch keinen

Schaden anrichten. Haben Sie Zweifel, verifizieren Sie sorgfältig, vor allem Ihre Annahmen! Spannen Sie mit Ihrem Team viele Sicherheitsnetze auf, auch wenn das manchmal „uncool" wirkt oder einen pedantischen, zwanghaften Eindruck vermittelt. Wir haben auch bei Notfällen immer ein paar Sekunden Zeit für einen Check (Kasten „10 für 10").

9.2.11 (11) „Verwende Merkhilfen und schlage nach"

Besonders in kritischen Situationen (Notfall, Zeitdruck, Stress) oder wenn wir müde sind, neigen wir dazu, Dinge zu vergessen, zu verwechseln oder uns zu verrechnen. Deshalb sind Merkhilfen dann besonders wichtig und bringen Sicherheit, entlasten unser Gehirn und schaffen Kapazität für die wirklich wichtigen Dinge (Arriaga et al. 2013; Urbach et al. 2014). Merkhilfen können Checklisten, Dosierungstabellen, Algorithmen oder Listen mit Kontraindikationen etc. sein. Besonders gut ist es, wenn man diese Merkhilfen offen im MET nutzt. Nachschlagen ist kein Zeichen von Schwäche oder mangelndem Wissen, sondern von Professionalität: für uns und unsere Patienten! Auch Erfahrene werden immer mal wieder (müde, aufgeregt, abgelenkt) einzelne Elemente vergessen.

Fühlen Sie sich nicht schlecht, wenn Sie etwas nachschlagen – selbst wenn Sie es vorher schon hätten wissen können, müssen oder sollen. Zuverlässigkeit hat mit Überprüfen zu tun. Schreiben Sie sich wichtige Dinge auf, prüfen Sie sich selbst. Errechnen Sie Dosierungen u. Ä. nicht „mal so" im Kopf. Man hat sich schnell um eine Kommastelle vertan. „Coole" Kollegen, die immer alles spontan wissen, täuschen sich manchmal ganz überzeugt und müssen dann wirklich cool bleiben. Seien Sie nicht cool, sondern gut und damit Vorbild für Andere.

9.2.12 (12) „Re-Evaluiere immer wieder" (Nutze das „10-für-10-Prinzip")

In dynamischen Situationen ändern sich die Dinge schnell: Was gerade noch richtig war, kann jetzt schon falsch sein. Ein Symptom, das vorher noch gar nicht da war, zeigt sich plötzlich doch. Dies erfordert die kontinuierliche Anpassung unserer Entscheidungen im MET an diese Dynamik. Leider fällt es uns oft schwer, unsere Meinung zu ändern. Fixierungsfehler lauern auf ihre Chance, Schaden anzurichten (► Abschn. 9.2.9). Regelmäßige STOP-Prozeduren wie das „10 für 10" (► Abschn. 9.2.2), im MET zur Re-Evaluation durchgeführt, können „lebensrettend" sein: „Ok, Team, lasst uns nochmal kurz zusammenfassen und überlegen …"

METs kommen oft zu dynamischen Krankheitsverläufen dazu (der Patient „wird schlechter"). Ändern Sie Ihre Meinung oder Diagnose gern und jederzeit. Fragen Sie sich mit Ihrem Team immer wieder von Neuem: Was ist das Hauptproblem des Patienten, und welches gefährdet ihn am meisten? Bleiben Sie an diesem dran. Wiederholen Sie diesen Check häufiger. Nutzen Sie das „10-für-10-Prinzip" im Team! Letzte Frage beim „10 für 10": „Hat noch jemand etwas, habe ich noch etwas vergessen?".

9.2.13 (13) „Achte auf gutes Teamwork"

Die Koordination eines Teams beginnt schon, bevor das Team zu arbeiten beginnt. Wenn alle Teammitglieder ihre Aufgaben kennen und wissen, welche Rolle sie im akuten Fall übernehmen sollen, ist die Koordination leichter. Kurze Besprechungen (Briefings) im Team sind sehr hilfreich. Schriftliche Absprachen zu Aufgabenverteilungen bei bestimmten Maßnahmen können auch hilfreich sein. Während der Notfallbehandlung herrscht oftmals sehr große Anspannung im Team. Daher sind Nachbesprechungen von kritischen Fällen (Debriefings) ideal geeignet, um zu sehen, was gut lief und was beim nächsten Mal anders oder wieder so gut gemacht werden soll. Auch ein systematisches Wissensmanagement/CIRS, das solche Informationen mit der gesamten MET-Dienstgruppe teilt, dient der Optimierung der Performance und verhindert die Wiederholung von Fehlern (Rall 2010, 2013). Teamführung und Teamplayer sind gleichermaßen wichtig. Oft denken die Teammitglieder, sie müssten nur warten und tun, was der Teamleader sagt. Aber auch Teammitglied ist ein proaktiver Job.

Tun Sie, was wichtig ist, seien Sie flexibel, helfen Sie da, wo Sie gerade am meisten gebraucht werden. Wenn andere Fehler machen, gleichen Sie sie aus, vermeiden Sie Schaden. Es geht um den Patienten. Es zählt der Erfolg des Teams („Teamness"), nicht wer was besser konnte. Probleme sollten nach dem Fall im Debriefing besprochen werden.

> **Ein gutes Team zu sein, bedeutet Arbeit („Dream teams are made, not born!"). Die Teammitglieder sollten gegenseitig „ihre Stärken stärken und ihre Schwächen schwächen". Arbeiten Sie Hand in Hand zusammen und nicht erst auf Anforderung. Es gilt: „Man muss sich nicht lieben, um als professionelles Team wunderbar zusammenzuarbeiten". Und für den Patienten bedeutet es maximale Sicherheit, weil „jeder auf jeden aufpasst".**

9.2.14 (14) „Lenke Deine Aufmerksamkeit bewusst"

Da unsere Aufmerksamkeit wie ein schmaler Lichtstrahl ist und Menschen ganz schlecht im Multitasking sind, müssen wir unsere Aufmerksamkeit bewusst und wohlüberlegt lenken. Zwei Prinzipien sind dabei hilfreich. Zunächst ist es gut, sich feste Rhythmen zu etablieren, in denen Sie ihre Aufmerksamkeit auf bestimmte Aspekte eines Falles lenken. So können Sie wahrscheinlicher verhindern, dass Sie wichtige Schritte bei einer Handlung vergessen. Das zweite Prinzip betont einen bewussten Wechsel zwischen der Fokussierung auf Details und dem Gewinnen eines Überblicks über den Fall. Wenn Sie sich auf ein bestimmtes Detail haben fokussieren müssen, verschaffen Sie sich danach wieder einen Überblick über die Gesamtsituation.

Außerdem sollten Sie beachten, dass Sie zwei anspruchsvolle Dinge nicht gleichzeitig gut ausführen können (Multitaskingfalle). Delegieren Sie Aufgaben im Team. Wenn Sie eine anspruchsvolle Tätigkeit durchführen müssen (z. B. schwierige Intubation), delegieren Sie die Überwachung der Vitaldaten an ein MET-Mitglied.

> **Wenn wir uns intensiv mit etwas Anspruchsvollem beschäftigen (praktisch/manuell oder mental), ist unsere Aufmerksamkeit für andere Dinge extrem eingeschränkt. Wir verlieren das Zeitgefühl, wir hören nichts mehr („funktionelle Taubheit"), wir merken nicht, ob jemand kommt oder geht etc. Nutzen Sie Ihr MET und verteilen Sie die Aufgaben, anstatt sie selbst parallel machen zu wollen. Benutzen Sie Ihre Aufmerksamkeit bewusst, um zu entscheiden, was Sie tun und was Sie lassen („Situation awareness"). Als Teammitglied weisen Sie den Teamleader auf wichtige Dinge hin – fokussieren Sie seine Aufmerksamkeit, bieten Sie Hilfe aktiv an.**

9.2.15 (15) „Setze Prioritäten dynamisch"

Dynamische Situationen wie bei MET-Einsätzen erfordern dynamisches Vorgehen im Team. Kleben Sie nicht an Entscheidungen, die Sie getroffen haben (Fixierungsfehler, ► Abschn. 9.2.9). Sie waren ja oftmals auf unsichere oder unvollständige Informationen gegründet. Treffen Sie absichtlich „nur vorläufige Entscheidungen“. Eine Lösung für ein bestimmtes (Teil-)Problem zu haben, heißt nicht, dass es nicht noch eine bessere Lösung geben könnte – es heißt auch nicht, überhaupt schon alle Probleme zu kennen. So haben z. B. die Vitalfunktionen des Patienten immer Vorrang. Diese sollten nie vernachlässigt werden, schon gar nicht auf Kosten weiterer Diagnostik oder invasiver Überwachung. Im Zweifel müssen die Vitalfunktionen auch ohne Diagnose stabilisiert werden. Auch hier muss man dynamisch vorgehen: Wenn gerade noch der Kreislauf im Vordergrund stand und der Patient dann ateminsuffizient wird, steht plötzlich der Atemweg vorne (Treat first what kills first).

> **In dynamischen Arbeitsumgebungen muss man die Prioritäten ständig anpassen. Wenn außerdem, wie bei MET-Einsätzen häufig, die Informationen, die man hat, unvollständig oder indirekt sind, kann auch das Auftauchen neuer oder besserer Informationen ein Umschwenken nötig machen. Wenn man die Prioritäten bewusst dynamisch setzt und dies dem Team so vermittelt, macht es auch Spaß. Man hat ja bewusst ein Feld der Akutmedizin gewählt.**

Literatur

Arriaga AF, Bader AM, Wong JM, Lipsitz SR, Berry WR, Ziewacz JE, Hepner DL, Boorman DJ, Pozner CN, Smink DS et al (2013) Simulation-based trial of surgical-crisis checklists. N Engl J Med 368(3):246–253

Bienefeld N, Grote G (2013) Speaking up in ad hoc multiteam systems: individual-level effects of psychological safety, status, and leadership within and across teams. EJWOP 23(6):930–945

Chalwin RP, Flabouris A (2013) Utility and assessment of non-technical skills for rapid response systems and medical emergency teams. Intern Med J 43(9):962–969

Dieckmann P et al (2008) Patientensicherheit und Human Factors – Vom Heute in die Zukunft gesehen. In: Badke-Schaub P, Hofinger G, Lauche K (Hrsg) Human Factors – Psychologie sicheren Handelns in Risikobranchen. Springer, Berlin, S 220–230

Fritzsche K, Jantzen T, Russeler M, Muller MP (2013) Training concepts for in-hospital emergencies. Anasthesiol Intensivmed Notfallmed Schmerzther 48(6):406–412 (quiz 413)

Gaba DM, Fish KJ, Howard SK (1998) Zwischenfälle in der Anästhesie: Prävention und Management (Übers., aktualisiert, kommentiert von Rall M). Fischer, Lübeck

Gillon S, Radford S, Chalwin R, Devita M, Endacott R, Jones D (2012) Crisis resource management, simulation training and the medical emergency team. Crit Care Resusc 14(3):227–235

Haerkens MH, Kox M, Lemson J, Houterman S, van der Hoeven JG, Pickkers P (2015) Crew resource management in the intensive care unit: a prospective 3-year cohort study. Acta Anaesthesiol Scand 59(10):1319–1329

Kobayashi H, Pian-Smith M, Sato M, Sawa R, Takeshita T, Raemer D (2006) A cross-cultural survey of residents' perceived barriers in questioning/challenging authority. Qual Saf Health Care 15(4):277–283

Kolbe M, Grande B (2013) Team coordination during cardiopulmonary resuscitation. J Crit Care 28(4):522–523

Orasanu J, Fischer U (1991) Information transfer and shared mental models for decision making. In: Jensen RS (Hrsg) Proceedings of the sixth international symposium on aviation psychology, Bd I. Ohio State University, Columbus, S 272–277

Rall M, Oberfank S (2013) „Human Factors" und „crisis resource management". Der Unfallchirurg 116(10):892–899

Rall M, Dieckmann P (2005) Safety culture and crisis resource management in airway management: general principles to enhance patient safety in critical airway situations. Best Pract Res Clin Anaesthesiol 19(4):539–557

Rall M, Gaba DM (2009) Human performance and patient safety. In: Miller RD (Hrsg) Miller's Anesthesia. Elsevier, Churchhill Livingstone, S 93–150

Rall M, Glavin R, Flin R (2008) The ‚10-seconds-for-10-minutes principle' – why things go wrong and stopping them getting worse. Bull R Coll Anaesthetists – Special human factors issue 51:2614–2616

Rall M, Lackner C (2010) Crisis Resource Management (CRM) – Der Faktor Mensch in der Akutmedizin. Notfall Rettungsmed 13:349–356

Rall M (2013) Human Factors und CRM: Eine Einführung. In: St. Pierre M, Breuer G (Hrsg) Simulation in der Medizin – Grundlegende Konzepte – Klinische Anwendung. Springer, Berlin, S 135–153

Rall M (2010) Lernen aus kritischen Ereignissen auf der Intensivstation. Intensivmedizin up2date 6(2):85–103

Salas EC, Stout RJ, Cannon-Bowers JA, Gilson RD, Garland DJ, Koonce JM (1994) The role of shared mental models in developing shared situational awareness. Embry-Riddle Aeronautical University Press, Daytona Beach

Sexton JB, Makary MA, Tersigni AR, Pryor D, Hendrich A, Thomas EJ, Holzmueller CG, Knight AP, Wu Y, Pronovost PJ (2006) Teamwork in the operating room: frontline perspectives among hospitals and operating room personnel. Anesthesiology 105(5):877–884

Truta TS, Boeriu CM, Copotoiu SM, Petrisor M, Turucz E, Vatau D, Lazarovici M (2018) Improving non-technical skills of an interprofessional emergency medical team through a one day crisis resource management training. Medicine 97(32):e11828

Urbach DR, Govindarajan A, Saskin R, Wilton AS, Baxter NN (2014) Introduction of surgical safety checklists in Ontario, Canada. N Engl J Med 370(11):1029–1038

Wiener EL, Kanki BG, Helmreich R (Hrsg) (1993) Cockpit resource management. Academic Press, San Diego

Der Blick ins Ausland – Medizinische Einsatzteams in der globalen Perspektive

Chris Subbé und Ralph So

T. Koch, A. R. Heller, J.-C. Schewe (Hrsg.), *Medizinische Einsatzteams*,
https://doi.org/10.1007/978-3-662-58294-7_10

Die allgemeinen Gründe für die Etablierung von METs sind in den vorherigen Kapiteln bereits erläutert worden. In diesem Kapitel soll die Entwicklung im internationalen Kontext beschrieben werden.

Für Europa gilt: Großbritannien, die Niederlande und Dänemark haben gegenwärtig die am weitesten integrierten Systeme. METs sind hier die Regel und nicht die Ausnahme, und dies ist zum Teil den gesetzlichen Rahmenbedingungen zuzuschreiben.

Auch außerhalb Europas sind METs Teil der Regelversorgung. Hier sind insbesondere Länder wie Australien, Neuseeland und die USA zu nennen. Forschungsberichte sind auch von Teams in Korea, Mexiko, Sri Lanka, Brasilien, Thailand und einer Reihe anderer Länder publiziert worden.

In diesem Kapitel wird der Fokus auf Großbritannien und die Niederlande gelegt. Hierbei stehen insbesondere die Entwicklung, Implementierung und Akzeptanz des Systems im Vordergrund. Die Gründe für die Wahl der zwei Länder liegen vor allem darin, dass Großbritannien in Europa schätzungsweise die meiste Erfahrung mit METs hat. Wohingegen in den Niederlanden die gesetzliche Verankerung und Anbindung an Qualitätssicherung im Gesundheitswesen am stärksten ausgeprägt sind.

Zudem sind Großbritannien und Irland die bislang einzigen Länder, die ein landesweit einheitliches Scoringsystem zur Risikoerkennung des sich verschlechternden Patienten etabliert haben. Die Gründe für die Entwicklung und Einführung des „National Early Warning Scores“ (NEWS) sind daher von besonderem Interesse.

10.1 Fallstudie: Großbritannien

10.1.1 Politische Rahmenbedingungen

Die Krankenhausversorgung der Bevölkerung in Großbritannien wird durch den Nationalen Gesundheitsdienst (National Health Service – NHS) gewährleistet. In der medizinischen Notfallversorgung hat das NHS eine Monopolstellung. Großbritannien besteht aus vier Landesteilen (England, Wales, Schottland, Nordirland), die in vielerlei Hinsicht vergleichbare Systeme haben. Jedoch gibt es auch Eigenheiten der vier Systeme, auf die in diesem Kapitel noch eingegangen wird.

Das britische Gesundheitssystem hat im Vergleich mit den europäischen Nachbarländern eine Reihe von besonderen Eigenheiten, die die Einführung von METs maßgeblich erleichtert haben:

- Das nationale Gesundheitssystem ist aus Steuergeldern finanziert und nicht über Versicherungen. Es gibt daher ein starkes politisches Interesse am Gesundheitssystem, und Berichte von lokalen Problemen in der Patientensicherheit haben daher immer auch ein nationales Echo.
- Der Anteil am Bruttosozialprodukt, der in das Gesundheitssystem investiert wird, ist kleiner und die Verteilung von Mitteln im System ist anders als in den meisten anderen Staaten der Europäischen Union. Es gibt zwar weniger Krankenhausbetten, jedoch ist die Zahl der Pflegekräfte pro Bett höher als in Deutschland und seit Neuestem (zumindest in Wales) sogar per Gesetz geregelt. Gleichzeitig gibt es, gemessen an den Krankenhausbetten, prozentual deutlich weniger Intensivbetten und insgesamt auch weniger Intensivbetten pro Einwohner – im europäischen Vergleich. Der höhere Pflegeschlüssel ermöglicht es jedoch, auf Normalstationen mehr Monitoring einzusetzen, nichtinvasiv zu beatmen, und Hochrisikopatienten zumindest kurzzeitig zu versorgen.

10.1.2 Nationale Berichte

Seit den 1990er Jahren gibt es eine Reihe von Berichten, die die Einstellung zur Patientensicherheit noch heute prägen:

„An Organisation with a Memory" (Donaldson 2002) war im Jahr 2000 ein zentraler Bericht. In diesem wurde die Ausgangsposition für die Entwicklung verdeutlicht:

> Gegenwärtig haben wir von den Daten und Berichten, mit denen das NHS uns versorgt, ein unvollständiges Bild vom Ausmaß der Probleme mit schweren Fehlern im Gesundheitswesen. Wir wissen zum Beispiel, dass jedes Jahr 400 Menschen schwere Verletzungen erleiden oder durch Unfälle mit medizinischen Geräten sterben. Fast 10.000 Menschen haben schwere Nebenwirkungen von Medikamenten, 1150 Menschen mit psychiatrischen Erkrankungen begehen Suizid, 28.000 schriftliche Beschwerden über Krankenhausbehandlungen werden eingereicht und das NHS zahlt 400 Mio. Pfund für medizinische Fehler mit potenziellen weiteren Kosten von 2,4 Milliarden Pfund für existierende Klagen. Krankenhausinfektionen verursachen Kosten von einer Milliarde Pfund pro Jahr.

Aufgrund der Ergebnisse wurden Handlungsempfehlungen für das Gesundheitssystem ausgesprochen, die beschreiben, wie aus Fehlern gelernt werden kann:
- Etablierung von Systemen zum Sammeln und Analysieren von Fehlerberichten
- Schaffung einer offenen Fehlerkultur
- Strukturen, die sicherstellen, dass aus Fehlern gelernt wird

Ein weiterer Bericht war der „Comprehensive Critical Care" (DoH 2000), der im Jahr 2000 vom Englischen Gesundheitsministerium veröffentlicht wurde. Der Bericht empfahl die Einrichtung von „Outreach teams", um die frühzeitige Erkennung einer Verschlechterung von Patienten sicherzustellen.

Das Royal College of Physicians (RCP) untersuchte indes 2007 in dem Bericht „Acute Medical Care: The right person in the right setting, first time" (Royal College of Physicians 2007), wie das System für Patienten mit medizinischen Notfällen in Großbritannien besser funktionieren könnte. Eine Empfehlung war, die Entwicklung eines National Early Warning Score (NEWS) zur Vereinheitlichung von Systemen, die Krankenhäuser benutzen, um Patienten rechtzeitig zu erkennen, deren Zustand sich verschlechtert.

10.1.3 Die Entwicklung des National Early Warning Score (NEWS)

Das Royal College of Physicians (RCP) berief 2011 eine Kommission ein, um eine Vereinheitlichung von Scores zu diskutieren. Die Kommission setzte sich aus Spezialisten aus den verschiedenen Teilen Großbritanniens zusammen und hatte politische Unterstützung von einer Reihe anderer nationaler Organisationen. Eine Vereinheitlichung der Scores wurde vom RCP mit klinischer Priorität eingestuft. Diese wurde wie folgt beschrieben:

Alle Patienten, die mit einer akuten Erkrankung in Krankenhäusern aufgenommen werden, sollen in derselben Art und Weise untersucht werden. Ein standardisiertes System soll dabei helfen, die Patienten zu identifizieren, deren Zustand sich verschlechtert und daher eine intensivere Versorgung benötigen. Anhand einer Literaturübersicht konnten zudem mehr als 30 Scoringsysteme identifiziert werden, die zu diesem Zeitpunkt verbreitet und im Einsatz waren (Smith et al. 2008). Viele waren das Ergebnis von Expertenmeinungen ohne wissenschaftliche Evidenz. Ärzte in der Ausbildung rotieren in Großbritannien in der Regel durch mehre Krankenhäuser, oft im Jahres- oder Zwei-Jahres-Rhythmus. Gleichzeitig benutzt das NHS auch ein System von „Locums", Vertretungen, um leerstehende oder krankheitsbedingte Lücken in den ärztlichen oder pflegerischen Dienstplänen zu füllen. Medizinisches und pflegerisches Personal

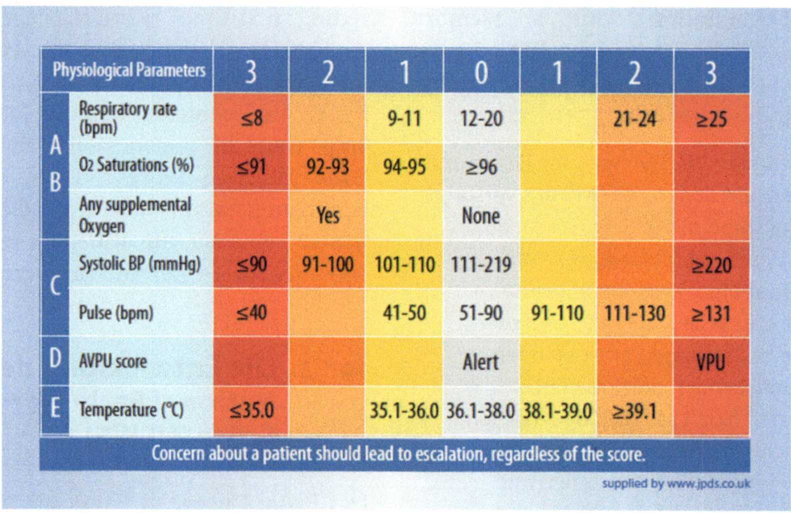

	Physiological Parameters	3	2	1	0	1	2	3
A B	Respiratory rate (bpm)	≤8		9-11	12-20		21-24	≥25
	O2 Saturations (%)	≤91	92-93	94-95	≥96			
	Any supplemental Oxygen		Yes		None			
C	Systolic BP (mmHg)	≤90	91-100	101-110	111-219			≥220
	Pulse (bpm)	≤40		41-50	51-90	91-110	111-130	≥131
D	AVPU score				Alert			VPU
E	Temperature (°C)	≤35.0		35.1-36.0	36.1-38.0	38.1-39.0	≥39.1	

Concern about a patient should lead to escalation, regardless of the score.

supplied by www.jpds.co.uk

Abb. 10.1 National Early Warning Score Card – Vorderansicht

kann dadurch in kurzer Zeit mit einer Reihe von Scores in verschiedenen Abteilungen und Krankenhäusern in Kontakt kommen. Dies ist für Ausbildung und Qualitätssicherung ein Problem.

Weiterhin analysierte die Kommission des RCP Literatur und bat die Gruppe von Professor Gary Smith in Portsmouth, verschiedene Scoringsysteme an einer großen Datenbank mit Vitalzeichen zu testen (Prytherch et al. 2010). Durch iteratives Testen wurde der National Early Warning Score (NEWS) entwickelt (Abb. 10.1). Der Bericht wurde 2012 publiziert (Jones 2012). Die Kommission empfahl einen Score mit linearer Gewichtung und vier Eskalationsstufen:

- Bei Patienten mit einem NEWS-Wert von 0 sollten alle Vitalzeichen zwölfstündlich dokumentiert werden.
- Bei Patienten mit NEWS-Werten von 1–4 sollten 4–6 stündliche Messungen erfolgen.
- Bei Patienten mit NEWS-Werten von 5–6 sollte das ärztliche Team dringend informiert werden.
- Bei Patienten mit NEWS-Werten von 7 oder mehr wird eine Eskalation zum internistischen Facharzt („Registrar") oder zum Team der Intensivstation empfohlen.

Teil des Berichts waren beispielsweise Formulare zur Dokumentierung von Vitalzeichen und eine Webseite mit Videos zur Ausbildung.

10.1.4 Einführungsbarrieren

Der Bericht des RCP war lediglich eine Empfehlung. Audits haben über die letzten Jahre eine Verbreitung des NEWS gezeigt: In 2015 hatten etwa 60 % aller Krankenhäuser ihre Systeme an den NEWS angepasst. Es gab Widerstand von Krankenhäusern, die schon seit langer Zeit ein gut funktionierendes MET besaßen und die viel Zeit und Enthusiasmus in die Entwicklung eigener Scores investiert hatten.

In der Diskussion spielte auch die Risikostratifizierung für Patienten mit chronischen Atemwegserkrankungen wie COPD oder pulmonaler Fibrose eine Rolle: Bei diesen Patienten führt NEWS zu konstant abnormalen Werten, Eskalierungsgrenzen müssen dann neu definiert werden, und für diesen Prozess gab es keine Richtlinie und nur wenig Forschung (Eccles et al. 2014). Die Schwierigkeiten, NEWS bei Patienten mit diesen Diagnosen anzuwenden, waren einer der Auslöser für die erste Revision von NEWS, die im Dezember 2017 publiziert wurde (Royal College of Physicians 2018). NEWS2 hat drei Veränderungen gegenüber NEWS1: Verwirrtheit (Confusion) wird mit 3 Punkten bewertet und es gibt eine adaptierte Skala für Sauerstoffsättigung bei Patienten mit chronischer Hypoxie. Auf dieser Skala wird eine niedrigere Sauerstoffsättigung akzeptiert. Wenn in dieser Patientengruppe hohe Sauerstoffsättigungswerte eintreten, werden ebenfalls Punkte vergeben. Bisher liegen keine Daten zur Verbreitung von NEWS2 vor, und das RCP hat ab Herbst 2018 eine Arbeitsgruppe eingesetzt, um die Einführung auszuwerten und zu diskutieren.

10.1.5 Einführung von NEWS am Beispiel von NHS Wales

Die Einführung von NEWS kann am Beispiel von NHS Wales verdeutlicht werden. Wales hat 3,1 Mio. Einwohner und 16 Krankenhäuser der Sekundärversorgung. Innerhalb von NHS Wales sind METs und die dazu gehörigen Systeme in dem „Rapid Response to Acute Illness Learning Set“ (RRAILS) zusammengefasst. Dieses nationale Programm wird von Public Health Wales als Teil der walisischen Patientensicherheits-Kampagne „1000 Lives“ geführt.

Das RRAILS-Programm übernahm die Führung für die Standardisierung des afferenten Arms der METs. Repräsentanten der 16 Sekundärversorgungs-Krankenhäuser in Wales trafen sich in regelmäßigen Workshops, um die Einführung zu planen. Mitglieder der Arbeitsgruppe brachten Erfahrungen mit ihren eigenen Scoringsystemen ein und verglichen NEWS und ihre existierenden Systeme an kleinen Gruppen von Patienten (5–10). Ein Ergebnis des Testens war der Konsens, die Eskalationsstrategie des RCP-Dokuments zu verändern. Um sicherzustellen, dass die lokalen Teams die Kapazität hatten, um auf NEWS-Abnormalitäten zu reagieren, wurde die Schwelle für eine ärztliche Eskalation von 5 auf 6 angehoben und die Schwelle für höhere Eskalation von 7 auf 9. NEWS wurde angebunden an ein einfaches Eskalationsprotokoll (Abb. 10.2). Bei einem NEWS von 3 wurde ein Screening für Sepsis empfohlen. In lokalen Krankenhäusern wurden Ausbildungseinheiten mit Pflegepersonal und Ärzten durchgeführt. Mehrere Krankenhäuser, die kein MET hatten, benutzten die Einführung von NEWS, um METs zu initiieren.

NHS Early Warning Score Wales

NEWS	MIN. MONITORING	ALERT	REVIEW
Score 0-2	12 Hourly	If concern	
Score 3-5	4-6 Hourly unless otherwise stated	Nurse in Charge	Check in 1 hour, then document: 1. Observation frequency 2. Fluid balance? 3. Sepsis? 4. Criteria for escalation?
6 = SICK! Score 6-8	1-2 Hourly	+ Doctor & ANP/Outreach	within 30 minutes, concern or failure to improve: SBAR Senior
9 = NOW! Score 9+	30 mins	+ SPR or equivalent	within 15 minutes SBAR Consultant & ICU?

Note of caution: Frequency of observations can be increased at your discretion.
Equally if you are concerned about a patient, please escalate regardless of the score!

1000 LIVES O FYWYDAU

GIG CYMRU NHS WALES

Abb. 10.2 National Early Warning Score Card – Rückansicht

Eine retrospektive Analyse der Daten für ICD-codierte Sepsis und Letalität nach Sepsis (ICD 10 Codes A40, A41) zeigte in 2015, dass in dem Jahr der Einführung die Sepsis-Letalität mit geschätzten 500 Patienten, die zusätzlich einen Krankenhausaufenthalt überlebten, um 20 % sank. Die Einführung von NEWS und die resultierende Sepsis-Arbeit „1000 Lives" wurde mit einem Preis der Global Sepsis Alliance ausgezeichnet.

Die Einführung des Nationalen Early Warning Scores in Wales war durch Co-Design mit lokalen klinischen Teams und einem Konsens über die Notwendigkeit für situationsbedingte Anpassung von NEWS erfolgreich.

10.1.6 Erwünschte Nebenwirkungen von NEWS

Seit der Einführung sind die Verwendungen für NEWS gewachsen:

10

In der Fachliteratur ist NEWS mittlerweile der Standard, gegen den andere neue Scoringsysteme gemessen werden. Die Einführung von NEWS wird bei den Kontrollen der gefürchteten englischen „Care Quality Commission" als Zeichen für eine hohe Priorität von Patientensicherheit gewertet. Das jährliche nationale Audit für medizinische Notaufnahmen (Society for Acute Medicine's Benchmarking Audit – SAMBA) benutzt NEWS zur Qualitätssicherung, um Case-Mix zwischen verschiedenen Akutkrankenhäusern zu vergleichen (Subbe et al. 2015).

Seit der Veröffentlichung des zweiten NEWS-Berichtes ist eine Kopplung der Einführung von NEWS in Krankenhäusern mit einer zusätzlichen finanziellen Vergütung im Gespräch. Diese Art von „Belohnung" läuft in NHS England unter dem Label CQINN (Commissioning for Quality and Innovation). NHS Improvement hat außerdem verordnet, dass alle Krankenhäuser in England bis Juli 2018 die neue Variante von NEWS einführen müssen (NHS Improvement 2018).

Die Republik Irland hat ebenfalls eine Standardisierung von Early Warning Scores durchgesetzt. In Irland wurde der Vital Pack Early Warning Score (ViEWS) benutzt. ViEWS ist die publizierte Grundlage von NEWS und wurde von der Kommission des RCP in zwei Punkten abgewandelt.

10.2 Die Niederlande: „Medizinische Einsatzteams als Motor der Patientensicherheit im ganzen Krankenhaus"

Patientensicherheit hat seit mehreren Jahrzehnten einen hohen Stellenwert auf der internationalen Agenda, spätestens seit der „Havard Medical Practice"-Studie in 1991 (Brennan et al. 1991). Viele Länder haben vergleichbare Versuche unternommen, Patientensicherheit zu messen. Dabei erleiden 2,9–16,6 % aller Patienten, die in Krankenhäuser aufgenommen werden, Komplikationen. Die Ergebnisse der ersten holländischen Studie, die Patientenakten untersuchte, fand 2004 Komplikationsraten von 5,7 % (Zegers et al. 2009). Daraufhin initiierte die Holländische Krankenhausvereinigung (NVZ), der Holländische Bund der Universitätskliniken (NFU), der Bund der Fachärzte (FMS), das nationale Zentrum für Pflege (LEVV) und die Vereinigung der Pflegekräfte (V&VN) ein nationales Sicherheitsprogramm („Schaden vorbeugen, sicher Arbeiten"; 2008–2012).

Jedes Krankenhaus musste ein Managementsystem für Patientensicherheit implementieren und bis Dezember 2012 in 10 klinischen Bereichen Verbesserungen der Risikokontrolle und Vorbeugung von potenziell vermeidbaren Komplikationen erreichen. Einer dieser klinischen Bereiche war die frühe Erkennung und Behandlung von sich verschlechternden Patienten auf Allgemeinstationen. METs existieren in den Niederlanden bereits seit 1997, aber das nationale

Sicherheitsprogramm hat die Einführung und Verbreitung massiv beschleunigt.

Eine niederländische Expertengruppe (VMS Praktijkgids 2008) empfahl, dass bis Dezember 2012 alle niederländischen Krankenhäuser ein MET nach den Kriterien der ersten Konsensuskonferenz für Medizinische Einsatzteams einzuführen hätten. Dieser Konsensus empfahl vier Bestandteile: afferenter Arm, efferenter Arm, Verwaltungsarm und Qualitätsverbesserung (DeVita et al. 2006).

Für den afferenten Arm konnten Teams zwischen Einzel-Parameter-Systemen und Scores wie dem Modified Early Warning Score wählen. Außerdem empfahlen die Experten die Einrichtung einer zweigleisigen Reaktion mit einer wichtigen Rolle für das Team, das auf der Station arbeitet (der sog. „Holländische Weg"). Das heißt in der Praxis, dass bei einem sich verschlechternden Patienten die Pflegekraft zunächst den Arzt des Patienten informiert. Dieser muss innerhalb von 30 min einen Plan entwickeln. Nach einer Stunde wird der Effekt begutachtet, und wenn sich der Patient nicht verbessert hat, dann kann das MET involviert werden. National gemessen werden dabei die folgenden Prozessindikatoren: Zahl der MET-Einsätze pro 1000 Entlassungen, Zahl der Herz-Kreislauf-Stillstände pro 1000 Entlassungen.

In einer prospektiven Vorher-nachher-Multicentre-Studie in 12 holländischen Krankenhäusern führte die Einführung von METs von 2009–2011 zu einer Reduzierung der Zahl von Herz-Kreislauf-Stillständen, ungeplanten Aufnahmen auf die Intensivstation und Letalität von Patienten (adjusted odds ratio 0,847; 95 % CI, 0,725–0,989; p = 0,036; Ludikhuize et al. 2015).

Es ist daher offensichtlich, dass in den Niederlanden METs eng mit Patientensicherheit im Krankenhaus verknüpft sind. Dies war der Grund, warum 2015 die Niederlande unter dem Motto „Das Medizinische Einsatzteam als Motor der krankenhausweiten Patientensicherheit" Gastgeber für den 11. „International Congress on Rapid Response Systems and Medical Emergency Teams" waren.

10.3 Internationaler Überblick – andere Länder

Australien ist die Ur-Wiege der METs. Australien ist in Bundesstaaten gegliedert und die Entwicklung von METs unterliegt der Gesetzgebung der Bundesstaaten. Trotzdem gibt es eine nationale Kommission für Sicherheit und Qualität im Gesundheitswesen (Australian Commission on Safety and Quality in Healthcare), die in 2017 ein „Consensus Statement" herausgebracht hat, das die Grundlage für METs bildet (► www.safetyandquality.gov.au).

Ken Hillman kreierte nach seiner Rückkehr von einer langen Europareise, bei der er in Großbritannien und Dänemark arbeitete, das erste „Medical Emergency Team" (MET) in Sydney, New South Wales. Er stellte einfache Kriterien für die Alarmierung zusammen (Lee et al. 1995) und richtete ein Forschungszentrum am Simpson-Centre ein. Zusammen mit Jeffrey Braithwaite unternahm er die ersten Studien, um Rahmenbedingungen für sichere Versorgung und den Grund für das Verschlechtern von Patienten zu beschreiben. Die regionale Kampagne „Between the Flags" spielt auf die mit gelb-roten Fahnen abgesteckten Badezonen an australischen Stränden an und definiert Sicherheit in drei Zonen: Eine sichere Zone mit normalen Vitalzeichen, eine erste Risikozone mit abnormalen Vitalzeichen, die zur Alarmierung der Ärzte des Patienten führen sollte, und eine rote Zone, bei der das eigentliche MET gerufen wird. New South Wales hat zeigen können, wie die Einführung von „Between the Flags" zu einer deutlichen Reduzierung der Herz-Kreislauf-Stillstände in Krankenhäusern geführt hat (Hughes et al. 2014; Chen et al. 2016).

Victoria ist die zweite Regionalregierung, die viel in METs investiert hat. Auch wenn die Standardisierung nicht so weit fortgeschritten ist, so gibt es doch eine starke MET-Kultur. Das Austin Hospital ist die Wirkungsstätte von Daryl Jones und Rinaldo Bellomo (Bellomo, et al. 2012). Hier wurden mit Professor Buist eine Reihe der ersten vergleichenden Studien von METs durchgeführt. Daryl Jones veranstaltet jährlich eine Konferenz um „Deteriorating Patients". Die Video-Aufzeichnungen der Konferenz sind gute Lehrmittel (ANZICS 2017).

In den USA sind METs in den meisten Krankenhäusern fest etablierter Standard. Als „Rapid Response Teams" waren sie eine der sechs Interventionen, um die Krankenhaussterblichkeit in der „100.000 Lives"-Kampagne zu senken (Wachter und Pronovost 2006). Patientensicherheit ist auch ein wichtiges Thema der „Agency for Healthcare Research and Quality" (AHRQ). Die AHRQ ist eine Organisation, die damit beauftragt ist, bundesweit Sicherheit und Qualität im Gesundheitssystem zu verbessern. Die AHRQ empfiehlt METs (Agency for Healthcare Research und Quality 2018). Die „Joint Commission" führt eine Qualitätssicherung in vielen Aspekten der Patientensicherheit durch. Im Jahr 2008 formulierte die Kommission ein nationales Patientensicherheitsziel. Danach müssen Krankenhäuser Systeme einführen, damit „Krankenhausmitarbeiter direkt Hilfe von (...) Spezialisten anfordern können, falls sich der Zustand eines Patienten verschlechtert."Zusätzlich ist das Recht von Patienten, das MET zu aktivieren, in einigen Bundesstaaten direkt in der Gesetzgebung verankert.

10.4 Internationale Kollaborationen

Seit über 14 Jahren gibt es jährlich eine mehrtägige Konferenz für „Medical Emergency Teams and Rapid Response Systems". Während dieser Konferenz werden zum einen neueste Forschungsergebnisse präsentiert, zum anderen dient sie als Unterstützung in Ausbildung und Lehre. Sie rotiert in einem 3-Jahres-Rhythmus zwischen Europa, den USA und Australasien.

Heute wird die Konferenz durch die Internationale Gesellschaft für Rapid Response Systeme (International Society for Rapid Response Systems – iSRRS) gemeinsam mit internationalen Partnerorganisationen organisiert.

Drei Konsensus-Konferenzen wurden explizit zur Definition wichtiger Begriffe veranstaltet:

- Die erste Konsensus-Konferenz 2005 in Pittsburgh definierte die essenziellen Elemente eines Rapid Response Systems: Ein afferenter Arm zur Diagnose einer Krise, um eine Reaktion auszulösen; ein efferenter Arm, um zu reagieren; ein administrativer Apparat und Mechanismen für die Auswertung und Qualitätssicherung (DeVita et al. 2006).
- Die zweite Konsensus-Konferenz 2008 in Toronto beschäftigte sich spezifisch mit dem afferenten Arm. Man kam zu dem Schluss, dass Veränderungen der Vitalzeichen Veränderungen im Risiko eines Patienten bedeuten, dass Monitoring das Potenzial hat, das klinische Outcome zu verbessern, wobei die Arbeitsbelastung durch Monitoring und die Eigenschaften eines idealen Systems weitere Forschung benötigen (DeVita et al. 2010).
- Die dritte Konsensus-Konferenz 2018 in Manchester befasste sich mit Auswirkungen von Rapid-Response-Systemen auf das klinische Outcome, der Patienten- bzw. Mitarbeiterzufriedenheit und den ökonomischen Effekten.

Die dritte Konsensus-Konferenz wurde auf Basis internationaler Studien organisiert, die zum Ziel hatten, Rapid-Response-Systeme und ihre Effekte in unterschiedlichen Institutionen und Ländern zu vergleichen.

Die Studien zeigten u. a., dass ein Viertel aller Patienten nach MET-Einsätzen auf einer Intensivstation aufgenommen wird (Bannard-Smith et al. 2016). Dabei wird die Zeit von der Diagnose einer physiologischen Instabilität bis zur Aufnahme auf eine Intensivstation „Score-to-Door-time" genannt. Weiterhin zeigte sich, dass eine Verzögerung eine Vielzahl von Gründen haben kann, jedoch kann eine Score-to-Door-time von mehr als 4 h mit einem höheren APACHE II-Score bei Aufnahme auf die Intensivstation verbunden sein (Oglesby et al. 2011). Der MAELOR-Score (Multidisciplinary Audit Evaluating Outcomes of Rapid Response) beschreibt das Patienten-Outcome nach einem Kontakt mit einem medizinischen Notfallteam (Morris et al. 2013). Die Entwicklung des MAELOR-Scores floss in zwei METHOD-Studien ein (METHOD – Medical Emergency Teams Hospital Outcomes in a Day). In beiden Studien wurde beschrieben, was mit Patienten passiert, die von medizinischen Notfallteams in Krankenhäusern in Australien, den USA, den Niederlanden, Großbritannien und Dänemark versorgt wurden.

In der ersten METHOD-Studie (Bannard-Smith et al. 2016) wurden die Ergebnisse von 1188 Patienten ausgewertet. Es zeigte sich, dass physiologische Abnormalitäten häufiger bei den Non-UK-Patienten vorkamen. Zudem lag die Letalität bei 10 % nach 24 h und 24 % der Patienten wurden mit mehr Verzögerungen in Großbritannien auf die Intensivstation verlegt. Bei 28 % der Patienten wurden hingegen neue Limitierungen der Therapie festgelegt.

In der zweiten METHOD-Studie wurden 1133 Patienten untersucht. Von diesen wurden 40 % als „gebrechlich" (frail) beschrieben. Diese Patienten waren älter und kamen von medizinischen (internistischen) Stationen. Von den gebrechlichen Patienten waren 72 % 30 Tage später entweder verstorben oder noch immer im Krankenhaus (So, et al. 2018).

10.5 Ausblick in die Zukunft

METs haben sich seit der Entstehung in den frühen 1990er Jahren in Australien global verbreitet und sind mittlerweile eine wesentliche Säule der Patientensicherheit in Krankenhäusern weltweit.

Eine Reihe von globalen Entwicklungen wird das weitere Wachstum beeinflussen:

- Verbreitung digitaler Krankenakten
- Neue Technologien im Monitoring
- Fortschritt in komplexen mathematischen Algorithmen und artifizieller Intelligenz
- Emanzipation von Patienten und Familien

10.5.1 Elektronische Krankenakten

Die Arbeit im Krankenhaus ist vermutlich die einzige Sparte der Wirtschaft, in der immer noch ein Großteil der Dokumentation von Hand vorgenommen wird. Während Handel und Industrie weitgehend digitalisiert sind, ist der Fortschritt im Gesundheitswesen selbst in den letzten 10 Jahren vergleichsweise langsam abgelaufen. Haus- und niedergelassene Fachärzte haben als Erste umgestellt, aber in Krankenhäusern sind oft nur einzelne Abteilungen wie das Labor, die Röntgenabteilung und die Buchführung volldigitalisiert, während klinische Krankenakten oft noch von Hand geführt werden. Dies hat Relevanz für METs, weil Trigger für den afferenten Arm so nicht automatisiert werden können. Algorithmen, die aus Textdokumentationen eine Verschlechterung des Zustandes von Patienten ableiten können, werden bereits erprobt, sind aber selbst in den großen amerikanischen Systemen nicht im Einsatz. Auch die Auswertung der Effizienz von METs ist durch das Fehlen elektronischer Systeme erheblich erschwert. Mit dem „Accountable Care Act" hat in den USA die Entwicklung von elektronischen Systemen einen großen Schritt nach vorne gemacht, aber Literatur über die Verbesserung der Patientensicherheit durch elektronische Krankenakten fehlt bisher (mit Ausnahme von Publikationen über Medikamentensicherheit).

10.5.2 Monitoring Technology

In den meisten Krankenhäusern ist außerhalb der Intensivmedizin das Monitoring auf zwei Modalitäten beschränkt: Entweder wird kontinuierliches Monitoring des EKGs benutzt oder es werden Vitalzeichen im Abständen von bis zu 24 h erhoben: Blutdruck, Temperatur, Atemfrequenz etc. Die Atemfrequenz ist das Vitalzeichen, das am besten das Risikoprofil einzelner Patienten widerspiegelt. Diese wird in der manuellen Messung oft ausgelassen oder nur als Annäherung geschätzt. Es ist daher nicht überraschend, dass eine Reihe von Herstellern jetzt Sensoren anbieten, die kontinuierlich die Atemfrequenz messen. Dies kann durch Analyse des EKGs und direkt von Brustwandbewegungen erfolgen oder durch Sensoren, die unter der Matratze positioniert werden. Nur wenige Studien haben bisher den Effekt auf klinisch relevantes Outcome gemessen (Bellomo, et al. 2012, Subbe et al. 2017, Heller et al. 2018).

Die Europäische Union hat als eines ihrer Horizon2020-Grants das „Nightingale"-Konsortium damit beauftragt, die Förderung von besserer Monitoring-Technologie zu unterstützen (▶ www.nightingale-h2020.eu). „Nightingale" hat sich zum Ziel gesetzt, durch Ausschreibungen die Industrie dabei zu unterstützen, Technologien für besseres Monitoring zu entwickeln. Diese Technologie sollte „wearable" sein und ohne Wiederaufladung bis zu 72 h Daten senden können. „Nightingale" ist mittlerweile in der zweiten Runde und eine kleine Anzahl von Konsortien und Herstellern ist noch im Rennen.

10.5.3 Algorithmen

Early Warning Scores sind relativ simple Algorithmen mit meistens 5–10 Parametern. Moderne Mathematik ermöglicht eine bessere Integration von komplexen Datensätzen. eCART (Churpek et al. 2014) ist ein Algorithmus, der Daten von Vitalzeichen, Patientencharakteristika und Intensivaufnahmen verbindet. Philips hat den Early-Deterioration-Indicator (Ghosh et al. 2018) entwickelt, der vergleichbare Methoden benutzt. Der Wellcome-Trust hat Forschungsmittel an die Universitäten von Oxford und Portsmouth vergeben, um in dem „HAVEN"-Project komplexe Algorithmen zu entwickeln, die spezifisch die Notwendigkeiten einer Intensivaufnahme vorhersagen (HEAVEN 2016). Die Health Foundation hat Forschungmittel vergeben, um am University College London ein System zu entwickeln, welches an Krankenhäusern in London die Verschlechterung von Patienten und die Verteilung von Hochrisikopatienten im ganzen Krankenhaus beobachtet (Harris et al. 2018).

Google's Deep Mind benutzt in einer Reihe von Projekten „Artificial Intelligence" (AI), um medizinische Probleme bei Verschlechterung von Patienten zu lösen (News 2018). „AI" ist bisher noch nicht zur Erkennung von Risikopatienten von METs benutzt worden, aber dies ist nur eine Frage der Zeit.

10.5.4 Patienten-aktivierte METs

In einem Zeitalter, in dem die Zusammenarbeit mit Patienten immer mehr in den Mittelpunkt rückt, ist auch die Rolle von Patienten (und Familienangehörigen) im Kontext eines METs von Interesse.

Patienten-aktivierte METs sind in Kliniken der USA, Australien und Großbritannien getestet worden. Trigger für die Entwicklung dieses Modells sind oft medizinische Notfälle, bei denen Patienten oder Angehörige lange vor den Krankenschwestern oder Ärzten Sorge über die Verschlechterung von Patienten geäußert haben. Als Beispiel erlaubt es „Call-4-Concern" (Odell et al. 2010) Patienten und Angehörigen, über eine zentrale Telefonnummer das MET zu kontaktieren. Die Zahl der Studien, die diese Art von Service untersucht haben, ist noch zu klein, um definitive Aussagen über die Wirksamkeit zu machen (Vorwerk und King 2016; Albutt et al. 2017). Es scheint aber nur selten zu einem Missbrauch der Notrufe zu kommen. Nach Erfahrung der METs brauchen die Patienten, die das Team aktivieren, auch tatsächlich Hilfe.

Literatur

Agency for Healthcare Research and Quality (2018) National patient safety goals. AHRQ patient safety network [cited 2018 Aug 26]. ▶ https://psnet.ahrq.gov/resources/resource/2230

Albutt AK, O'Hara JK, Conner MT, Fletcher SJ, Lawton RJ (2017) Is there a role for patients and their relatives in escalating clinical deterioration in hospital? A systematic review. Heal Expect 20(5):818–825

ANZICS Safety & Quality Conference (2017) YouTube [cited 2018 Aug 27]. ▶ https://www.youtube.com/playlist?list=PLU_QP17SjDm3DOfEyhTPdywCxlP3z-YaZ

Bannard-Smith J, Lighthall GK, Subbe CP, Durham L, Welch J, Bellomo R et al (2016) Clinical outcomes of patients seen by rapid response teams: a template for benchmarking international teams. Resuscitation 107:7–12

Bellomo R, Ackerman M, Bailey M, Beale R, Clancy G, Danesh V, Hvarfner A, Jimenez E, Konrad D, Lecardo M, Pattee KS, Ritchie J, Sherman K, Tangkau P, VITAL Care Study investigators (2012) A controlled trial of electronic automated advisory vital signs monitoring in general hospital wards. Crit Care Med 40(8):2349–2361

Brennan TA, Leape LL, Laird NM, Hebert L, Localio AR, Lawthers AG et al (1991) Incidence of adverse events and negligence in hospitalized patients. Results of the harvard medical practice study I. N Engl J Med 324(6):370–376

Chen J, Ou L, Flabouris A, Hillman K, Bellomo R, Parr M (2016) Impact of a standardized rapid response system on outcomes in a large healthcare jurisdiction. Resuscitation 107:47–56

Churpek MM, Yuen TC, Winslow C, Robicsek AA, Meltzer DO, Gibbons RD et al (2014) Multicenter development and validation of a risk stratification tool for ward patients. Am J Respir Crit Care Med 190(6):649–655

DeVita MA, Bellomo R, Hillman K, Kellum J, Rotondi A, Teres D et al (2006) Findings of the first consensus conference on medical emergency teams. Crit Care Med 34(9):2463–2478

DeVita MA, Smith GB, Adam SK, Adams-Pizarro I, Buist M, Bellomo R et al (2010) „Identifying the hospitalised patient in crisis" – a consensus conference on the afferent limb of rapid response systems. Resuscitation 81(4):375–382

DoH (2000) Comprehensive critical care: a review of adult critical care services. Department of Health, London

Donaldson L (2002) An organisation with a memory. Clin Med 2(5):452–457

Eccles SR, Subbe C, Hancock D, Thomson N (2014) CREWS: improving specificity whilst maintaining sensitivity of the national early warning score in patients with chronic hypoxaemia. Resuscitation 85(1):109–111

Ghosh E, Eshelman L, Yang L, Carlson E, Lord B (2018) Early Deterioration Indicator: data-driven approach to detecting deterioration in general ward. Resuscitation 122:99–105

Harris S, Shi S, Brealey D, MacCallum NS, Denaxas S, Perez-Suarez D et al (2018) Critical Care Health Informatics Collaborative (CCHIC): data, tools and methods for reproducible research: a multi-centre UK intensive care database. Int J Med Inform 112:82–89

Heller AR, Mees ST, Lauterwald B, Reeps C, Koch T, Weitz J (2018) Detection of deteriorating patients on surgical wards outside the ICU by an automated MEWS-based early warning system with paging functionality. Ann Surg. ▶ https://doi.org/10.1097/sla.0000000000002830

Hospital Alerting Via Electronic Noticeboard (HAVEN) Study Protocol (2016). ▶ https://ora.ox.ac.uk/objects/uuid:322561c7-866e-4c1e-bcc1-65da-4da477fb

Hughes C, Pain C, Braithwaite J, Hillman K (2014) „Between the flags": implementing a rapid response system at scale. BMJ Qual Saf 23(9):714–717

Jones M (2012) NEWSDIG: the national early warning score development and implementation group. Clin Med (Lond) 12(6):501–503

Lee A, Bishop G, Hillman KM, Daffurn K (1995) The medical emergency team. Anaesth Intensive Care 23(2):183–186

Ludikhuize J, Brunsveld-Reinders AH, Dijkgraaf MGW, Smorenburg SM, de Rooij SEJ, Adams R et al (2015) Outcomes associated with the nationwide introduction of rapid response systems in the Netherlands. Crit Care Med 43(12):2544–2551

Morris A, Owen HM, Jones K, Hartin J, Welch J, Subbe CP (2013) Objective patient-related outcomes of rapid-response systems – a pilot study to demonstrate feasibility in two hospitals. Crit Care Resusc 15(1):33–38

News (2018) Google's AI will predict acute kidney injury (AKI) [cited 2018 Aug 27]. ▶ https://medium.com/@skychain.global/googles-ai-will-predict-aki-c6bc006def2e

NHS Improvement (2018) Resources to support the safe adoption of the revised National Early Warning Score (NEWS2)

Odell M, Gerber K, Gager M (2010) Call 4 concern: patient and relative activated critical care outreach. Br J Nurs 19(22):1390–1395

Oglesby KJ, Durham L, Welch J, Subbe CP (2011) „Score to Door Time", a benchmarking tool for rapid response systems: a pilot multi-centre service evaluation. Crit Care 15(4):R180

Prytherch DR, Smith GB, Schmidt PE, Featherstone PI (2010) ViEWS – towards a national early warning score for detecting adult inpatient deterioration. Resuscitation 81(8):932–937

RCP AMTF (2007) Acute medical care. The righ person, in the right setting – first time. RCP, London

Royal College of Physicians (2018) National Early Warning Score (NEWS) 2 RCP London [cited 2018 Aug 27]. ► https://www.rcplondon.ac.uk/projects/outputs/national-early-warning-score-news-2

Smith GB, Prytherch DR, Schmidt PE, Featherstone PI (2008) Review and performance evaluation of aggregate weighted „track and trigger" systems. Resuscitation 77(2):170–179

So RKL, Bannard-Smith J, Subbe CP, Jones DA, van Rosmalen J, Lighthall GK METHOD study investigators (2018) The association of clinical frailty with outcomes of patients reviewed by rapid response teams: an international prospective observational cohort study. Crit Care 22(1):227. ► https://doi.org/10.1186/s13054-018-2136-4

Subbe CP, Burford C, Le Jeune I, Masterton-Smith C, Ward D (2015) Relationship between input and output in acute medicine – secondary analysis of the Society for Acute Medicine's Benchmarking Audit 2013 (SAMBA '13). Clin Med (Lond) 15(1):15–19

Subbe CP, Duller B, Bellomo R (2017) Effect of an automated notification system for deteriorating ward patients on clinical outcomes. Crit Care 21(1):52

VMS. Praktijkgids (2008) Vroege herkenning en behandeling van de vitaal bedreigde patiënt [cited 2018 Aug 26]. ► www.vmszorg.nl

Vorwerk J, King L (2016) Consumer participation in early detection of the deteriorating patient and call activation to rapid response systems: a literature review. J Clin Nurs 25(1–2):38–52

Wachter R, Pronovost P (2006) The 100,000 lives campaign: a scientific and policy review. Jt Comm J Qual Patient Saf 32(11):621–627

Zegers M, de Bruijne MC, Wagner C, Hoonhout LHF, Waaijman R, Smits M et al (2009) Adverse events and potentially preventable deaths in Dutch hospitals: results of a retrospective patient record review study. Qual Saf Health Care 18(4):297–302

Organisation, Schulung, Umsetzung

Inhaltsverzeichnis

Organisation, Strukturen und Implementierung

Stefan Lenkeit und Jens-Christian Schewe

Dieses Kapitel widmen wir Klaus Ringelstein, dem ehemaligen pflegerischen Leiter der Chirurgischen Intensivstation, der im Jahre 2004 mit seinen innovativen Ideen die Initialzündung zur MET-Etablierung am Universitätsklinikum Bonn gab.

T. Koch, A. R. Heller, J.-C. Schewe (Hrsg.), *Medizinische Einsatzteams*,
https://doi.org/10.1007/978-3-662-58294-7_11

11.1 Einführung

Die Etablierung eines gut funktionierenden innerklinischen Notfallmanagements, als integraler Bestandteil des Risikomanagements eines Krankenhauses zur Steigerung der Patientensicherheit, ist aufgrund der immer komplexer werdenden Klinikstrukturen und Abläufe eine große organisatorische, medizinische und soziokulturelle Herausforderung. Dies liegt zum einen an der generellen demografischen Entwicklung der Bevölkerung mit ansteigendem Patientenalter und damit einhergehend einer zunehmenden Anzahl von Risikopatienten mit schweren Komorbiditäten und erhöhtem Betreuungsbedarf. Zusätzlich erfolgt fortlaufend eine zunehmende Spezialisierung und Erweiterung des medizinischen Spektrums, und es werden immer aufwendigere operative, diagnostische und therapeutische Interventionen durchgeführt. Zum anderen ist seit der Einführung des DRG-Systems im deutschen Gesundheitssystem die Bedeutung wirtschaftlicher Faktoren mit dem daraus resultierenden Kostendruck und Wettbewerb für die Krankenhäuser deutlich gestiegen. Die insgesamt zunehmende Arbeitsverdichtung im Zusammenhang mit dem Mangel an medizinischem Fachpersonal, vor allem im Bereich der Pflege, in Kombination mit immer höheren fachlichen Anforderungen führt oftmals zu einem Belastungsmaximum in der stationären Arbeitsroutine.

Häufigkeit und Ursachen schwerwiegender Zwischenfälle und unerwarteter Herz-Kreislaufstillstände im Krankenhaus sind vor allem durch Faktoren wie die Gesamtzahl der versorgten Patienten, den Case-Mix und die Art der Versorgungsleistung bestimmt. Weitere Einflussfaktoren sind die vorhandenen Versorgungskapazitäten und organisatorischen Vorgaben wie z. B. bereits etablierte Standards und Schulungsprogramme zum innerklinischen Notfallmanagement. Es ist daher offensichtlich, dass Universitätskliniken und Häuser der Maximalversorgung eine höhere Anzahl an zu versorgenden innerklinischen Notfällen zu bewältigen haben als etwa kleinere regionale Krankenhäuser. Auf der anderen Seite zeigen Studien, dass das perioperative Risiko, zu versterben, mit dem Behandlungsvolumen und der Erfahrung der Klinik assoziiert ist (Birkmeyer et al. 2002). Je häufiger eine bestimmte Behandlungsprozedur durchgeführt wird, desto geringer ist die Wahrscheinlichkeit schwerwiegender Komplikationen. Dabei hängt die Letalität nicht alleine vom reinen Auftreten einer Komplikation ab. Vielmehr hängt sie von der mangelnden Früherkennung und adäquaten Reaktion bzw. Behandlung und den sich daraus entwickelnden Komplikationen im Verlauf ab (Damiani et al. 2015). So weisen kleinere oder mittelgroße regionale Krankenhäuser eine höhere postoperative Komplikations- und Letalitätsrate bei bestimmten Eingriffen auf, auch wenn die absolute Gesamtzahl der unerwünschten Ereignisse niedriger ist (Ghaferi et al. 2011). In diesem Zusammenhang hat sich im internationalen Sprachgebrauch der Begriff „failure to rescue" etabliert. Aufgrund der aufgezeigten Zusammenhänge sind das Auftreten schwerwiegender unerwünschter Ereignisse und unerwarteter Todesfälle ein gegenwärtiges Problem in Krankenhäusern aller Versorgungsstufen, das es zu bewältigen gilt. Im Vergleich zur präklinischen Notfallversorgung mit konkreten gesetzlichen Vorgaben zu organisatorischen und personellen Strukturen fehlt in Deutschland ein allgemein anerkanntes vergleichbares und standardisiertes Konzept zur innerklinischen Notfallversorgung. Auch der internationale Vergleich mit den zum Teil seit Jahrzenten im Ausland etablierten innerklinischen Notfallmanagementsystemen (► Kap. 10), zeigt deutlich, dass Notfallkonzepte mit METs in deutschen Krankenhäusern eher die Ausnahme als die Regel darstellen. Die flächendeckende Umsetzung von Präventionskonzepten steht hierzulande vor allem mangels konkreter Vorgaben durch den Gesetzgeber erst am Anfang.

Viele Krankenhausträger in Deutschland haben zwischenzeitlich dennoch die Notwendigkeit für eine Neustrukturierung des innerklinischen Notfallmanagements erkannt; sowohl aufgrund der zunehmenden rechtlichen Relevanz der Vermeidung eines Organisationsverschuldens (► Kap. 14) als auch aufgrund der steigenden Anforderungen bei der Zertifizierung im Qualitäts- und Risikomanagementprozess (Struktur- und Prozessqualität). Es wird vielerorts damit begonnen, entsprechende Strukturen und Schulungsprogramme zur Prävention und Reaktion vorzubereiten und zu implementieren.

Im Folgenden werden die Anforderungen, Grundlagen und verschiedenen Möglichkeiten zur Implementierung von MET-basierten Notfallmanagementsystemen in Krankenhäusern dargestellt, unter Berücksichtigung unterschiedlicher Lage, Größe und Struktur.

11.2 Allgemeine Voraussetzungen zur Erkennung und Behandlung kritisch kranker Patienten im Krankenhaus

Es gilt primär, unabhängig von der Größe und der Lage eines Krankenhauses, ein strukturiertes Notfallmanagementsystem fest zu etablieren (Administrativ). Eine Verschlechterung des Patienten muss zuverlässig detektiert und damit rechtzeitig erkennbar werden (afferenter Schenkel) mit der Folge eine adäquate Reaktion auszulösen (efferenter Schenkel).

Jedem Krankenhausmitarbeiter muss das innerklinische Notfallkonzept bekannt sein und mindestens die Alarmierung des MET ermöglichen. Alle ärztlichen und nicht-ärztlichen Mitarbeiter in der Patientenversorgung müssen darüber hinaus in der Lage sein, eine Verschlechterung des Patienten anhand von Vitalparametern und mit Hilfe einfacher Scores frühzeitig zu bemerken und eine entsprechende initiale Behandlung zu beginnen bzw. einfache medizinische Sofortmaßnahmen bis zum Eintreffen des Notfallteams durchzuführen. Sie müssen einen Herz-Kreislaufstillstand erkennen und Basismaßnahmen der Reanimation (BLS) einleiten (► Kap. 12).

Wenn sich der Zustand eines Patienten progredient verschlechtert, muss die Intensität der Behandlung entsprechend angepasst werden können, sodass er fachlich und medizinisch adäquat versorgt wird. Dies bedeutet unter Umständen, dass der Patient von der Normalstation im Sinne eines *„step up“* auf eine Überwachungsstation (Intermediate-Care, IMC) oder Intensivstation überführt werden muss (Hillman et al. 2005). In Krankenhäusern mit niedrigem Versorgungsniveau oder mangelnden Ressourcen bedeutet dies unter Umständen auch konsequent die Verlegung in ein Krankenhaus höherer Versorgungsstufe bzw. mit entsprechender Versorgungsressource (► Abschn. 11.3). Alle Krankenhäuser benötigen entsprechende standardisierte Dokumente, die das Verhalten im Notfall und die Eskalation der Versorgung bei kritischer Erkrankung des Patienten beschreiben.

In diesem Zusammenhang wurde bereits mit den Leitlinien des ERC 2005 ein eigener Abschnitt in der Sektion 4 „Erweiterte Reanimationsmaßnahmen für Erwachsene“ eingeführt, der auf die Verhinderung des innerklinischen Herz-Kreislaufstillstandes abstellte. Dort wurden konkrete Empfehlungen für Krankenhäuser zur Organisation eines präventiven innerklinischen Notfallmanagements gegeben, die in den aktuellen Leitlinien des ERC von 2015 weiter ausgeführt und konkretisiert wurden. Die wesentlichen Punkte sind aktuell in einer „Leitlinie zur Vermeidung des Innerklinischen Herzkreislaufstillstandes“ zusammengefasst. Der Leitgedanke lautet: „Wiederbelebung in der Klinik beginnt mit der Verhinderung des Herz-Kreislaufstillstandes.“

- Risikopatienten und kritisch Kranke gehören in eine geeignete Abteilung zur Überwachung und weiteren medizinischen Versorgung.

- Etablierung eines Frühwarnsystems oder von Alarmierungskriterien zur rechtzeitigen Identifizierung der kritisch kranken Patienten und der Patienten, die ein Risiko zur weiteren klinischen Verschlechterung oder für den drohenden Eintritt eines Herz-Kreislaufstillstandes aufweisen.
- Verwendung konkreter Verfahrensanweisungen für das medizinische Personal und Festlegung von konkreten Verantwortlichkeiten in der Versorgungskette, entsprechend dem verwendeten, an lokale Gegebenheiten angepassten Frühwarnsystem oder Alarmierungskriterien.
- Einführung eines Dokumentationssystems zur regelmäßigen Vitalzeichenmessung und Aufzeichnung der ggf. aus einem Frühwarnsystem resultierenden Scores.
- Vorhaltung eines spezialisierten Teams für die Notfallversorgung nach Feststellung einer medizinischen Versorgungsbedürftigkeit. Dieses Team muss in der Lage sein, alle akuten und kritischen Notfälle zu versorgen und „rund um die Uhr" (24/7) zur Verfügung stehen.
- Verpflichtende repetitive Schulungen des gesamten medizinischen Personals (Pflege, Ärzte, Funktionsdienste etc.), um sie zu befähigen, kritisch Erkrankte frühzeitig zu erkennen und überbrückende Maßnahmen bis zum Eintreffen der spezialisierten Hilfe leisten zu können. Das innerklinische Notfallmanagementkonzept muss dem medizinischen Personal bekannt sein.
- Verwendung einheitlicher Alarmierungswege (einheitliche Notrufnummer). Explizite und sanktionsfreie Ermächtigung aller medizinischen Berufsgruppen zur Aktivierung des Notfallsystems.
- Identifizierung der Patienten, die einen natürlichen Sterbeprozess durchlaufen und nicht wiederbelebt werden sollen oder keine Reanimationsmaßnahmen wünschen („Do not attempt resuscitation"-Richtlinien).
- Erfassung aller Einsätze und Reanimationen in standardisierten Protokollen sowie Auswertung der Daten zur stetigen Qualitätssicherung und Verbesserung im Sinne eines gelebten Qualitätsmanagements.

Die messbaren Ziele für ein präventives innerklinisches Notfallmanagementkonzept können hinsichtlich benötigter Strukturen und Prozesse in der Praxis wie folgt benannt werden:

1. **Entdecken:** Veränderungen der Vitalzeichen und andere klinische Auffälligkeiten sind zuverlässig und kurzfristig ermittelbar.
2. **Erkennen:** Die Mitarbeiter erkennen zuverlässig und unmittelbar die Bedeutung dieser Zeichen und eine Verschlechterung des Patienten.
3. **Eskalation:** Die vorgegebenen Meldewege werden zeitgerecht umgesetzt und die notwendigen Mitarbeiter sind informiert.
4. **Reaktion:** Die alarmierten Mitarbeiter sind zeitgerecht vor Ort und benötigte Ressourcen stehen zur Verfügung.
5. **Erstversorgung:** Eine angemessene Versorgung zur Stabilisierung und Verhinderung einer weiteren vitalen Verschlechterung wird zeitgerecht durchgeführt.
6. **Definitive Therapie:** Maßnahmen zur Ermittlung der zugrundeliegenden Diagnose werden eingeleitet und der Patient wird auf dem individuell benötigtem Versorgungsniveau behandelt.

Zielvorgaben für das Notfallmanagement am Beispiel des Universitätsklinikums Bonn (UKB)

- Offizielle strategische Ausrichtung: Wiederbelebung im UKB beginnt mit der Verhinderung des Herz-Kreislaufstillstandes („Präventive Intensivmedizin")!

- Rund-um-die-Uhr- (24/7) Vorhaltung eines medizinischen Einsatzteams, das den Intensivstationen angegliedert ist (intensiv- und notfallmedizinisch erfahrenes und qualifiziertes ärztliches und pflegerisches Personal) zur Einschätzung und Erstversorgung kritisch Kranker und innerklinischer Notfälle nach Alarmierung.
- Etablierung von einheitlichen Alarmierungskriterien auf den Normalstationen und in den Funktionsbereichen zur rechtzeitigen Identifizierung kritisch Kranker und Alarmierung des Notfallteams.
- Standardisierte Vorgehenshinweise für das medizinische Personal und Verantwortlichkeiten entsprechend den Alarmierungskriterien am UKB.
- Zentrale Erfassung und Auswertung aller Notfalleinsätze und Reanimationen im standardisierten innerklinischen Notfallprotokoll des UKB und des Reanimationsregisters der DGAI zur Sicherung der Ergebnisqualität. Erfassung aller Fehlalarme, unerwarteten Todesfälle und ungeplanten Aufnahmen auf die Intensivstation.
- Verpflichtende und jährliche repetitive Schulungen aller medizinischen Berufsgruppen in Prävention (rechtzeitiges Erkennen) und lebensrettenden Basismaßnahmen mit Frühdefibrillation (Basic Life Support, BLS) nach den Leitlinien des ERC in der gültigen Fassung.
- Vereinheitlichung der Notfallausrüstung und Einführung von automatisierten externen Defibrillatoren (AED) sowie supraglottischer Atemwegshilfen bei der Reanimation auf den Peripherstationen und in den Funktionsabteilungen.
- Einhaltung definierter Reaktionszeiten beim Herz-Kreislaufstillstandes bis zum Beginn von Basismaßnahmen mit möglicher Frühdefibrillation innerhalb von 3 min.
- Erstellung einer DNAR-Richtlinie („Do not attempt resuscitation"-Leitlinie) am UKB zur Identifizierung der Patienten, die einen natürlichen Sterbeprozess durchlaufen und/ oder nicht wiederbelebt werden wollen bzw. die eine Ausweitung der Therapie auf ein intensivmedizinisches Versorgungsniveau nicht wünschen.

11

11.3 Allgemeine Grundsätze zur Einführung und Struktur eines MET-gestützten Präventivsystems

Je nach Krankenhaustyp, Lage und Größe der Einrichtung wird die Struktur eines Notfallmanagementsystems und die Zusammensetzung eines MET-gestützten Rapid-Response-Systems adaptiert werden müssen. Alle möglichen Varianten müssen aber als Grundpfeiler des präventiven Notfallmanagements eine Kombination aus einem präventiven (proaktiven) afferenten Anteil und einem reaktiven efferenten Anteil beinhalten. Zum einen, um primär das Auftreten von schweren Zwischenfällen möglichst zu vermeiden bzw. deren Fallzahl zu minimieren (Schulung, Post-OP/Intensiv-Visiten etc.), zum anderen, um adäquat reagieren zu können, sobald vordefinierte Kriterien klinischer Instabilität erreicht werden (Schulung, MET).

Die wichtigsten beeinflussenden Variablen für die Art und Dauer des Implementierungsprozesses eines entsprechenden Konzeptes im Krankenhaus sind:

- die bestehende Krankenhauskultur (Wertvorstellungen, Normen, Identifikation der Mitarbeiter, Hierarchien etc.)

- die Leitungs- und Lenkungsstrukturen der Klinik
- der Case-Mix und Versorgungsaufwand
- die Anzahl von medizinischem Fachpersonal und deren Qualifikationen
- die vorhandenen Intensivkapazitäten
- bereits vorhandene Sicherheits- und Präventionsprogramme
- die Verfügbarkeit von Daten zu Komplikationen und Zwischenfällen (Anzahl, Ort, Zeit)
- andere verfügbare Ressourcen

In kleineren Krankenhäusern der Grund- und Regelversorgung kann dies bedeuten, dass die Reaktion auf die Detektion einer kritischen Verschlechterung eines Patienten die Alarmierung und Zuführung externer spezialisierter intensiv- und notfallmedizinischer Hilfe erfordert, um vor Ort eine Stabilisierung des Patienten zu beginnen. Im weiteren Verlauf kann die Überführung des Patienten durch ein Transportteam in ein Krankenhaus höherer Versorgungsstufe notwendig sein, wenn vor Ort die adäquaten Versorgungs- oder Intensivkapazitäten nicht zur Verfügung stehen. Wenn Lage und Größe eines Krankenhauses ein solches Vorgehen mit entsprechend verlängerter Reaktionszeit bedingen, sollte die Aktivierung z. B. des Rettungsdienstes oder eines MET aus einem anderen Krankenhaus möglichst frühzeitig erfolgen. Das Notfallmanagementkonzept dieser Krankenhäuser muss die entsprechenden Eskalationsschritte klar benennen und die externen Ressourcen kooperativ in das Versorgungskonzept einbinden.

An Krankenhäusern der Maximalversorgung oder an Universitätskliniken mit einem hohen Versorgungsgrad und entsprechender Fallschwere sollte die Ansiedlung des MET idealerweise auf der Intensivstation bzw. mindestens die Einbindung der Intensivmedizin in das MET erfolgen.

Ein MET rückt aufgrund des präventiven Anforderungsprofils, der Fallschwere und Fallzahl in diesen Kliniken häufig zu Patienten in einem kritischen Zustand aus, bei denen eine intensivmedizinische Beurteilung des Patienten notwendig ist und bei denen in der Folge auch intensivmedizinische Maßnahmen Anwendung finden. Daher ist die organisatorische Angliederung des MET an die Intensivstation in Kliniken mit diesem Anforderungsprofil sinnvoll (► Abschn. 11.5.1). So kann die Fähigkeit zur frühzeitigen Intervention genutzt werden, um unnötige Aufnahmen auf die Intensivstation zu verhindern und die regelhaft knappen Intensivressourcen zu schonen. Durch die primäre Erstversorgung und Stabilisierung von kritisch erkrankten Patienten noch auf der Normalstation und der bei Bedarf organisierten und kontrollierten Zuführung zur Intensivstation kann dort die Arbeitsintensität in der Aufnahmesituation gesenkt werden. Gleichzeitig können so unter Betreuung des MET bereits etwaige diagnostische Maßnahmen (z. B. CT) eingeleitet und durchgeführt werden.

Für kleinere Häuser mit weniger Ressourcen und geringerer Fallschwere müssen ggf. alternative Formen der Teamzusammensetzung gewählt werden (◘ Tab. 11.1 und 11.3). Dafür sollte das verfügbare Personal mit der bestmöglichen Ausbildung für diese Aufgabe rekrutiert werden (◘ Tab. 11.2).

11.4 Implementierung eines MET-Systems im Krankenhaus

11.4.1 Medizinische Einflussfaktoren

Die Folgerichtigkeit und Bedeutung der Konzeption und Integration von Präventions- und Frühwarnsystemen zur Identifizierung kritisch kranker Patienten in ein ganzheitliches Notfallmanagementkonzept im Krankenhaus ist in den vorangehenden Kapiteln bereits dargestellt worden. Zusammengefasst zeigt eine Vielzahl von Studien auf, dass schwerwiegenden medizinischen Zwischenfällen und unerwarteten Herz-Kreislaufstillständen im Krankenhauses eine Phase der Destabilisierung bei den betroffenen Patienten vorausgeht (Buist

Tab. 11.1 Übersicht über Versorgungsstufen und Möglichkeiten zur Früherkennung und Reaktion

Versorgungsstufe und verfügbare Ressourcen	Erkennen des kritisch Kranken und Erstversorgung	Mögliche Reaktion und Eskalation
I./II Grund- und Regelversorger bis 500 Betten – 1–2 Hauptfach- und Belegarztabteilungen – Keine oder beschränkte Intensivmedizinische Kapazitäten – Keine oder nur begrenzt verfügbare Anästhesie	– Stationsärzte – Belegärzte – Pflegepersonal – MTA/MFA	– ALS-trainiertes Personal der Ambulanz/ggf. Intensivstation als MET – ggf. Unterstützung durch Rettungsdienst und Notarzt – Falls vorhanden, Versorgung im Intensiv-/Überwachungsbereich – ggf. Verlegung in externe Schwerpunktklinik/Maximalversorger zur Intensivtherapie/Intervention
III Schwerpunktversorger bis 800 Betten – mindestens 8 Hauptfachabteilungen – Intensivmedizin – Anästhesieabteilung	– Ärztliches und nicht-ärztliches medizinisches Personal der Normalstation und Funktionsbereiche – ggf. Post-OP/Post-ICU-Visiten	– Arzt-geleitetes MET durch Personal der Intensivstation und Anästhesieabteilung (ICU-Arzt und ICU-Pflege oder Pflege Anästhesie) – Versorgung auf ICU – ggf. Verlegung in Maximalversorger (z. B. ARDS-Therapie mit ECMO)
IV Maximalversorger über 800 Betten – mindestens 10 Hauptfachabteilungen – Aufgaben der Hochleistungsmedizin – Intensivmedizin – Anästhesieabteilung	– Ärztliches und nicht-ärztliches medizinisches Personal der Normalstation und Funktionsbereiche – Post-OP-Visiten – Schmerzdienst – ggf. Post-ICU-Visiten	– Arzt-geleitetes MET der Intensivmedizin (ICU-Arzt und ICU-Pflege) – ggf. zusätzliches Reanimationsteam mit Anästhesie zur Unterstützung – Weitere Versorgung auf Station, IMC oder ICU des eigenen Hauses

Tab. 11.2 Vergleich zwischen einem traditionellen Reanimations („Herzalarm")-Team und einem medizinischen Notfallteam (RRT/MET). (Mod. nach Jones et al. 2011)

	Traditionelles Reanimationsteam	Medizinisches Notfallteam
Alarmierungskriterien	Kein tastbarer Puls, kein messbarer Blutdruck, Bradypnoe/Schnappatmung, Bewusstlosigkeit	ABCDE-Kriterien wie Atemnot, Atemfrequenz, Herzfrequenz, Blutdruck, veränderte Bewusstseinslage etc.
Beispielhafte Behandlungsdiagnosen	Herzkreislaufstillstand, Atemstillstand, Atemwegsverlegung	Sepsis, Lungenödem, Herzrhythmusstörungen, respiratorische Insuffizienz
Teamzusammensetzung	Intensivmediziner + Pflegepersonal der Intensivstation (idealerweise Arzt mit notfallmedizinischen Kenntnissen, Pflegepersonal mit Weiterbildung Intensivmedizin oder rettungsdienstlicher Ausbildung)	Intensivmediziner + Pflegepersonal der Intensivstation (idealerweise Arzt mit notfallmedizinischen Kenntnissen, Pflegepersonal mit Weiterbildung Intensivmedizin oder rettungsdienstlicher Ausbildung
Alarmierungsinzidenz[a] (Alarmierungen/1000 stationäre Patientenaufnahmen)	0,5–5	20–40
Krankenhausletalität (%) der Kohorte nach entsprechender Team- Alarmierung	70–90	0–20

[a]Die Alarmierungsinzidenz variiert in Abhängigkeit vom Zuständigkeitsbereich des MET und von lokalen organisatorischen Voraussetzungen.

et al. 2004; Franklin und Mathew 1994; Schein et al. 1990, Hillman et al. 2005). Diese Veränderungen betreffen zum großen Teil eben gerade die Vitalparameter, die durch eine standardisierte pflegerische und ärztliche Krankenbeobachtung und Untersuchung erfasst werden können. Diese Abweichungen treten oftmals innerhalb von Stunden bis hin zu Tagen vor der tatsächlichen akuten Verschlechterung des Patienten auf. Der bei weitem größte Teil der Patienten, die im stationären Bereich eines Krankenhauses einen Herz-Kreislaufstillstand erleiden, weisen bis zu 24 h vorher bereits pathophysiologische Veränderungen der Vitalparameter auf. Diese Akutsituationen gelten als potenziell vermeidbar, und es bietet sich die Chance, durch eine adäquate Früherkennung dieser Zeichen eine rechtzeitige Intervention und Therapie zu ermöglichen und Herz-Kreislaufstillstände zu vermeiden (Goldhill und McNarry 2004; Hillman et al. 2002; Kause et al. 2004; Schein et al. 1990; Smith und Wood 1998). Die Kriterien zur Aktivierung der meisten Rapid-Response-Systeme basieren demnach typischerweise auf Veränderungen der Atem- und Herzfrequenz, des Blutdruckes, des neurologischen Status, der Diurese sowie der pulsoxymetrischen Sauerstoffsättigung (SpO_2) (Bellomo et al. 2003).

Bei der Erhebung dieser frühen Warnzeichen kommt es regelhaft zu Lücken und Fehlinterpretationen. Dies führt zu einer nicht ausreichenden bzw. verzögerten Behandlung der vorliegenden Störung. Gründe dafür sind neben anderen die unvollständige Erhebung der Vitalparameter, mangelhaftes Wissen und/oder Erfahrung des Personals vor Ort, fehlende Zeit und/oder grundlegende organisatorische Defizite in den Kliniken. Es fehlt oftmals schlichtweg ein systematischer Ansatz bei der Beurteilung und Behandlung kritisch Kranker und daraus resultiert wenig Selbstvertrauen bei der Versorgung von Notfällen (Featherstone et al. 2005). Im Ergebnis kommt es vermehrt zu ungeplanten Aufnahmen auf die Intensivstation, eine insgesamt verlängerte Krankenhausverweildauer und zu potenziell vermeidbaren Herz-Kreislaufstillständen (Hillman et al. 2002; Hodgetts et al. 2002; Kause et al. 2004; McQuillan et al. 1998). Fehlende strukturelle Voraussetzungen und der oftmals durch fehlendes Personal zugespitzte Zeitmangel, gerade auch zur regelhaften Qualifizierung und zum Training der Mitarbeiter, begünstigen organisatorische Unzulänglichkeiten, schlechte Kommunikation und mangelhaftes Teamwork in der Praxis sowohl im Vorfeld einer kritischen Verschlechterung des Patienten wie auch in der akuten Notfallsituation.

Grundlagen für die Einführung eines MET-basierten Rapid-Response-Systems

- Schwerwiegende unerwartete Zwischenfälle treten bei 5–17 % der stationär behandelten Patienten auf (Bellomo et al. 2002; Brennan et al. 1991; Lee 2002; McGlynn et al. 2003; Wilson et al. 1995; Krankenhausreport 2014).
- Veränderungen beobachtbarer Vitalzeichen gehen mit einem erhöhten Risiko für einen innerklinischen Herz-Kreislauf-Stillstand und Tod einher.
- Zwischenfällen geht in 80 % der Fälle eine Veränderung der im Rahmen der Krankenbeobachtung erfassbaren Vitalzeichen voraus. Es gibt die Zeit zum Handeln!
- Frühzeitige Intervention zu Beginn der Verschlechterung des Patienten verbessert das Behandlungsergebnis und verhindert Reanimationen im Krankenhaus.
- MET-Alarmierungskriterien sind grundsätzlich einfach anzuwenden und basieren auf den Veränderungen beobachtbarer Vitalzeichen.
- Die Reaktion des ärztlichen und nicht-ärztlichen Personals der Peripherstation bei kritisch kranken Patienten ist oftmals zu langsam und/oder inadäquat.

- Mitarbeiter können erfolgreich geschult und trainiert werden, um Routine beim Management und der Versorgung kritisch kranker Patienten zu erlangen.

11.4.2 Wichtige soziologische, kulturelle und politische Einflussfaktoren

11.4.2.1 Kultur- und Politikwandel im Krankenhaus herbeiführen

Das alleinige berufen auf die medizinische Sinnhaftigkeit eines MET wird zur erfolgreichen Implementierung eines präventiven Notfallmanagementkonzeptes im Krankenhaus kaum genügen. Es muss in der Regel ein „Kulturwandel" im Krankenhaus vollzogen werden. Ein erster, wichtiger soziologischer Faktor bezieht sich auf die Patientensicherheit. Diese muss die „Top-Priorität" aller behandelnden Disziplinen im Krankenhaus werden. Die Patientensicherheit muss auf dieselbe Stufe beim täglichen Handeln im Krankenhaus gehoben werden wie die ökonomisch angestrebte Effizienz und Produktivität der Prozesse. Dies ist unter Umständen ein langwieriger und begleitender Prozess, aber ein MET-basiertes Präventionssystem kann letztlich nur in einem Umfeld Fuß fassen und weiter ausgebaut werden, in dem die Grundsätze der Patientensicherheit klar kommuniziert und über das reine Leitbild eines Krankenhauses hinaus in der täglichen Praxis „gelebt" werden. Wenn die Leitung eines Krankenhauses das präventive Notfallmanagementkonzept nicht aktiv organisatorisch und strukturell unterstützt und die erfolgreiche Anwendung und Umsetzung der Vorgaben in diesem Sinne „belohnt", wird es nicht erfolgreich zu implementieren und fortzuführen sein. Vielmehr müssen die potenziellen Vorteile und Synergien des Systems hervorgehoben werden (◘ Tab. 11.3). Um diese Unterstützung zu bekommen, müssen die Leitungen der verschiedenen betroffenen Bereiche identifiziert, überzeugt und eingebunden werden. Dies betrifft akademische und pflegerische Leitungen, administrativ Verantwortliche, Ausbildungs- und Schulungsverantwortliche, aber auch „Leitungen" im Sinne von wichtigen Meinungsführern („Influencer") in der Praxis. Diese Interessensgruppen beeinflussen und bestimmen die Krankenhauskultur hinsichtlich des zu etablierenden MET-Systems und haben initial aufgrund ihrer originären Aufgabenbereiche und Berufsgruppenzugehörigkeit evtl. gegenläufige Zielsetzungen. Diese gilt es, zu einem konsensuellen Vorgehen auf Grundlage der oben genannten medizinischen Einflussfaktoren und der Analyse des Ist-Zustands (Problemstellung) des jeweiligen Krankenhauses zu vereinen.

Zu den wichtigsten Interessensgruppen, wenn auch ohne primäre Leitungsfunktion, gehört die Gruppe aller am Patienten tätigen ärztlichen und nicht-ärztlichen Mitarbeiter. Diese Gruppe muss grundsätzlich von den Zielen und den möglichen Verbesserungen durch Einführung eines MET-Systems bei ihrer täglichen Arbeit hinsichtlich Patientensicherheit und -versorgung überzeugt werden, um so ihre Unterstützung in der Praxis zu sichern (◘ Tab. 11.3). Für die Pflege bedeutet das MET z. B. eine ständige Absicherung und Rückfallebene bei Abwesenheit des Stationsarztes. Für den ärztlichen Dienst bietet es eine Unterstützung im Notfall und eine allzeit verfügbare „zweite Meinung" sowie die Gewissheit, bei Abwesenheit von Station eine weitere Rückfallebene im Sinne der Patientensicherheit zu haben.

Das MET hilft dabei, dass medizinisches Personal niemals alleine und überfordert in einer Notfallsituation handeln muss. Es sollte gerade gegenüber dem ärztlichen Dienst deutlich gemacht werden, dass ein MET nicht „den Patienten wegnimmt", sondern die Zuständigkeit der primären Fachabteilung erhalten bleibt. Vielmehr sollen die Mitarbeiter verstehen, dass immer nur in Zusammenarbeit und nach Beratung

Tab. 11.3 Beispiele für Zielsetzung und potenzielle Vorteile eines MET-Systems

Zielsetzung	Potenzielle Vorteile
– Unterstützung des Stationsteams bei der schnellen Versorgung kritisch kranker Patienten – Standardisierte Ausbildung der Mitarbeiter im Notfallmanagement und der Früherkennung kritisch kranker Patienten bzw. auftretender Komplikationen – Einführung objektiver Alarmierungskriterien und Scores zur Aktivierung des MET-Systems – Früherkennung von Patienten, die einer intensivmedizinischen Versorgung bedürfen – Verbesserung des Entscheidungsfindungsprozesses hinsichtlich der Therapieziele – Einführung standardisierter Eskalationsschemata für den Versorgungsprozess des Patienten – Erhöhung der Patientensicherheit bei Abwesenheit des ärztlichen Dienstes von Station durch sofortige Verfügbarkeit des MET für die Pflege	**Ergebnisqualität** – Reduktion innerklinischer Herz-Kreislaufstillstände – Erhöhung der Überlebensrate nach Reanimation – Reduktion der Sterblichkeit – Vermeidung unnötiger intensivmedizinischer Maßnahmen – Vermeidung zweckloser oder nicht gewollter Reanimationsmaßnahmen – Reduktion der Aufenthaltsdauer auf der Intensivstation bzw. im Krankenhaus **Prozess- und Strukturqualität** – Verbesserung der standardisierten Erfassung von Vitalparametern in der Peripherie des Krankenhauses – Reduktion ungeplanter Aufnahmen auf die Intensivstation – Verbesserung des Bettenmanagements der Intensivstation (unnötige Belegung) – Verbesserung des Risiko- und Qualitätsmanagements sowie der Zertifizierungsprozesse – Erhöhung der Patientensicherheit – Standardisierte Erfassung und Dokumentation von schweren Zwischenfällen und Reanimationen (z. B. Deutsches Reanimationsregister) **Soziale Faktoren** – Abbau von Ängsten und Unsicherheiten im Umgang mit gefährdeten Patienten – Verbesserung der Kommunikation und des Informationsaustausches durch gemeinsames Training – Steigerung der Mitarbeiterzufriedenheit

mit dem Behandlungsteam vor Ort die beste medizinische Entscheidung für den Patienten gefunden werden soll. Dieser Prozess der Überzeugung wird bei einigen Berufsgruppen oder einzelnen Mitarbeitern schnell erfolgreich sein, bei anderen individuell mehr Zeit in Anspruch nehmen. Hierbei muss man unterstützend, zielorientiert und beharrlich bleiben. Unterstützend sind dafür standardisierte Schulungen im Vorfeld zur Einführung und begleitend im weiteren Prozess des MET-Systems unabdingbar, um u. a. die innerklinische Problematik bei der Versorgung von kritisch Kranken und die potenzielle Lösung durch ein MET-System zu verdeutlichen (► Kap. 1; ► Abschn. 11.4.2). Wichtig ist es, klar zu kommunizieren, dass es nicht primär um individuelles bzw. das Versagen eines bestimmten Bereiches der Klinik geht, sondern um ein systemisches, allgemeines Problem von Krankenhäusern bei der Prävention. Dabei ist es sinnvoll, wenn man z. B. exemplarisch anhand von Zahlen, Daten und Fakten eines Risikobereiches in der Klinik das Problem und eine Verbesserung der Situation infolge der MET-Einführung darstellen kann. Letztlich ist es unbedingt notwendig, den Nutzern des Systems regelmäßig ein Feedback zu geben, nachdem das MET initial implementiert ist. Dies ist eines der wichtigsten Werkzeuge, um die Bereitschaft zur zukünftigen Unterstützung zu erreichen bzw. aufrechtzuerhalten. Mitarbeiter bzw. Behandlungsteams, die das MET aktivieren, müssen immer ein positives Feedback sowie ggf. konstruktive Kritik erhalten. Es muss deutlich gemacht werden, dass sie aktiv die adäquate Versorgung des Patienten sichergestellt und bei akuten Notfällen darüber hinaus das Überleben des Patienten gesichert haben. Gerade das akute Notfallgeschehen in der Peripherie eines Krankenhauses ist für das Stationsteam außerhalb der regulären Notfallversorgung ein hoch emotional und oftmals grundsätzlich mit Angst besetztes Geschehen. Diese Emotionen können durch ein konstruktives, ermutigendes Feedback gut aufgelöst und hervorragend als Verstärker genutzt werden, sodass der MET-Gedanke zusätzlich Unterstützung erfährt. Dies gilt im umgekehrten Sinne leider ebenso für ein negatives Feedback bzw. ungute Erfahrungen im Umgang mit dem MET. Konsequenterweise müssen die ärztlichen und pflegerischen Mitarbeiter, die das MET bilden, dringend im Vorfeld der Implementierung dahingehend aufgeklärt, geschult und von der Zielsetzung und den potenziellen Vorteilen des MET-Systems überzeugt werden. Wichtig ist, zu verstehen, dass ein MET-basiertes Präventionskonzept im täglichen Arbeitsablauf nicht zusätzliche Intensivpatienten generiert, sondern diese Patienten lediglich früher erkannt werden, bevor ein akuter Notfall eintritt und die Aufnahme auf die Intensivstation im Folgenden ungeplant erfolgen würde.

11.4.2.2 Eigenverantwortung des Personals stärken

Ein zweiter wichtiger Punkt ist es, neben dem ärztlichen Personal mit medizinischer Eigenverantwortung das nicht-ärztliche medizinische Fachpersonal im Krankenhaus zu ermächtigen, selbstständig und eigenverantwortlich um Hilfe zu rufen. Unabhängig von einem in Deutschland oftmals noch historisch, soziokulturell und hierarchisch reglementierten ärztlichen Handlungsrahmen im Krankenhaus. Wenn ein Patient als kritisch krank auffällt, ist es unvernünftig und letzten Endes gefährlich, dass z. B. Krankenpflegepersonal als Erstes einen jungen Stations-Assistenzarzt alarmiert, der möglicherweise nicht unmittelbar verfügbar ist (z. B. Operationssaal) oder nicht über die notwendige Qualifikation zur Behandlung und Einschätzung eines kritisch kranken Patienten verfügt (Buist et al. 1999; Hillman et al. 2001; Hodgetts et al. 2002; Reilly 2003). Gleichfalls ist ggf. der berufserfahrene Oberarzt für den Assistenzarzt nicht sofort verfügbar oder zum Zeitpunkt des Geschehens gar nicht in der Klinik. So scheitert in der Praxis auch regelhaft das gut gemeinte Ansinnen, dass der erfahrene Mediziner den weniger erfahrenen Assistenzarzt in Notfallsituationen auf der Peripherstation noch anleiten kann. Die knappe Personalsituation, interdisziplinäre Stationsstrukturen sowie konkurrierende Zuständigkeiten und Abläufe in vielen modernen Krankenhäusern lassen dies in der Regel nicht mehr zu.

Gesundheits- und Krankenpfleger sind gut ausgebildete, examinierte Fachkräfte in der Krankenbeobachtung und -betreuung, die nicht zuletzt auch rechtlich betrachtet eine Garantenstellung gegenüber den ihnen anvertrauten Patienten haben, vor allem und unmittelbar bei Abwesenheit bzw. Nichtverfügbarkeit eines Arztes im Notfall. Auf dieser Grundlage und nach entsprechender Schulung unter Anwendung von Frühwarnscores und Alarmierungskriterien müssen examinierte Pflegekräfte sicher das MET alarmieren können, ohne vorherige Rücksprache mit dem ärztlichen Dienst im Einzelfall. Dies mag in manchen Krankenhäusern einen Paradigmenwechsel bedeuten, aber es ist ein notwendiger für ein MET-basiertes, präventives Notfallmanagement im Krankenhaus. Dies kann dadurch auf den Widerstand von Ärzten treffen, die an ein hierarchisches Modell mit klarer Kompetenztrennung zwischen Arzt und Pflege in deutschen Krankenhäusern gewöhnt sind. Letztlich ist es daher die Aufgabe des Krankenhausträgers und der medizinischen Leitung, diese organisatorischen Änderungen der Verfahrensweise durchzusetzen und die Alarmierung des MET für alle Mitarbeiter freizugeben. Wenn Mitarbeiter sich im Nachgang einer Alarmierung rechtfertigen müssen und ungeschützt Kritik ausgesetzt werden, gefährdet dies den Erfolg des gesamten Systems. Gerade bei noch unerfahrenen Pflegekräften und Stationsärzten gibt es eine nicht zu unterschätzende Hemmung und Angst vor möglichen Fehlalarmierungen, Rechtfertigungszwang bei einer Alarmierung des MET im Dienst und möglichen Restriktionen durch direkte Vorgesetzte. Die übergeordneten ärztlichen und pflegerischen Leitungen der Bereiche müssen hier entsprechend energisch entgegenwirken, die Kritiker über die Verfahrensweise aufklären und letztlich auf die Einhaltung des standardisierten Vorgehens hinwirken. Diese soziologischen Veränderungen, diese Prozesse des Umdenkens, sind überlebenswichtig für ein MET-basiertes Präventivkonzept.

11.4.2.3 Isolation der Fachbereiche entgegenwirken

Ein dritter Punkt, den es zu berücksichtigen gilt, ist der hohe Grad an Spezialisierung in der Medizin, der ein Hindernis für reibungslose interdisziplinäre Zusammenarbeit sein kann. Training und Fortbildung des Personals findet oftmals nur spezifisch in diesen Fachbereichen statt. Das isoliert diese Bereiche, vor allem innerhalb großer Kliniken, kulturell und intellektuell voneinander und schafft dadurch eine Form der zunehmenden Inkompetenz in den Bereichen der Medizin, die nicht mit dem eigenen verbunden sind bzw. in denen interdisziplinäre Zusammenarbeit gefordert ist. Praktisch führt dies bei Medizinern und Pflegekräften dazu, dass sie zunehmend besser und selbstbewusster in ihrem Bereich werden, aber relativ unwissend(er) außerhalb ihres Fachgebietes und bei der Interaktion mit anderen Bereichen sind. Psychologisch kommt es vor allem im ärztlichen Dienst oft zu dem Effekt einer gefühlten, dauerhaften Zuständigkeit für den Patienten in der eigenen Fachdisziplin aufgrund eines falschen Verständnisses von Kompetenzen, „Besitzanspruch" und Konkurrenz. Dies kann auch Grundlage für die Angst vor dem Eingeständnis eines Fehlers bzw. für einen Mangel an Fehlerkultur sein und ist in stark vertikalen, hierarchisch geprägten Strukturen verankert. Diese Abgrenzung muss im Fall einer Akutsituation aber zwingend wegfallen, sobald klar ist, dass der Patient übergreifende Hilfe aus einer anderen Fachdisziplin benötigt. Es ist widersinnig, dass beispielsweise eine dermatologische Fachabteilung bei der Versorgung eines ihrer Patienten mit beginnender respiratorischer Insuffizienz oder etwa kardialen Beschwerden primär alleine handelt. Dies wird dem originären Heil- und Versorgungsauftrag des Personals und des Krankenhausträgers nicht gerecht. Hier braucht es einen Plan für eine übergreifende, schnell verfügbare Unterstützung und Zweitmeinung für eine weitere zielführende Versorgung, ohne die Zuständigkeit der primär behandelnden Fachabteilung zu beenden. Diese Rolle kann ein MET unmittelbar und ohne weitere Zeitverzögerung im Klinikalltag ausfüllen. Ein starkes Werkzeug gegen Isolation und mangelndes Schnittstellenverständnis sind verpflichtende, interdisziplinäre und interprofessionelle Schulungen zum innerklinischen Notfallmanagement, die grundlegend informieren und eine Plattform für Austausch und Diskussion zum MET-System bieten können (► Kap. 12).

11.4.3 Logistische Grundlagen zur Implementierung

Für die erfolgreiche Einführung eines MET-basierten Präventionssystems ist die Unterteilung in vier Phasen auf Grundlage eines PDCA-Zyklus (Plan, Do, Check, Act) aus dem klassischen Projektmanagement hilfreich, der nach Implementierung des MET-Konzeptes weitergeführt werden sollte, um die begonnenen Prozesse qualitativ weiterzuentwickeln (◘ Tab. 11.4). Grundsätzlich ist von Beginn an die interdisziplinäre sowie interprofessionelle Einbindung des Krankenhauspersonals obligat. Ein wichtiger Aspekt der Vorbereitungsphase ist das Sammeln von standortspezifischen Daten, ggf. auch nur selektiv in bestimmten Bereichen, wo diese zur Verfügung stehen, zu den qualitativen und quantitativen Aspekten von unerwünschten Ereignissen im Krankenhaus. Diese Daten dienen als Grundlage für einen späteren Vergleich und fungieren als Motivation für die Mitarbeiter und die Klinikleitung, um den notwendigen kulturellen, sozialen und strukturellen Wandel durchzuführen und zu begleiten.

Während des gesamten Implementierungsprozesses benötigt man eine Lenkungsgruppe, optimal mit je einem Vertreter der beteiligten Fachbereiche und Berufsgruppen des MET sowie aus den zu versorgenden Bereichen. Diese erarbeitet ein konsensuelles Konzept „aus der Praxis, für die Praxis“, begleitet den

◘ **Tab. 11.4** Ablauf der Implementierung nach dem Prinzip des PDCA-Zyklus

1. Vorbereitungsphase (Plan)	a. Datenerhebung über die Anzahl schwerwiegender Zwischenfälle und Herz-Kreislaufstillstände in der Klinik, Identifizierung der High-Risk-Bereiche (Ist-Zustand) b. Einbeziehung von Vertretern aller beteiligten Disziplinen und Professionen („Stakeholder", Konsensfindung) bei Erstellung eines MET-Konzeptes (Soll-Zustand) c. Präsentation des Ist-Zustandes und des angestrebten MET-basierten Notfallmanagementkonzeptes (Soll-Zustand) gegenüber der Klinikleitung („Stakeholder") d. Zusammenstellung der benötigten Notfallausrüstung für Peripheriebereiche und das MET, Einrichtung einer Notrufnummer/eines Alarmierungssystems e. Zusammenstellung der benötigten Dokumente (z. B. Alarmierungskriterien, Scores, SOP-Verhalten im Notfall) und der Dokumentation für erhobene MET-Daten f. Ausbildung und Training für das Personal der Stations- und Funktionsabteilungen sowie für das MET-Personal
2. Implementierungsphase (Do & Check)	a. Erwägung, in den zuvor identifizierten High-Risk-Bereichen der Klinik zu beginnen b. Immer positives bzw. konstruktives Feedback für die beteiligten Mitarbeiter aller Bereiche c. Nachverfolgung aller Patienten, die mehrfache MET-Einsätze auslösen und/oder die reanimiert werden müssen d. Rund-um-die-Uhr-Verfügbarkeit des MET sicherstellen e. Evaluation der Einsatzzahlen und des Bedarfes an Intermediate-Care und Intensivbetten f. Überprüfung und ggf. Anpassung der Notfallmanagementstrukturen bzw. Schulungsinhalte
3. Durchführungsphase (Act)	a. ggf. jetzt „Roll-Out" auf alle Bereiche der Klinik b. Fortlaufende Evaluation von MET-Einsätzen und Herz-Kreislaufstillständen anhand der Dokumentation c. Repetitive Schulungen und Information für alle beteiligten Mitarbeiter der Klinik d. Regelhafte Darstellung der Ergebnisse gegenüber der Klinikleitung und dem Klinikpersonal e. Überprüfung und ggf. Anpassung der Notfallmanagementstrukturen bzw. Schulungsinhalte im PDCA-Zyklus (Plan, Do, Check, Act) zur kontinuierlichen Verbesserung

Implementierungsprozess und setzt sich für „die Sache" ein. Wenn die bestehende Krankenhauskultur und vorhandene Leitungsstrukturen nicht berücksichtigt werden, wird die Umsetzung in die Praxis nicht erfolgreich sein (► Abschn. 11.4.2). Sobald die administrative und finanzielle Unterstützung der Klinikleitung gesichert ist, gilt es, das ärztliche und nicht-ärztliche Personal im Krankenhaus zu überzeugen, die das MET-System zukünftig nutzen sollen. Dafür müssen Informationsveranstaltungen und sich wiederholende, verpflichtende Schulungen, die auf den Arbeitsbereich der Mitarbeiter zugeschnitten sind, durchgeführt werden. (► Kap. 12). Der MET-Service muss von Beginn an rund um die Uhr durch geschultes Personal ausreichend besetzt sein, um eine schnelle, kompetente und effektive Reaktion auf eine Alarmierung des MET zu ermöglichen.

Die Aktivierung des Systems sollte ein möglichst einfacher Prozess für die Mitarbeiter sein. Zur Information bieten sich z. B. Poster und Taschenkarten mit den Alarmierungskriterien, Frühwarn-Scores und Vorgaben zum Verhalten im Notfall an, auf denen jeweils die MET-Rufnummer vermerkt ist. Optimal ist die Einführung eines einheitlichen Alarmierungssystems mit nur einer Notrufnummer (z. B. 2222 als empfohlene standardisierte, europaweite Rufnummer für den innerklinischen Herz-Kreislaufstillstand), die unmittelbar beim MET aufläuft (◘ Abb. 11.1 und 11.2). In jedem Fall muss gewährleistet sein, dass ein Notruf jederzeit entgegengenommen werden kann und das MET unmittelbar informiert wird. Die Zeit vom Eingang des Notrufs bis zum Eintreffen des MET am Einsatzort sollte standardisiert erfasst werden. Eine standardisierte Dokumentation ermöglicht die fortlaufende Evaluation der MET-Einsätze und durchgeführten Reanimationen und ermöglicht eine Anpassung des Schulungsbedarfes und die Identifikation möglicher High-Risk-Bereiche sowie die transparente Darstellung der Ergebnisse gegenüber den Mitarbeitern und den Leitungen.

11.5 Das MET-Konzept im Praxiseinsatz

11.5.1 Personelle Ressourcen und Strukturen des MET

Ein MET ist grundsätzlich Arzt-geführt und muss aufgrund des präventiven Anforderungsprofils in der Lage sein, einen Patienten in einem kritischen Zustand aus intensivmedizinischer Sicht einer schnellen und orientierenden Ersteinschätzung zu unterziehen. Neben einer Basisversorgung mit relativ geringem medizinischem Aufwand können auch invasive notfall- und intensivmedizinische Maßnahmen erforderlich sein. Teilweise ist die Initiierung einer erweiterten Atemtherapie, einer Infusionstherapie oder die Applikation von schnell wirksamen Medikamenten notwendig, um den kritischen Zustand des Patienten zu durchbrechen. Dies bedingt in der Regel mindestens ein vorübergehendes Monitoring, teilweise auch ein invasives Vital-Monitoring noch vor Ort. Eskaliert die Situation bzw. liegt eine akut vital bedrohliche Situation oder ein Herz-Kreislaufstillstand beim Patienten vor, sind darüber hinaus erweiterte lebensrettende Maßnahmen oder Techniken zur Narkoseeinleitung schnell und sicher anzuwenden und der Transport des Patienten zur weiterführenden Diagnostik, auf eine Intensivstation oder in den OP wird notwendig.

Präventives und schnelles Handeln unter Anwendung auch invasiver Techniken zur Vermeidung von Folgeschäden sowie der Transport von kritisch Kranken sind grundlegende intensivmedizinische Tätigkeiten in der täglichen Routine auf einer Intensivstation (Rivers et al. 2001). Daher ist die organisatorische Angliederung des MET an die Intensivstation in Kliniken mit diesem Anforderungsprofil sinnvoll. Das MET besteht daher im optimalen Fall aus einem Team von Ärzten und Pflegekräften (1:1) mit intensivmedizinischer Ausbildung, geschult in der Erkennung und Behandlung

Dokument-Nr.:	[lk_vollstnr]
Gültig seit:	[lk_datfreigabe]
Nächste Prüfung:	[lk_datpruefung]
Dokumentenart:	[lk_dokart]

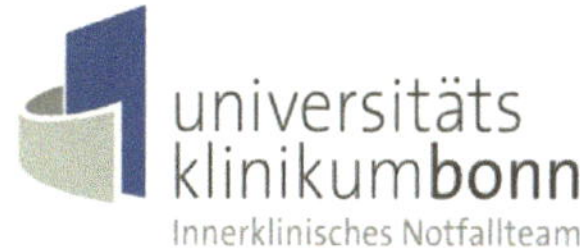

[lk_doktitel]

Notfallteam ✆ 2222

Alarmierungskriterien für das innerklinische Notfallteam

Veränderung des klinischen Zustandes des Patienten:

Atemwege:	Gefahr einer Atemwegsverlegung
Atmung:	- **Atemstillstand** - Atemfrequenz < 5 / Minute - Atemfrequenz > 36 / Minute
Kreislauf:	- **Kreislaufstillstand** - Pulsfrequenz < 40 / Minute - Pulsfrequenz > 140 / Minute - Systolischer Blutdruck < 90 mmHg
Neurologie:	- Plötzlich eintretende Bewusstseinseintrübung - Wiederholte oder länger andauernde zerebrale Krampfanfälle
Weiteres:	Jeder Patient, um den Sie akut besorgt sind!

Notrufnummer: 2222

Melden Sie: **WER** ruft an?
WO ist es passiert?
WAS ist passiert?

Bleiben sie beim Patienten und führen Sie Basismaßnahmen durch bis zum Eintreffen des Notfallteams!

Ansprechpartner: [lk_pruefungdurch]
Freigabebereich:
[lk_hgb]

Seite 1 von 1

Abb. 11.1 Standardisiertes QM-Dokument „Alarmierungskriterien". (Beispiel Universitätsklinikum Bonn)

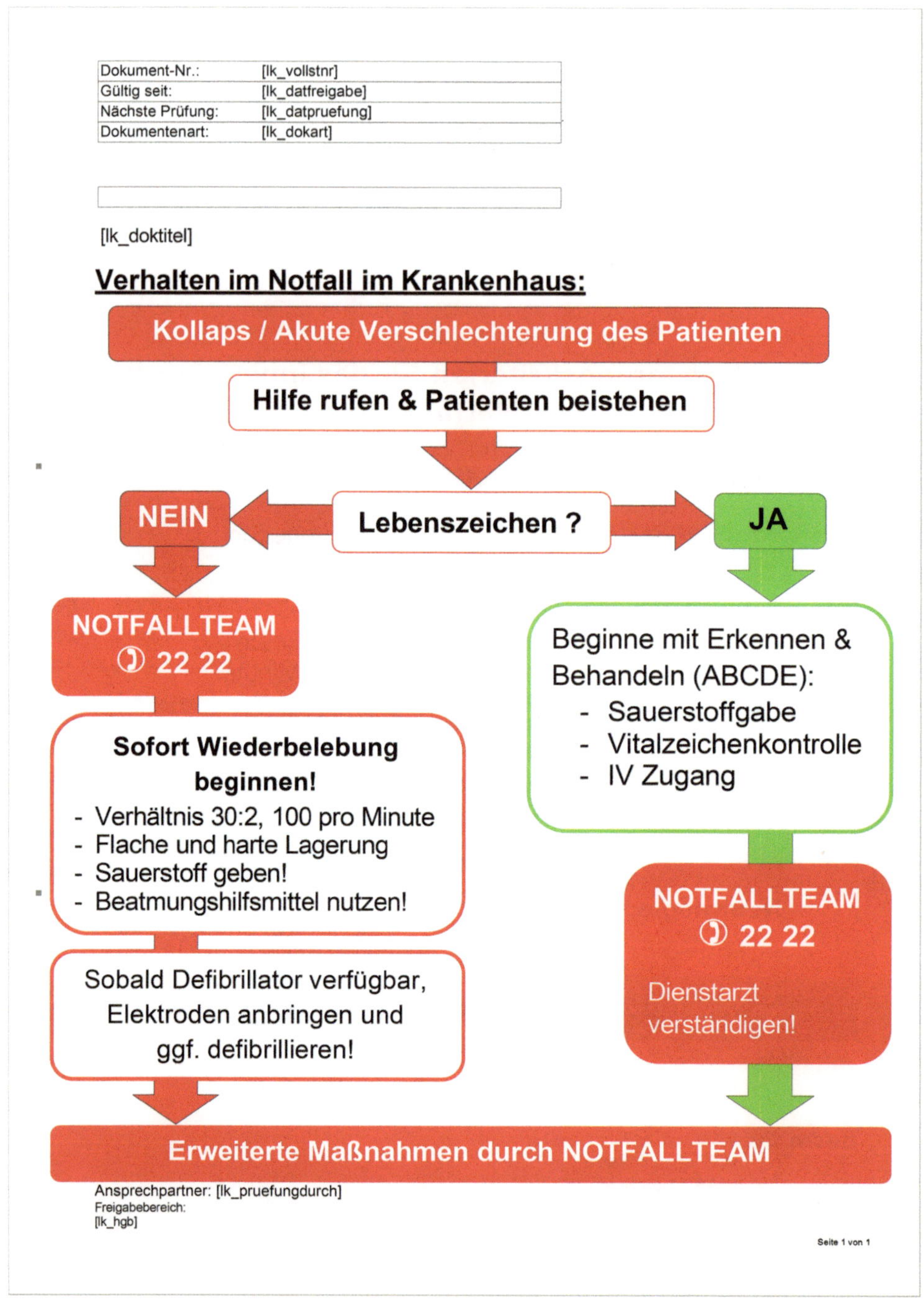

Dokument-Nr.:	[lk_vollstnr]
Gültig seit:	[lk_datfreigabe]
Nächste Prüfung:	[lk_datpruefung]
Dokumentenart:	[lk_dokart]

[lk_doktitel]

Verhalten im Notfall im Krankenhaus:

Ansprechpartner: [lk_pruefungdurch]
Freigabebereich:
[lk_hgb]

Seite 1 von 1

Abb. 11.2 Standardisiertes QM-Dokument „Verhalten im Notfall". (Universitätsklinikum Bonn)

von lebensbedrohlichen Notfällen, das rund um die Uhr zur Verfügung stehen muss. Es wäre wünschenswert, wenn das MET im Dienst keine anderen Aufgaben hat als die unmittelbare Reaktion auf Hilferufe, deren Behandlung, Dokumentation und Nachbesprechung im Krankenhaus. Dies wird aufgrund der u. U. geringen Einsatzfrequenz, aber auch der insgesamt angespannten Personalsituation und letztlich den Personalkosten in der Regel nicht unmittelbar realisierbar sein, und die Mitarbeiter des MET werden regelhaft in der Stationsroutine der Intensivstation tätig sein. In großen Kliniken mit entsprechend höheren Einsatzzahlen und einhergehender hoher Bindungszeit des Intensivstationspersonals im externen Einsatz kann die zusätzliche Schaffung von Stellen auf der betroffenen Intensivstation jedoch erforderlich sein, um eine Mindestbesetzung im ärztlichen und pflegerischen Bereich grundsätzlich zu gewährleisten. Darüber hinaus kann es je nach Größe, Lage und Struktur einer Klinik notwendig sein, die verschiedenen Versorgungsbereiche auf mehrere METs zu verteilen, die von unterschiedlichen Intensivstationen ausrücken, um entsprechende Redundanzen und Reaktionszeiten gewährleisten zu können.

Entscheidend ist in jedem Fall, dass dem MET-Dienst ärztliches und pflegerisches Personal mit den genannten notwendigen Qualifikationen und Fähigkeiten zur Verfügung steht, um einen kritisch Kranken adäquat einzuschätzen und zu versorgen. Es muss unmittelbar ausrücken können. Auch eine Alarmierung im Rendezvous-System und das Ausrücken aus unterschiedlichen Bereichen der Klinik ist eine denkbare Variante bei bestimmten innerklinischen Gegebenheiten. Es sollte für den ärztlichen Teil des MET intensivmedizinische Kompetenz angestrebt werden. Wie in ► Abschn. 11.3 bereits betont, wird in kleineren Kliniken die Zusammensetzung des MET variieren und sollte durch das verfügbare Personal mit der bestmöglichen Qualifikation gebildet werden.

Ein MET stellt innerhalb der Klinikgrenzen nicht nur die Notfallversorgung der stationären und ambulanten Patienten sicher, sondern ist in der Regel darüber hinaus auch als eine Art „innerklinischer Rettungsdienst" für Mitarbeiter, Studierende, Besucher sowie alle anderen Menschen, die einen akuten medizinischen Notfall auf dem Krankenhausgelände erleiden, zuständig (◘ Abb. 11.3).

11.5.2 Materielle Ausstattung

In allen peripheren Stations- und Funktionsbereichen des Krankenhauses mit Patientenversorgung muss eine minimale Notfallausrüstung, die mindestens das notwendige Material zur Durchführung von Basismaßnahmen gemäß den Leitlinien des ERC umfasst, vorgehalten werden. Diese wird durch die vom MET mitgeführte erweiterte Ausrüstung ergänzt. Eine dezentrale Basisausrüstung auf den Stationen und eine zentral beim MET vorgehaltene erweiterte Ausrüstung hat in großen Kliniken wirtschaftliche Vorteile, da zum einen Material und Arbeitszeit für die regelhafte Überprüfung eingespart werden kann, zum anderen das MET die erweiterte Ausrüstung selbst vollständig und verlässlich überprüfbar mitführt. In kleineren Häusern, mit wenigen Stationen und einem MET im Rendezvous-System kann das Vorhalten erweiterter Ausrüstung an den einzelnen Standorten eine sinnvolle Variante sein, um das MET zu entlasten und eine Verfügbarkeit unabhängig von der Eintreffzeit des Teams zu gewährleisten.

Gemäß den ERC-Leitlinien muss die Basis-Notfallausrüstung ermöglichen, den Atemweg freizuhalten, effektiv mit Sauerstoff zu beatmen und innerhalb von 3 min eine erste Defibrillation durchzuführen. Der Einsatz eines automatisierten externen Defibrillators (AED) ist in all den Bereichen eines Krankenhauses sinnvoll, wo Ersthelfer aufgrund ihrer Qualifikation nicht in der Lage sind, manuell zu defibrillieren, und das Notfallteam mehr als

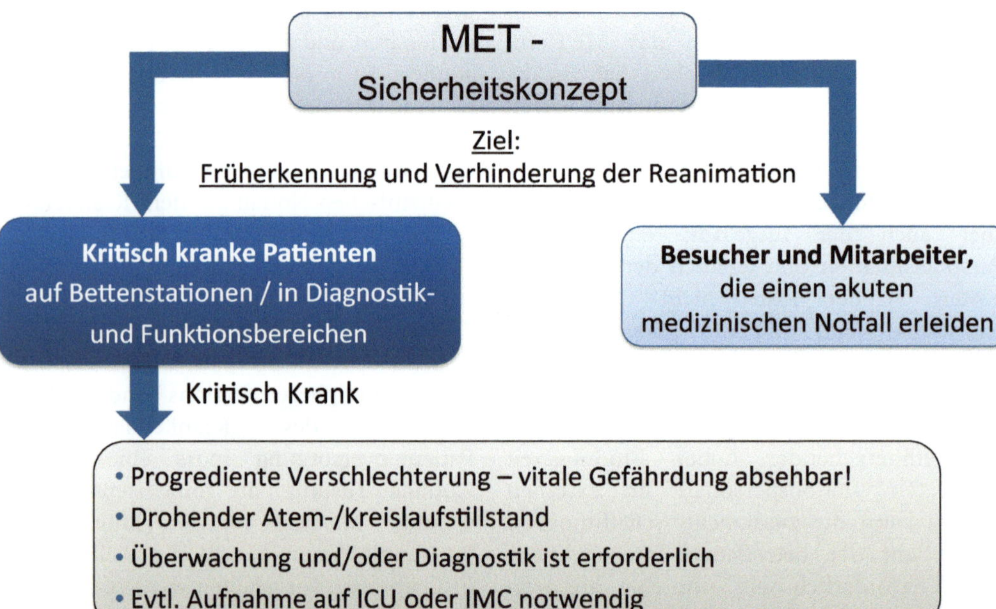

Abb. 11.3 Innerklinisches Notfallmanagement. (Beispiel Universitätsklinikum Bonn)

3 min bis zum Eintreffen benötigt. Grundsätzlich ist für geschultes Personal aufgrund der Zeitersparnis bei der manuellen Rhythmusanalyse und den kürzeren Unterbrechungen der Herzdruckmassage ein Einsatz von manuellen Defibrillatoren zu bevorzugen. Es ist sinnvoll, die Notfallausrüstung so zu konzipieren, dass sie durch eine Person tragbar ist, damit im Notfall nur ein Ersthelfer den Patienten verlassen muss, um diese zu holen. Das ist vor allem aufgrund der Personalsituation auf vielen Normalstationen mit nur einer Pflegekraft z. B. im Nachtdienst ein Vorteil. Darüber hinaus sollte die Ausrüstung auch an Orten abseits der Stationen, z. B. in Fluren und Treppenhäusern ohne zentrale Gasversorgung und Strom ein Arbeiten mit Sauerstoff, Absaugung und Defibrillator ermöglichen (Abb. 11.4, 11.5 und 11.6; Tab. 11.5). Der Umgang mit der Notfallausrüstung und die Erstversorgung muss durch verpflichtende Schulungen, die auf den Arbeitsbereich der Mitarbeiter zugeschnitten sind, trainiert werden (▶ Kap. 12).

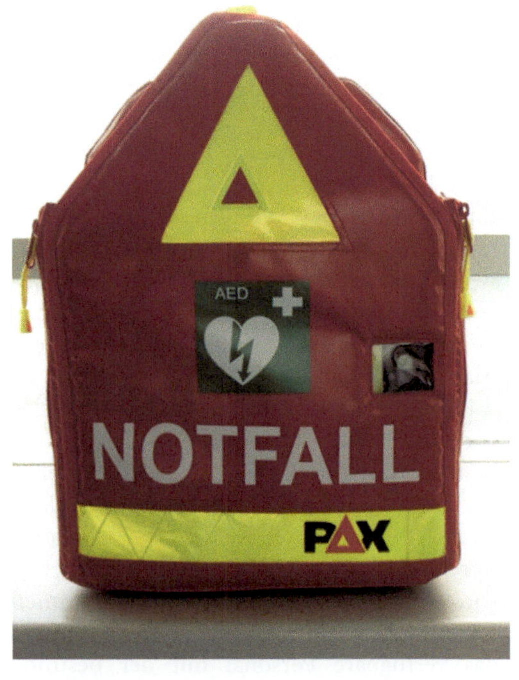

Abb. 11.4 Standardisierter Notfallrucksack des Universitätsklinikums Bonn

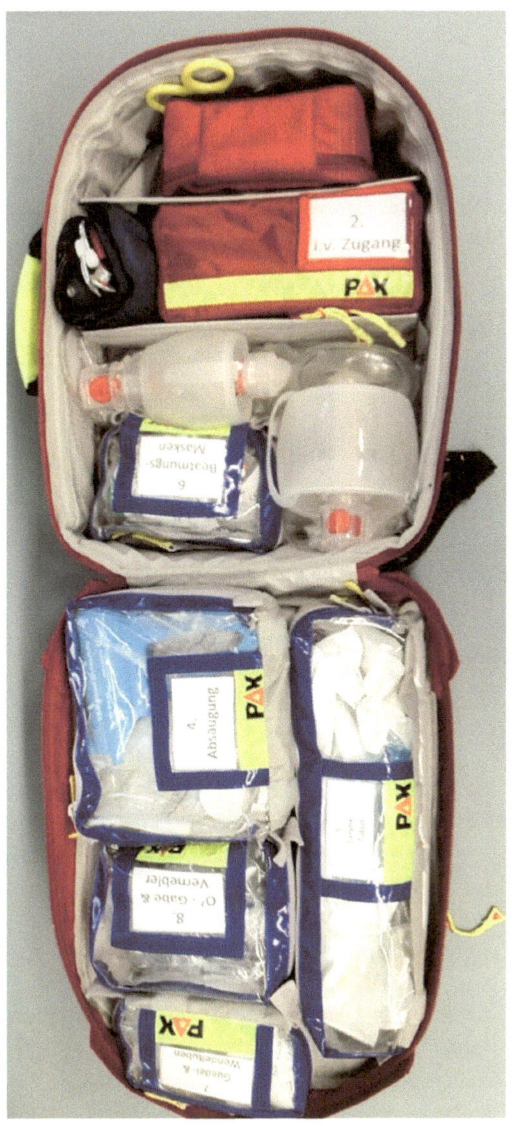

■ **Abb. 11.5** Inhalt des Notfallrucksacks. (Universitätsklinikum Bonn)

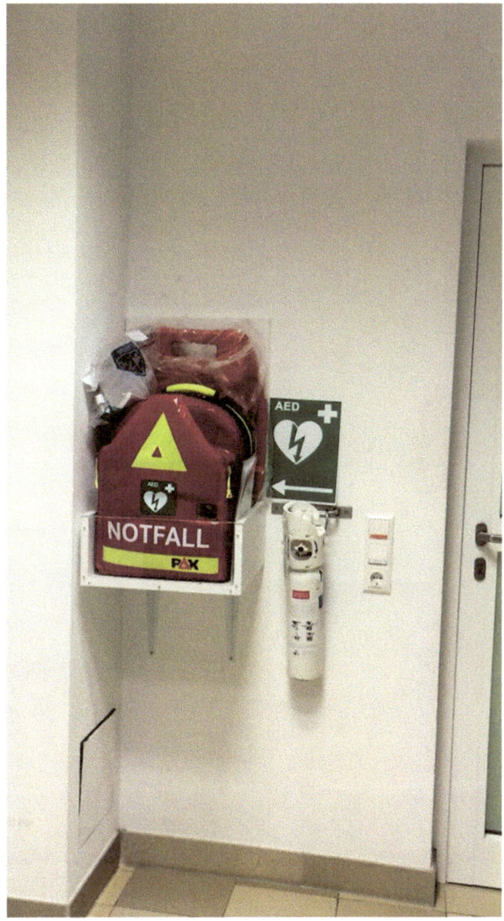

■ **Abb. 11.6** Beispiel der Notfallausrüstung des Universitätsklinikums Bonn an einem von über 100 klinikweiten Standorten

Die erweiterte Ausrüstung des MET muss Instrumentarium und Medikamente umfassen, die zur erweiterten notfall- und intensivmedizinischen Primärversorgung von Patienten mit vitalen Störungen jeglicher Genese notwendig sind. Eine Ausstattung mit Notfallrucksäcken kann sinnvoll sein, um eine maximale Flexibilität und schnelle Einsatzzeiten zu ermöglichen (Überwindung von Stockwerken, externe Einsätze). Der mitgeführte Monitor sollte gemäß den Empfehlungen der Leitlinien des ERC mit einem Defibrillator/Pacer, Feedback-Technologie, EKG und mindestens der Möglichkeit der $etCO_2$, SpO_2 und NIBD-Messung ausgestattet sein. Je nach Größe und Lage der Klinik und der zu versorgenden Bereiche (z. B. weitläufige Pavillon-Struktur, getrennte Häuser) muss das MET, analog zum präklinischen Notarzt- und Rettungsdienst, eine erweiterte notfallmedizinische Ausrüstung mitführen, z. B. mit der Option zur Versorgung von Trauma-Patienten oder Kindernotfällen (■ Abb. 11.7 und 11.8; ■ Tab. 11.6). Neben der

Tab. 11.5 Mögliche Basis-Notfallausstattung für Peripherbereiche nach Etablierung eines MET (Beispiel Notfallrucksack Universitätsklinikum Bonn)

Atemwege	- Oropharyngeal- und Nasopharyngealtuben - Larynxtuben (Erwachsene, ggf. Kinder) - Manuelle Absaugvorrichtung
Belüftung	- Beatmungsbeutel mit Reservoir und Masken (Erwachsene, Kinder) - Sauerstoffflasche - Sauerstoffmaske und Sauerstoffbrille - Vernebelungsmaske (Medikation: Salbutamol und Ipratropiumbromid)
Circulation	- Manuelle Blutdruckmanschette und Stethoskop - Periphere Venenverweilkanülen - Kristalloide Infusion - CPR-Brett - Vollautomatischer externer Defibrillator mit Feedbacksystem
Sonstiges	- Anaphylaxie-Set mit Supra-Pen IM in bestimmten Risikobereichen - Trachealkanülen-Set für den HNO/MKG-Bereich

11

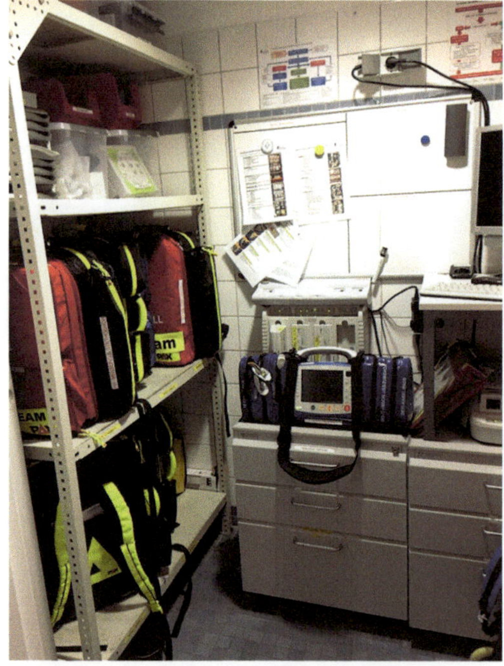

Abb. 11.7 Ausrüstung des MET der operativen Intensivmedizin am Universitätsklinikum Bonn

Versorgung aller Klinikbereiche muss dann auch das ggf. weitläufige Klinikgelände und externe Gebäude mitversorgt werden. Dafür ist ggf. ein Einsatzfahrzeug z. B. in Kooperation mit Sicherheitsdienst, Betriebsfeuerwehr etc. vorzuhalten.

11.5.3 Erkennen des kritisch Kranken

Das für das präventive MET-System maßgebliche Erkennen (► Kap. 4) eines kritisch kranken Patienten ist im starken Maße abhängig von der Häufigkeit des Patientenkontaktes und dem Vorhandensein eines standardisierten Vorgehens bei der Erhebung der Vitalparameter und deren Dokumentation. Die Erhebung dieser Parameter sollte durch jeden am Patienten tätigen, medizinisch ausgebildeten Mitarbeiter durchführbar sein und jeder Patientenkontakt sollte genutzt werden, um eine zügige Überprüfung des Patienten hinsichtlich der Alarmierungskriterien vorzunehmen. Ziel ist es, ein standardisiertes Vorgehen für das am Patienten tätige Personal auf der Normalstation zu implementieren, denn in der täglichen Stationsroutine erfolgt die Erhebung der Vitalparameter oftmals nur lückenhaft und unregelmäßig. Auffallend häufig fehlt etwa die Atemfrequenz in der Dokumentation, die zusammen mit einem systematischen neurologischen Scoring ein führender Parameter bei der Vorhersage einer notwendigen MET-Intervention ist (Buist et al. 2004; Goldhill und McNarry 2004). Durch die Integration von

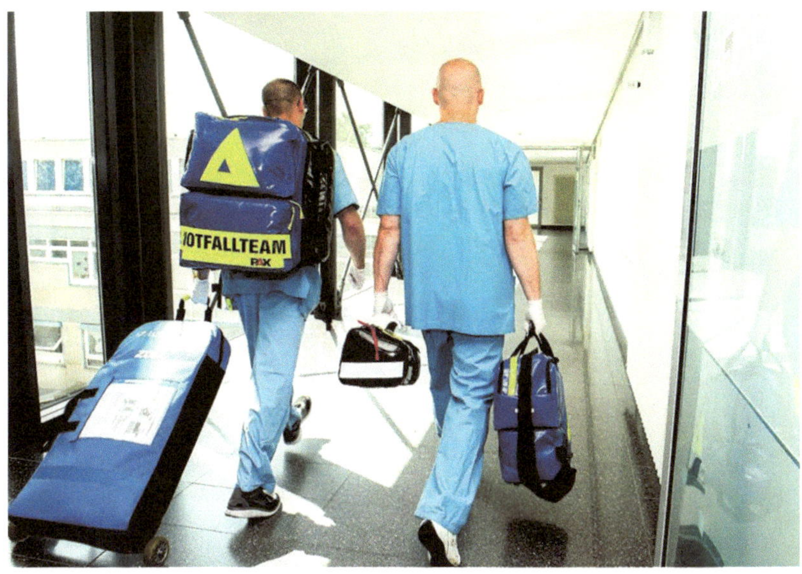

■ **Abb. 11.8** MET der operativen Intensivmedizin am Universitätsklinikums Bonn

■ **Tab. 11.6** Notfallausrüstung eines MET (Beispiel MET des Universitätsklinikum Bonn)

Atemweg + Belüftung	- Oropharyngeal- und Nasopharyngealtuben - Intubationsset, Endotrachealtuben, Larynxtuben, Notkoniotomie-Set - Manuelle Absaugvorrichtung - Beatmungsbeutel mit Reservoir und Masken, optional PEEP-Ventil - Vernebelungsmaske mit Salbutamol und Ipratropiumbromid - Sauerstoffmaske, Sauerstoffbrille, 2-Liter-Sauerstoffflasche, - CPAP-Masken, optional Transportrespirator (NIV, BiPAP/APRV)
Circulation	- Periphere Zugänge, intraossärer Zugang, arterielles Zugangsset - Kristalloide + kolloidale Infusionen, Druckinfusionsmanschette - Notfallmedikamente, Nasalvernebler - Defibrillator mit Feedbacksystem und Monitoring, SpO_2, IBD, 12-Kanal-EKG, $etCO_2$-Messung - Mechanische Reanimationshilfe für Transport unter CPR und prolongierte CPR-Maßnahmen
Sonstiges	- Trauma-Set zur Primärversorgung von Blutungen und Frakturen - BZ-Messung, Temperaturmessung - Einsatzfahrzeug mit Sondersignal

MET-Alarmierungskriterien oder eines Early Warning Scores (EWS) (■ Abb. 11.9 und 11.10) in die Pflegevisite und in die standardisierte Stationsdokumentation kann eine deutliche Verbesserung bei der Erfassung dieser Parameter und der Früherkennung einer Verschlechterung des Patientenstatus erzielt werden, wie bereits detailliert in ► Kap. 4 dargestellt (Chatterjee 2005; Chen et al. 2009).

Parameter	3	2	1	0	1	2	3
Atemfrequenz	≤ 8		9 - 11	12 - 20		21 - 24	≥ 25
SpO2	≤ 91	92 - 93	94 - 95	≥ 96			
O2-Gabe		JA		NEIN			
Herzfrequenz	≤ 40		41 - 50	51 - 90	91 - 110	111 - 130	≥ 131
RR Systolisch	≤ 90	91-100	101-110	111-219			≥ 220
Vigilanz				Wach		Erweckbar	Schmerzreiz/ Bewusstlos
Temperatur	≤ 35		35.1 - 36	36.1- 38	38 - 39	≥ 39.1	

Abb. 11.9 Beispiel für einen summativen Early Warning Score (Multiparameter)

Frühwarnscore und Reaktion				
EWS-Score	**Klinisches Risiko**	**Monitoring Frequenz**	**Zeit**	**Reaktion**
0 **1 - 4**	Niedrig	≤ 4 Stunden		Beurteilung Patient durch GKP: • Monitoring wie bislang • Verkürzung des Monitoringintervalls • Verständigung des Arztes
Klinischer Eindruck GKP **5 - 6** 1 Parameter = **3**	Mittel	≤ 1 Stunde	15 Minuten	• GKP informiert Arzt • Sofortige Beurteilung des Patienten durch Arzt • Ggf. Überstellung auf Monitorbettplatz • Ggf. hinzuziehen Notfallteam
≥ 7	Hoch	kontinuierlich	sofort	• GKP sofortige Info an Stationsarzt • Alarmierung Notfallteam • Ggf. Verlegung auf ITS

Abb. 11.10 Eskalationsschema zum summativen EWS (Abb. 11.9)

11.5.4 Alarmierung

Zur Aktivierung des MET sollte, wie bereits unter ▶ Abschn. 11.4.3 beschrieben, ein standardisierter Alarmierungsweg zur Anwendung kommen. Dies ist im Idealfall eine zentrale Notrufnummer, die sowohl über das interne Telefonnetz wie auch von außerhalb der Klinik uneingeschränkt erreichbar ist (z. B. zur Alarmierung über ein Mobiltelefon) und unmittelbar beim MET aufläuft und beantwortet wird (Informationsfluss und Alarmierungszeit). Lassen der notwendige Einsatz mehrerer METs an verschiedenen Standorten einer großen Klinik und die technischen Strukturen die Verwendung einer einzigen zentralen Notrufnummer für alle Bereich nicht zu, ist sicherzustellen, dass eine schnelle Kommunikation zwischen den einzelnen METs gewährleistet ist. So kann bei eingehendem Notruf beim „falschen" MET-Standort eine sofortige Alarmierung des eigentlich primär zuständigen MET für diesen Klinikbereich erfolgen und eine Verzögerung beim Ausrücken des MET minimiert werden. Je nach Struktur der Klinik kann auch die Anbindung einer zentralen Notrufnummer an eine zentrale Leitstelle/Pforte mit der Weiterleitung an das zuständige MET gewählt werden. Hier ist die Unterbrechung des bidirektionalen Informationsflusses zwischen Alarmierendem und MET aber nachteilig. Eine andere Variante ist der Notruf über einen Server (▶ Kap. 8.1), der entsprechende automatisierte Alarmierungen über Funk oder Telefon auslöst. Auch dieses Vorgehen ermöglicht primär keinen direkten Kontakt zum Anrufer, eignet sich aber vor allem bei MET-Systemen, die sich im Rendezvous-Verfahren zusammensetzen und aus verschiedenen Bereichen der Klinik alarmiert werden.

In jedem Fall ist eine durchgehende Erreichbarkeit des MET und sofortige Aktivierung obligat. Entsprechend sind redundante Alarmierungswege (z. B. parallel geschaltetes Telefon, zweiter Funkweg etc.) zu planen, um einem Ausfall des Alarmierungsweges vorzubeugen.

Wie an anderer Stelle bereits vertieft, ist es ein entscheidender Punkt für den Erfolg des Präventionskonzeptes, wenn von Seiten der organisatorisch Verantwortlichen der Klinik die Alarmierung des MET für alle Mitarbeiter im Krankenhaus freigegeben wird. Die Pflege ist bei gut etabliertem MET-System die am häufigsten alarmierende Berufsgruppe, da sie die höchste Patientenkontaktzeit auf den peripheren Normalstationen hat. Die Wahrscheinlichkeit, dass eine Verschlechterung des Patientenzustandes dort frühzeitig detektiert wird und schnellstmöglich die Aktivierung des Notfallsystems erfolgt, hängt also entscheidend vom selbstständigen und eigenverantwortlichen Handeln dieser Berufsgruppe ab.

11.5.5 Reaktion und Versorgung durch das MET

Nach Alarmierung des MET muss innerhalb weniger Minuten intensivmedizinische bzw. notfallmedizinische Kompetenz in allen Bereichen des Krankenhauses verfügbar sein, um unterstützend beratend tätig zu werden, kritisch kranke Patienten schnell zu stabilisieren oder lebensrettende Maßnahmen durchzuführen. Vor Ort wird dabei nicht etwa die Behandlungskompetenz auf das MET übertragen, sondern das MET unterstützt das Behandlungsteam vor Ort dabei, den Patienten adäquat zu versorgen und die bestmögliche Entscheidung zur weiteren Versorgung zu finden.

Die primäre Einschätzung und Versorgung des Patienten durch das MET sollte etablierten notfallmedizinischen Grundprinzipien folgen, die regelmäßig trainiert werden müssen (▶ Kap. 12)

Vorgehen des MET nach dem ABCDE-Schema und den Prinzipien des Crew Resource Managements (CRM)

- Sofortige Behandlung lebensbedrohlicher Probleme („treat first what kills first")
- Komplette körperliche Untersuchung und Reevaluation bei Veränderungen des Patientenzustands
- Kontinuierliches und umfassendes Monitoring des Behandlungserfolges
- Rechtzeitiges Organisieren von weiterer Hilfe
- Einsatz aller Teammitglieder (Verteilung der Arbeitslast je nach Fertigkeiten)
- Frühzeitige Planung weiterer erforderlicher Maßnahmen (Nutze die Ressourcen der Klinik)
- Ruhige und klare Kommunikation mittels etablierter Kommunikationswerkzeuge (z. B. SBAR = Situation, Background, Assessment, Recommendation)

Im Optimalfall gelingt es, den Patienten so zu stabilisieren, dass er auf der Normalstation verbleiben kann und weitere

Therapiemaßnahmen sicher im Rahmen der Stationsroutine stattfinden können. Gelingt dies nicht oder sind diagnostische Maßnahmen oder akute Interventionen notwendig, kann das MET den Patienten übernehmen und an den Ort der weiteren Versorgung transportieren (Diagnostik, Notfallzentrum, IMC, Intensivstation, OP). Dabei ist es wichtig zu beachten, dass zwar unerwartete Herz-Kreislaufstillstände durch das MET Konzept verhindert werden sollen, nicht aber der natürliche Sterbeprozess eines Patienten. Die institutionelle Einführung einer DNAR-Order und das Wissen um das Vorhandensein einer Patientenverfügung stellen dabei ein wichtiges Instrument dar, um ungewollte Reanimationen und Intensivbehandlungen zu vermeiden.

11.6 Dokumentation und Qualitätsmanagement

Eine vollständige, zeitnahe Dokumentation der medizinischen Maßnahmen des MET im Nachgang zu einem Einsatz ist notwendig, um eine optimale Übergabe und Weiterversorgung des Patienten auf der nachgelagerten Versorgungseinheit zu gewährleisten. Aus rechtlichen Gründen, wie in der präklinischen Notfallmedizin auch, ist sie darüber hinaus zwingend erforderlich. Wie bereits an anderer Stelle dargestellt, ist eine einheitliche Dokumentation für ein Qualitätsmanagement des Notfallmanagementkonzeptes unerlässlich. Nur eine kontinuierliche Analyse der erhobenen Daten hinsichtlich der Struktur-, Prozess- und Ergebnisqualität des MET-Systems ermöglicht eine objektive Bewertung der geleisteten Arbeit und eröffnet die Möglichkeit zur gezielten Anpassung und Optimierung des Systems im laufenden Prozess. Darüber hinaus ist nur so die transparente und faktenbasierte Darstellung der Ergebnisse gegenüber den Mitarbeitern und der Leitungsebene im Krankenhaus möglich, um die Akzeptanz für das MET zu steigern und bestehende Probleme aufzuzeigen. Um diesen Anforderungen an eine standardisierte Dokumentation gerecht zu werden, haben das Deutsche Reanimationsregister und die Deutsche Gesellschaft für Anästhesiologie und Intensivmedizin e. V. (DGAI) ein innerklinisches Notfallteamprotokoll entwickelt, das den Utstein-Empfehlungen entspricht, und damit die internationalen Empfehlungen des European Resuscitation Councils (ERC) erfüllt, sowie den Datensatz des Deutschen Reanimationsregisters abbildet. Neben den behandelten innerklinischen Notfällen werden über das gleiche Protokoll auch die innerklinischen Reanimationen erfasst. Das Online-Register bietet den teilnehmenden METs und Kliniken die Möglichkeit, alle Einsätze zu erfassen und über Auswertungswerkzeuge hinsichtlich aller relevanten Faktoren wie etwa Inzidenzen von Einsätzen und Reanimationen im Verlauf der Etablierung umfassend zu analysieren. Darüber hinaus können die Daten des eigenen MET national anonymisiert mit anderen Kliniken verglichen werden (Benchmark). Für eine weiterführende, detaillierte Darstellung der Thematik sei auf ► Kap. 1, 2, 3, 4, 5, 6 und 7 verwiesen.

11.7 Zusammenfassung

Die Ratio hinter der Einführung eines präventiven MET-basierten Früherkennungssystems durch Implementierung bzw. Integration in bereits bestehende Strukturen eines Krankenhauses zur Verbesserung der Patientensicherheit und des Behandlungsergebnisses ist evident. So ist es unzweifelhaft einfacher und erfolgversprechender, einen frühzeitig erkannten, kritisch erkrankten Patienten erfolgreich zu therapieren als einen Patienten im Vollbild der Sepsis oder mit einem bereits eingetretenen Herz-Kreislaufstillstand. Auch wenn in großen Kliniken mit hoher Fallschwere die Anzahl von kritischen Ereignissen höher sein kann als in kleinen Kliniken, können grundsätzlich Krankenhäuser aller Versorgungsstufen von der Einführung eines präventiven MET-Konzeptes zur Identifikation kritisch Kranker profitieren. Das MET-System muss jeweils an die lokalen Strukturen und Anforderungen

Notfallmanagement als Teil des klinischen Risiko- und Qualitätsmanagements
Vorstand des Universitätsklinikums Bonn

Organisatorisch Beauftragte
für das innerklinische Notfallmanagement am UKB:
1 Ärztlicher Beauftragter (Notfallzentrum)
1 Pflegerischer Beauftragter (Intensivmedizin)

- Steuerung konzeptionelle Entwicklung, Einführung, Weiterentwicklung des präventiven innerklinischen Notfallmanagements am UKB
- Ansprechpartner für Vorstand, Qualitäts- und Risikomanagement, Bildungszentrum
- Zusammenführung Dokumentationsdaten der einzelnen MET und Darstellung der Ergebnisse
- Einberufung gemeinsamer Besprechungen der MET

MET 01 Klinik für Anästhesiologie und Operative Intensivmedizin – KAI (Kennung: BN-UKB 01)

Notruf: 2222
Standort: Operative Intensivstation
Pflegerischer Koordinator des MET:
Pflege ICU
Ärztlicher Beauftragter MET:
Leitender Oberarzt ICU
Einsatz-Team: Arzt ICU, Pflege ICU, OA ICU im Hintergrund
Primärer Versorgungsbereich:
- Gesamtes Operatives Zentrum
- Onkologie (Medizin III)
- INZ, Interdisziplinäre Poolbetten
- alle Institute, Wohnheime, Forschungseinrichtungen, Versorgungszentrum, Verwaltung
- gesamtes Außengelände des UKB

Sekundärer Versorgungsbereich:
- Redundantes System für Parallelalarmierungen UKB
- ggf. Unterstützung der drei anderen MET im Einsatz

MET 02 Zentrum für Innere Medizin (Kennung: BN-UKB 02)

Notruf: 4222
Standort: Medizinische Intensivstation I + II
Beauftragter Pflege des MET:
Mitarbeiter Pflege ICU
Ärztlicher Beauftragter MET:
Leitender OA ICU
Einsatz-Team: Arzt ICU/INZ, Pflege ICU
Versorgungsbereich:
- Medizinische und Kardiologische Kliniken

Interdisziplinäre und interprofessionelle Zusammenarbeit der 3 MET:

- Regelmäßige Besprechung der pflegerischen und ärztlichen MET-Koordinatoren
- Gemeinsame Umsetzung des präventiven Konzeptes zur innerklinischen Notfallversorgung Standardisierte gemeinsame Ausbildung und Training über das Ausbilder-Team
- Nutzung innerklinisches Notfallprotokoll
- Einheitliche Auswertung und Darstellung
- Teilnahme am Reanimationsregister

MET 03 Zentrum für Nervenheilkunde (Kennung: BN-UKB 03)

Notruf: 4499
Standort: Neurochirurgische Intensivstation
Beauftragter Pflege des MET:
Mitarbeiter Pflege ICU
Ärztlicher Beauftragter MET:
Leitender OA ICU (Anästhesie)
Einsatz-Team: Arzt ICU, Pflege ICU
Versorgungsbereich:
- Gesamtes Neuro-Zentrum
- Außenbereich Neuro-Zentrum

MET- Ausbilder-Team
Inhaltlich verantwortlich:
Ärztlicher und pflegerischer Beauftragte für das innerklinische Notfallmanagement am UKB

- Ausbilderteam besteht aus ärztlichen und pflegerischen Instruktoren der 3 Notfallteams
- Unterrichten als Dozenten im Auftrag des Bildungszentrums des UKB
- Jährliche verpflichtende Schulung des medizinischen Personals je nach Einsatzbereich (BLS- / ALS-Level)
- Verwendung einheitlicher Ausbildungs- und Schulungsmaterialien gemäß den ERC/GRC-Leitlinien

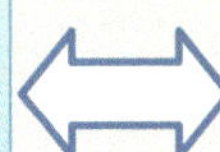

Bildungszentrum am Universitätsklinikum Bonn

Organisation und Verwaltung der Pflichtschulungen des medizinischen Personals

- Integration der MET-Schulungen in den Lehrplan der Ausbildungsstätten am UKB
- Einsatz der E-Learning Plattform ILIAS

Abb. 11.11 Organisationsstruktur eines MET-Systems, Beispiel Universitätsklinikum Bonn

angepasst sein (■ Abb. 11.11). Für die erfolgreiche Implementierung und Aufrechterhaltung eines MET-Systems bedarf es als Basis der Beteiligung und der Unterstützung der Mitarbeiter auf allen Ebenen und aller Fachrichtungen und Berufsgruppen des Krankenhauses. Neben den dargestellten notwendigen strukturellen und organisatorischen Veränderungen sind dafür ebenfalls soziologische, kulturelle und politische Einflussfaktoren im Krankenhaus von großer Bedeutung und müssen berücksichtigt werden. Der Umstand, dass in einem ersten Schritt die Einführung z. B. nur in High-Risk-Bereichen der Klinik beginnt oder der Umsetzungsgrad nicht von Anfang an flächendeckend ist, sollte einer kontinuierlichen Weiterentwicklung und Umsetzung des Konzeptes nicht im Wege stehen. Jede Form des präventiven Notfallmanagements ist zunächst einmal besser als kein Management. Das übergeordnete Ziel, durch Reduzierung vermeidbarer schwerer Zwischenfälle die Morbidität und Letalität zu senken und damit die Patientensicherheit zu erhöhen, darf dabei nicht aus dem Fokus der Bemühungen geraten. Das MET-System bedarf letztlich der kontinuierlichen Evaluation, Begleitung und Weiterentwicklung, um erfolgreich etabliert und dauerhaft am Leben gehalten zu werden.

Literatur

Bellomo R, Goldsmith D, Russell S, Uchino S (2002) Postoperative serious adverse events in a teaching hospital: a prospective study. Med J Aust 176:216–218

Bellomo R, Goldsmith D, Uchino S et al (2003) A prospective before-and-after trial of a medical emergency team. Med J Aust 179(6):283–287

Birkmeyer JD, Siewers AE, Finlayson EVA et al (2002) Hospital volume and surgical mortality in the United States. N Engl J Med 346:1128–1137. ► https://doi.org/10.1056/nejmsa012337

Brennan TA, Leape LL, Laird NM et al (1991) Incidence of adverse events and negligence in hospitalized patients: results of the Harvard Medical Practice Study I. N Engl J Med 324:370–376. ► https://doi.org/10.1056/nejm199102073240604

Buist M, Bernard S, Nguyen TV et al (2004) Association between clinically abnormal observations and subsequent in-hospital mortality: a prospective study. Resuscitation 62:137–141. ► https://doi.org/10.1016/j.resuscitation.2004.03.005

Buist MD, Jarmolowski E, Burton PR et al (1999) Recognising clinical instability in hospital patients before cardiac arrest or unplanned admission to intensive care. A pilot study in a tertiary-care hospital. Med J Aust 171:22–25

Chatterjee MT (2005) The „OBS" chart: an evidence based approach to re-design of the patient observation chart in a district general hospital setting. Postgrad Med J 81:663–666. ► https://doi.org/10.1136/pgmj.2004.031872

Chen J, Hillman K, Bellomo R et al (2009) The impact of introducing medical emergency team system on the documentations of vital signs. Resuscitation 80:35–43. ► https://doi.org/10.1016/j.resuscitation.2008.10.009

Damiani E, Donati A, Serafini G et al (2015) Effect of performance improvement programs on compliance with sepsis bundles and mortality: a systematic review and meta-analysis of observational studies. PLoS ONE 10:e0125827. ► https://doi.org/10.1371/journal.pone.0125827

Featherstone P, Smith GB, Linnell M et al (2005) Impact of a one-day inter-professional course (ALERTTM) on attitudes and confidence in managing critically ill adult patients. Resuscitation 65:329–336. ► https://doi.org/10.1016/j.resuscitation.2004.12.011

Franklin C, Mathew J (1994) Developing strategies to prevent inhospital cardiac arrest: analyzing responses of physicians and nurses in the hours before the event. Crit Care Med 22:244–247

Ghaferi AA, Birkmeyer JD, Dimick JB (2011) Hospital volume and failure to rescue with high-risk surgery. Med Care 49:1076–1081. ► https://doi.org/10.1097/mlr.0b013e3182329b97

Goldhill DR, McNarry AF (2004) Physiological abnormalities in early warning scores are related to mortality in adult inpatients †. Br J Anaesth 92:882–884. ► https://doi.org/10.1093/bja/aeh113

Hillman K, Bristow P, Chey T et al (2002) Duration of life-threatening antecedents prior to intensive care admission. Intensive Care Med 28:1629–1634. ► https://doi.org/10.1007/s00134-002-1496-y

Hillman K, Chen J, Cretikos M, Bellomo R, Brown D, Doig G, Finfer S, Flabouris A, MERIT study investigators (2005) Introduction of the medical emergency team (MET) system: a cluster-randomised controlled trial. The Lancet 365:2091–2097. ► https://doi.org/10.1016/s0140-6736(05)66733-5

Hillman K, Parr M, Flabouris A et al (2001) Redefining in-hospital resuscitation: the concept of the medical emergency team. Resuscitation 48:105–110

Hodgetts TJ, Kenward G, Vlackonikolis I et al (2002) Incidence, location and reasons for avoidable in-hospital cardiac arrest in a district general hospital. Resuscitation 54:115–123. ▶ https://doi.org/10.1016/s0300-9572(02)00098-9

Jones DA, DeVita MA, Bellomo R (2011) Rapid-response teams. N Engl J Med 365:139–146. ▶ https://doi.org/10.1056/nejmra0910926

Kause J, Smith G, Prytherch D et al (2004) A comparison of antecedents to cardiac arrests, deaths and emergency intensive care admissions in Australia and New Zealand, and the United Kingdom – the ACADEMIA study. Resuscitation 62:275–282. ▶ https://doi.org/10.1016/j.resuscitation.2004.05.016

Krankenhaus-Report (2014) Wege zu mehr Patientensicherheit, S 21

Lee TH (2002) A broader concept of medical errors. N Engl J Med 347:1965–1967. ▶ https://doi.org/10.1056/nejme020149

McGlynn EA, Asch SM, Adams J et al (2003) The quality of health care delivered to adults in the United States. N Engl J Med 348:2635–2645. ▶ https://doi.org/10.1056/nejmsa022615

McQuillan P, Pilkington S, Allan A et al (1998) Confidential inquiry into quality of care before admission to intensive care. BMJ 316:1853

Reilly BM (2003) Physical examination in the care of medical inpatients: an observational study. The Lancet 362:1100–1105. ▶ https://doi.org/10.1016/s0140-6736(03)14464-9

Rivers E, Nguyen B, Havstad S et al (2001) Early goal-directed therapy in the treatment of severe sepsis and septic shock. N Engl J Med 345:1368–1377. ▶ https://doi.org/10.1056/nejmoa010307

Schein RMH, Hazday N, Pena M et al (1990) Clinical antecedents to in-hospital cardiopulmonary arrest. Chest 98:1388–1392. ▶ https://doi.org/10.1378/chest.98.6.1388

Smith AF, Wood J (1998) Can some in-hospital cardio-respiratory arrests be prevented? A prospective survey. Resuscitation 37:133–137. ▶ https://doi.org/10.1016/s0300-9572(98)00056-2

Wilson RM, Runciman WB, Gibberd RW et al (1995) The quality in Australian health care study. Med J Aust 163:458–471

Schulung der Zielgruppen

Henryk Pich und Sigrid Brenner

T. Koch, A. R. Heller, J.-C. Schewe (Hrsg.), *Medizinische Einsatzteams*,
https://doi.org/10.1007/978-3-662-58294-7_12

Akutmedizinische Maßnahmen, die bei kritisch kranken Patienten innerhalb eines Krankenhauses nötig werden, können sehr komplex und interdisziplinär herausfordernd sein. Erschwerend kommt hinzu, dass ein ungeplanter, plötzlicher Versorgungsbedarf oft in Struktureinheiten stattfindet, die nicht die materiellen und personellen Ressourcen zur Behandlung dieser Patienten aufbieten können.

Laut der „International Conference of Medical Emergency Teams" muss ein MET am Patientenbett in der Lage sein, vital bedrohliche Probleme so suffizient zu behandeln, dass ein drohender kardiopulmonaler Arrest möglichst verhindert werden kann. Das umfasst z. B. ein adäquates Beatmungsmanagement, supportive Therapiemaßnahmen zur Kreislaufstabilisierung sowie die Instrumentierung bei notfallmedizinischen Maßnahmen (ZVK, Thoraxdrainage) – also im weitesten Sinne auch Maßnahmen der Intensivtherapie. Das erfordert ein sehr gutes Situationsbewusstsein, eine ausgeprägte Entscheidungskompetenz, geübte und sicher beherrschte technische („technical skills": manuelles Geschick, Anwendungserfahrung, Wissen) und nicht-technische Fertigkeiten („non-technical Skills": Führungsverantwortung unter Einschluss einer kritischen Selbsteinschätzung, zielgerichtete Kommunikation, antizipierendes Handeln).

Die inhaltliche und organisatorische Nähe zur Intensivmedizin lässt es im Kontext der deutschen Krankenhausstrukturen als sehr sinnvoll erscheinen, METs organisatorisch an Intensivstationen anzugliedern und so auch Synergieeffekte zu nutzen. Dementsprechend ist es sinnvoll, Ausbildungsaspekte von METs in die intensivmedizinische Fort- und Weiterbildung zu integrieren. Die Musterweiterbildungsordnung für die fakultative Zusatzweiterbildung Intensivmedizin (► www.bundesaerztekammer.de/fileadmin/user_upload/downloads/ZWB_Intensivmedizin.pdf) führt zwar Weiterbildungsinhalte auf, die für ein kompetentes Handeln außerhalb von Intensivstationen absolut nötig sind (z. B. die Punkte „Transport von Intensivpatienten", „Interdisziplinäre Behandlungskoordination" oder „Medizinische Notfallsituationen"), spezifische MET-Weiterbildungsinhalte fehlen allerdings bzw. sind nicht explizit als solche benannt. Das Gleiche gilt für die Inhalte der Fachweiterbildung Anästhesiologie und Intensivpflege. Aus diesem Grund ist es zukünftig notwendig, die besonderen Aspekte, die ein innerklinischer Notfalleinsatz erfordert, zum Gegenstand der ärztlichen und pflegerischen Aus- und Weiterbildung zu machen.

12.1 Schulung

12.1.1 „Chain of Survival"

In den Reanimationsleitlinien des European Resuscitation Council (ERC) wird ausführlich auf das Zusammenwirken verschiedener Akteure im Rahmen einer kardiopulmonalen Reanimation eingegangen. Das Bild, dass die Komplexität der Wiederbelebung nachvollziehbar illustriert, ist das der „Chain of Survival" mit der bildhaften Darstellung, dass eine Kette nur so stark ist, wie das schwächste Kettenglied. Einen Gesamterfolg im Sinne eines Überlebens mit gutem neurologischen Outcome kann es nur geben, wenn alle Maßnahmen ineinandergreifen. Damit sind auch wichtige Schwerpunkte der Ausbildung benannt: Ein Patient mit vital bedrohlichen Veränderungen der Vitalparameter und somit drohendem Herz-Kreislaufstillstand muss so früh wie möglich erkannt werden. Im Fall des bereits eingetretenen Herz-Kreislaufstillstandes sind eine suffiziente Herzdruckmassage und die Frühdefibrillation Grundvoraussetzung für einen Reanimationserfolg. Nach Wiedereinsetzen eines Spontankreislaufs sind idealerweise bereits durch das übernehmende MET intensivmedizinische Maßnahmen zu ergreifen, die Sekundärschäden des Herz-Kreislaufstillstands verhindern bzw. abmildern sollen (► Abschn. 3.3).

Das erste Kettenglied der „Chain of Survival“, einen gefährdeten Patienten rasch zu erkennen und Hilfe zu holen, hat durch die Einführung von MET eine neue Bedeutung erfahren. Das Erkennen eines lebensbedrohlichen Zustands stellt hohe Anforderungen an das betreuende Klinikpersonal. Die Fortbildung darin muss ein zentraler Punkt eines jeden Schulungskonzeptes sein. Organisationsfehler, fehlende Expertise des Personals, fehlerhafte Kommunikation und Wahrnehmung des Notfalls sowie fehlende Supervision führen zu einem verzögerten Eingreifen von METs und damit zu einer verzögerten, zielgerichteten Therapie kritisch erkrankter Patienten. Um dies zu verhindern bzw. das ärztliche und pflegerische Stationspersonal bestmöglich vorzubereiten, schlägt Smith eine „Chain of Prevention“ vor, die geeignete Maßnahmen definiert, um insbesondere das erste Glied der „Chain of Survival“ zu stärken (Smith 2010).

12.1.2 „Chain of Prevention“

In Analogie zur „Chain of Survival“ hat Smith 2010 vorgeschlagen, für innerklinische Notfälle eine „Chain of Prevention“ zu definieren, die den Krankenhäusern dabei helfen soll, Versorgungsstrukturen für innerklinische Notfälle aufzubauen und das Klinikpersonal darauf vorzubereiten (◘ Abb. 12.1).

Die Glieder der „Chain of Prevention“ lauten: Ausbildung (Education), Monitoring (Monitoring), Erkennen (Recognition), Hilfe anfordern (Call for help), Reaktion (Response).

12.1.3 „Education“ als wichtigstes Glied der „Chain of Prevention“

Die reine Verfügbarkeit eines MET ist keine Garantie, dass eine indikationsgerechte und effektive Alarmauslösung stattfindet und ein drohender Kreislaufstillstand verhindert werden kann. Da vor allem das Stationspersonal eine intensive Überwachungsfunktion für den Patienten wahrnimmt, fällt dem Behandlungsteam auf den Stationen eine Schlüsselrolle zu. Dabei spielen die Pflegekräfte als nicht nur numerisch stärkste Gruppe in einem Krankenhaus, sondern als die Gruppe mit der höchsten Patientenbindungszeit eine besondere Rolle, da diese zumeist eine Zustandsverschlechterung des Patienten zuallererst bemerken. Deshalb ist es sehr wichtig, dass das Pflegepersonal die in den Kliniken etablierten Frühwarnscores und Alarmierungskriterien kennt. Das setzt wiederum voraus, dass klinische Befunde sachgerecht erhoben werden können und Vitaldaten korrekt interpretiert werden. Nicht zuletzt müssen Alarmierungswege unkompliziert und sanktionsfrei auslösbar sein und entsprechende Notrufnummern bekannt sein.

Eine Alarmierung bedeutet immer auch interpersonelle und interprofessionelle Kommunikation und bietet die Gefahr von Missverständnissen. Zielgerichtet, verständlich und strukturiert über einen Patienten berichten zu können, ist für die Festigkeit des Kettenglieds „Hilfe anfordern“ unbedingt nötig. Das von der Deutschen Gesellschaft für Anästhesiologie und Intensivmedizin empfohlene SBAR-Konzept

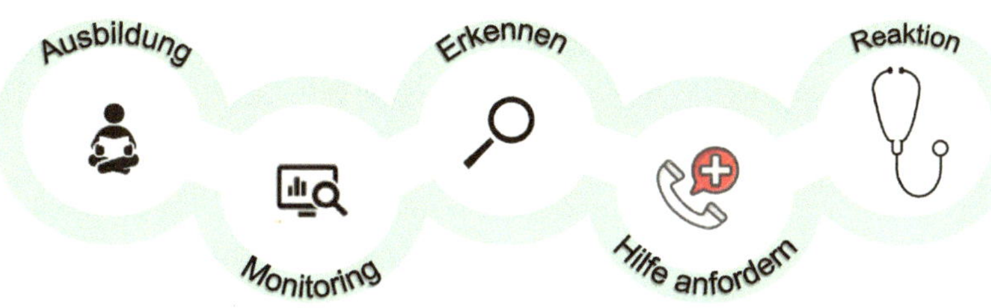

◘ **Abb. 12.1** „Chain of Prevention“. (Mod. nach Smith 2010)

Tab. 12.1 Inhalte der strukturierten Patientenübergabe nach dem SBAR-Konzept

Situation (Aktuelle Situation)	Beschreibung des aktuellen Patientenzustands oder des Alarmierungsgrundes mit knappen Daten, beispielsweise über den Bewusstseinszustand oder die Vitalzeichen
Background (Hintergrund zur Situation)	Informationen zum Grund des Aufenthaltes, zu wesentlichen Vorerkrankungen und wichtigen Stationen im Verlauf
Assessment (Analysen und Behandlung)	ABCD-Kriterien, Informationen über sich verändernde oder bedeutsame Parameter, Einschätzung bzw. Äußerung einer Verdachtsdiagnose
Recommendation (Empfehlung/Plan)	Empfehlung weiterer Untersuchungen, Konsile oder Therapien bzw. Verlegung auf die Intensivstation

zur Standardisierung einer Patientenübergabe kann hierbei sehr sinnvoll sein. Das SBAR-Konzept beinhaltet vier Kernpunkte zur strukturierten Weitergabe von Informationen über einen Patienten (Tab. 12.1).

Wissenschaftliche Untersuchungen im industriellen und medizinischen Kontext haben gezeigt, dass eine strukturierte Patientenübergabe nach dem SBAR-Konzept zu einer Reduzierung von Fehlern führt, unerwartete Todesfälle reduziert und die Patientensicherheit erhöht. Dies ist auch das Ziel dieses strukturierten Übergabeprotokolls, bedarf aber Schulung und praktischer Übung (DGAI 2016).

12

Zusammengefasst stellt das erste Kettenglied der „Chain of Prevention" die Grundvoraussetzung für die Anwendung von Maßnahmen bei einer kritischen Zustandsverschlechterung dar. Ohne Schulung und Training kann die Kette nicht halten.

Für den Start und die qualitative Weiterentwicklung eines MET und einer Versorgungsstruktur für innerklinische Notfälle ist ein fundiertes und strukturiertes Schulungskonzept essenziell. Dieses interdisziplinär ausgerichtet zu etablieren, ist in einem von Konkurrenz und Kostendruck geprägten Krankenhaus oft nicht einfach. Hierfür müssen regelmäßige Mitarbeiterschulungen organisiert und standardisiert repetitiv durchgeführt werden (s. Praxisbeispiel Universitätsklinikum Dresden). Darüber hinaus müssen über Fächergrenzen hinweg klinikinterne Standards zur Materialausrüstung und zu Alarmierungspfaden erarbeitet und geschult werden.

Eine wichtige Frage stellt sich gleich zu Beginn: Wer soll überhaupt geschult werden? Im Rahmen eines innerklinischen Notfalls gibt es unterschiedliche Akteure mit unterschiedlicher Kompetenz und unterschiedlichen Aufgaben. Sich ausschließlich an den Mitgliedern von METs zu orientieren, greift in jedem Fall zu kurz. Insbesondere das pflegerische Stationspersonal bzw. das Funktionspersonal in Funktionseinheiten muss zwingend in seiner Kompetenz gestärkt werden, einen Notfall zu erkennen und die richtigen Maßnahmen einzuleiten. Damit ergibt sich eine weitere Forderung an ein Schulungskonzept: Es sollte interprofessionell ausgerichtet und alle an einem innerklinischen Notfall Beteiligte einschließen:

- ärztliches Personal als Mitglieder eines MET
- pflegerisches Personal als Mitglieder eines MET
- pflegerisches Stationspersonal als First Responder
- ärztliches Stationspersonal als First Responder
- Mitarbeiter der Physiotherapie
- Mitarbeiter von Funktionsbereichen (z. B. radiologische Bildgebung, Endoskopie, EKG, Sonographie etc.)
- nicht-medizinisches Personal mit Patientenkontakt wie Patientenbegleitung, Mitarbeiter von Ambulanzen, Sozialberatung

Was ist Interprofessionalität?
Unsere Gesellschaft verändert sich mit einer hohen Dynamik. Der Anteil älterer und hochbetagter Patienten, Patienten mit chronischen Erkrankungen oder multimorbider Patienten steigt stetig an. Das bringt komplexere Versorgungsanforderungen mit sich, die neue Versorgungsstrukturen erfordern.
Der rasante medizinisch-technische Fortschritt beschleunigt den Prozess der Spezialisierung, der auch nichtärztliche Gesundheitsberufe betrifft und eine Akademisierung der Berufsausbildungen mit sich bringt. Arbeiten nun mehrere Gesundheitsfachpersonen mit unterschiedlichem beruflichen Hintergrund effektiv und erfolgreich zusammen und beziehen Angehörige und Betreuende in die Behandlung der Patienten ein, um die bestmögliche Versorgungsqualität zu erreichen, sprechen wir von interprofessioneller Zusammenarbeit. Die Fähigkeit dazu gilt als Schlüsselkompetenz zur Bewältigung der Anforderungen in der Patientenversorgung. Schlechte Zusammenarbeit zwischen verschiedenen Berufsgruppen gefährdet die Patientensicherheit und gilt als Schwachstelle in der Patientenversorgung. Eine interprofessionelle Ausbildung ist ein effektives Mittel zum Erwerb interprofessioneller Kompetenz und sollte sich idealerweise auch auf den Bereich der Fort- und Weiterbildung ausdehnen (WHO 2010).

12.2 Lernen in vertrauter Umgebung

Wo findet eigentlich Lernen statt? Hat die Art des Ortes Einfluss auf den Lernerfolg? Definitiv ja. In der Erwachsenenbildung hat die Frage nach einem Lernort eine besondere, ganz zentrale Bedeutung. Generell bezeichnen wir Umgebungen, die Erwachsene zum Zweck des Lernens zeitlich begrenzt aufsuchen, als Lernort. Das kann ein klassischer Seminarraum oder ein Hörsaal sein, oder ein Simulationszentrum, das der tatsächlichen Arbeitsumgebung nachempfunden ist. Ein Simulationszentrum kann Teil des eigenen Krankenhauses oder eine externe Einrichtung sein.

Der Lernort übernimmt in der Lehr-Lernsituation eine didaktische Funktion, die mehr oder weniger erfolgreich erfüllt wird. Bestimmte Qualitätsstandards sollten erfüllt sein: So sollte der Lernort ein körperliches Wohlgefühl ermöglichen (Raumtemperatur, Licht, sonstige Raumfunktion), funktional und zweckmäßig ausgestattet sein und Lernprozesse stimulieren (z. B. durch Poster), ohne durch Reizüberflutung vom Thema abzulenken. Und er sollte eine Gestaltung durch die Lernenden zulassen. Da sich Zielgruppen, Themen, Lernziele und Methoden unterscheiden, gibt es auch Lernorte, die geeignet oder weniger geeignet sind. Schlussendlich müssen sie „passen", denn sie haben Einfluss auf die didaktische Qualität (Siebert 2006).

Das Konzept des „Lebenslangen Lernens" rückt den eigenen Arbeitsplatz als Lernort in den Fokus, denn er erfüllt eine Reihe von Anforderungen an den idealen Lernort:
- Er ist handlungs- und praxisbezogen.
- Er stellt eine emotionale Beziehung zum Lernenden her.
- Er ermöglicht einen ganzheitlichen Bezug zur täglichen Arbeit, interdisziplinäre und interprofessionelle Kommunikation können in den Lernprozess integriert werden.

Die Digitalisierung schreitet voran und hat auch auf die medizinische Aus-, Fort- und Weiterbildung Auswirkungen. Insbesondere durch Internettechnologien wie Social Media verlieren Lernorte ihren festen Raum. In „virtuellen" Lernräumen entstehen persönliche Lernumgebungen, die neue Strategien für Lernende und Lehrende ermöglichen. Techniken wie „Virtual Reality" erlauben die Erschaffung (im wahrsten Wortsinn) von überaus realistischen

Lernorten, die die Abgrenzung zur Realität in ihrer Intensität des Erlebens verschwimmen lassen. Lernorte können generiert und genutzt werden, die die Grenzen des real Machbaren überschreiten und völlig neue Lernkonzepte erfordern werden (Gundermann 2015).

12.3 Welche Lehrformate und Methoden können angewendet werden?

Lehrformate und Lehrmethoden sollten eines gemeinsam haben: Sie sollten für die Teilnehmer aktivierend sein. Insbesondere für redundante Lehrsituationen, z. B. die jährliche Auffrischung von Kenntnissen in der kardiopulmonalen Reanimation, ist eine Aktivierung ganz klar mit dem Lernerfolg verknüpft. Möglicherweise fehlt eine intrinsische Motivation, die eigenen Fertigkeiten zu reflektieren, um sie zu festigen oder auszubauen. Auch hier ist die Zielgruppe entscheidend. Während die Teilnehmer eines gebuchten Reanimationskurses (z. B. zur Vorbereitung auf einen Einsatz in einem MET) eine hohe Motivation mitbringen, wird man sich diese in einer Pflichtfortbildung an einem Nachmittag kurz vor oder nach Feierabend regelrecht erkämpfen müssen.

12

Folgende Möglichkeiten bieten sich einem Instruktor bzw. einem Referenten:

- Aktivieren Sie Vorwissen und Vorkenntnisse. Nutzen Sie ganz individuelle Vorerfahrungen. Wann hat eine Reanimation auf Station mal besonders gut oder besonders schlecht funktioniert bzw. wann hat die Teamkommunikation besonders gut oder schlecht funktioniert? Sprechen Sie durchaus die emotionale Ebene an („Wie ging es Ihnen damit?"), indem Sie im Plenum Begriffe zum Thema sammeln und diese visualisieren. Nutzen Sie z. B. aktuelle Ereignisse, um die Lernenden für den Inhalt der Veranstaltung zu interessieren.
- Beziehen Sie tatsächliche Fälle und Verläufe ein. Vielleicht gelingt es, einen Bezug zur eigenen Kompetenz herzustellen („Wie hätte ich mich verhalten?") und damit eine kritische Selbsteinschätzung in Gang zu bringen.
- Vergeben Sie bei praktischen Übungen, die nicht von allen Teilnehmenden gleichzeitig absolviert werden können, Beobachtungsaufgaben („Bitte achten Sie beim Ablauf auf die Teamkommunikation.")
- Beantworten Sie nicht jede Frage selbst. Geben Sie Hilfestellung, damit die Teilnehmer selbst eine Lösung finden. Das wird allerdings nur in einer wertschätzenden Atmosphäre gelingen, in der falsche Antworten keine negativen Konsequenzen haben.
- Nach 20 min Vortrag sind die meisten Zuhörenden nicht mehr aufnahmefähig. Spätestens hier muss ein aktivierendes Element zwischengeschaltet werden. Entweder eine praktische Übung oder Verständnisfragen an das Auditorium. Fördern Sie Lehrgespräche, auch untereinander und verzahnen Sie sie mit Ihrem Vortrag.

Nicht zu unterschätzen für das Gelingen einer Lehr-Lernsituation ist die Haltung, mit der ein Lehrender den Lernenden entgegentritt. Ein anerkennendes, wertschätzendes Arbeitsklima, in dem den Teilnehmern der Sinn verständlich gemacht und ihre intrinsische Motivation geweckt wird, ist der Grundpfeiler jeder Lehrbeziehung. Darauf hat der Lehrende einen enormen Einfluss.

Welche konkreten Lehrformate kommen zur Vorbereitung auf innerklinische Notfälle zum Einsatz? Das klassische Reanimationstraining mit jährlicher Wiederholung dürfte das am weitesten verbreitete Format sein. Einem kurzen Vortrag folgt der standardisierte Durchlauf der entsprechenden Algorithmen an einer Reanimationspuppe. Dies stellt eine einfach zu organisierende und effektive Form der Ausbildung dar. Der Schwerpunkt liegt auf einem prozeduralen Können, das nicht zwangsläufig eine entsprechende Handlungskompetenz mit sich bringt. Dies wird besonders deutlich, wenn sich der simulierte Patientenstatus von vorherigen Übungen unterscheidet. Zum Beispiel wenn kein Atem- und Herzstillstand vorliegt, sondern nur eine Bewusstlosigkeit oder eine Atemnot bei ansprechbarem Patienten. Solche Elemente sollten immer wieder Eingang auch in vermeintlich einfache Reanimationstrainings finden, um einer ermüdenden Redundanz entgegenzuwirken und echte Handlungskompetenz zu stärken. Handlungskompetenz heißt vor allem, in komplexen Situationen standardisierte, zuverlässige und prioritätenorientierte Strategien zur symptomorientierten Anamnese, zur Beurteilung des Patientenstatus und zur Einleitung von dringenden Maßnahmen anwenden zu können. Eine solche Strategie zur lebensrettenden Problempriorisierung ist beispielsweise das ABCDE-Schema, bei dem unter dem Leitsatz „Treat first what kills first" ein lebensbedrohlicher Zustand schnell erkannt und behandelt werden kann (Helm et al. 2007).

Ein zweites Beispiel ist das SAMPLE(R)-Schema (► www.rettungsdienst.de/magazin/sampler-anamnese-dem-notfall-auf-den-grund-gehen-54340), mit dem eine Notfallanamnese erhoben wird und eventuell eine Verdachtsdiagnose erstellt oder ein Krankheitsbild spezifiziert werden kann. Die Anwendung dieser Algorithmen lässt sich sehr gut mit komplexen Simulationspuppen (sog. „Full Scale"-Simulatoren) üben. Hierbei sind eine Reihe von klinischen Symptomen individuell steuerbar und lassen eine große Variabilität darin zu, wie sich ein Patient im Rahmen eines Notfalls präsentiert. Per Einspielung ist auch eine kommunikative Interaktion möglich. Der hohe technische Aufwand, hohe Kosten und teilweise sehr komplexe Bedienung bringen es mit sich, dass solche Simulationspuppen meist nur an wenigen Orten für sehr spezielle Lehrsituationen genutzt werden.

Ein neuerer Trend geht einen anderen Weg und stellt klinische Symptome anhand der Simulation von Monitordaten dar, die mittlerweile drahtlos über Tablet Computer an speziellen Simulationsmonitoren gesteuert werden können. Das macht Simulationsübungen unabhängig von der technischen Ausstattung der Simulationspuppen. Simulation wird damit prinzipiell mobil und ermöglicht sehr einfach ein Training in vertrauter Arbeitsumgebung (Workplace-based Learning).

12.4 Integration von Schauspielpatienten

Eine weitere Methode wäre der Einsatz von Schauspielpatienten. Mittlerweile hat sich diese Lehrform insbesondere an den medizinischen Fakultäten durchgesetzt und die studentische Ausbildung um wichtige Aspekte erweitert. Studierende treffen auf einen Schauspieler, der auf eine definierte und umfassende Rolle trainiert wurde, um manuelle und kommunikative Kompetenzen zukünftiger Ärzte zu stärken. Durch ein Feedback-Training sind Schauspielpatienten zusätzlich in der Lage, konstruktive Rückmeldung zur Leistung der Studierenden zu geben.

Was ist ein Schauspielpatient?
Schauspielpatienten sind professionelle und semiprofessionelle Schauspieler, die häufig im Rahmen von Kommunikationstrainings für Medizinstudierende eingesetzt werden. Sie werden auf eine definierte, sehr standardisierte Patientenrolle mit komplexer Biografie trainiert, die alle Aspekte einer Erkrankung umfassen kann. Eine körperliche Untersuchung mit entsprechender Symptomatik ist genauso möglich, wie die Beeinträchtigung der psychischen Situation eines Erkrankten, die besondere Techniken der Gesprächsführung erfordert. Schauspielpatienten wurden bereits in den 1960er Jahren in den USA und Großbritannien eingesetzt und gehören dort mittlerweile zum unverzichtbaren Bestandteil medizinischer Ausbildung. Insbesondere ihre Aufgabe, den Lernenden ein strukturiertes und konstruktives Feedback zu geben, ermöglicht Studierenden und Ärzten eine Reflexion ihrer Leistung, die sonst im klinischen Alltag nicht denkbar wäre.

Der Einsatz von Schauspielpatienten hat mittlerweile auch Eingang in die Fort- und Weiterbildung gefunden und spielt für die Vermittlung insbesondere nicht-technischer Fertigkeiten eine wichtige Rolle. Bei entsprechend intensiver Rollenvorbereitung sind Schauspielpatienten in der Lage, auch körperliche Symptome (Luftnot, Schmerzen, neurologische Defizite etc.) sehr realistisch darzustellen. In der Kombination mit den oben erwähnten Simulationsmonitoren ergeben sich Möglichkeiten der Simulation (besonders wenn es um Elemente der „Chain of Prevention" geht), die weit über den Realismus von „Full Scale"-Simulatoren hinausgehen. Abstriche müssen nur bei massiv invasiven Maßnahmen wie der Herzdruckmassage oder Thoraxpunktion gemacht werden. Selbst für einfache invasive Maßnahmen wie Anlage einer Venenverweilkanüle gibt es Trainingspads, die Schauspielpatienten umgeschnallt werden können. Damit werden Übungsszenarien möglich, die ein Üben kommunikativer und manueller Fertigkeiten gleichzeitig ermöglichen.

12.5 Wie werden Lernziele definiert? Welche Inhalte sollten Gegenstand eines MET-Schulungskonzepts sein?

Bei der inhaltlichen Konzeption von Lehrveranstaltungen stellen sich zwei Fragen:

1. Was soll sich bei den Teilnehmern durch die Lernphase in ihrem Denken, Wissen, Verhalten, in ihren Fertigkeiten oder Einstellungen verändern?
2. Wie kann nach der Lernphase überprüft werden, ob die Adressaten die Ziele tatsächlich erreicht haben?

Was ist ein Lernziel?
Lernziele sind Kompetenzen, die in einem Lehr-Lern-Kontext bewusst angestrebt werden. Mit Kompetenz wird die Fähigkeit und Fertigkeit beschrieben, in einem definierten Gebiet Probleme zu lösen sowie die Bereitschaft, dies auch zu tun. Lernziele benennen, was der Lernende am Ende kann, nicht was in einer Lehrveranstaltung „behandelt" wurde. Lernziele werden begrifflich so formuliert, dass der Erwerb der Lerninhalte objektivierbar („messbar") wird. Zusammengefasst sind Lernziele damit operationalisierte Kompetenzen. Für die Formulierung ist ein 5-Punkte-Schema hilfreich, das die Frage stellt „Wer tut was, wie, bis wann?" Die nach diesem Prinzip erstellten Lernziele sollten anhand der SMART-Kriterien noch einmal überprüft werden:

- Sind sie **spezifisch** genug formuliert?
- Sind sie **messbar?**
- Sind sie **anspruchsvoll** (aber realistisch)?
- Sind sie **relevant** (berufsbildentsprechend)?
- Sind sie **terminiert** (bis wann zu erreichen)?

Ohne eine konkrete Antwort darauf kann eine Lehrveranstaltung kaum erfolgreich verlaufen. Den Teilnehmern fehlen durch die undefinierte Zielorientierung die innere Struktur und damit die Sinnhaftigkeit. Eine nachhaltige Veränderung im Wissen oder Können der Teilnehmer wird ausbleiben. Wichtigste Maßnahme um dies zu verhindern, ist die Formulierung von Lernzielen. Die Formulierung geeigneter Lernziele ist aufwendig und nicht trivial. Lernziele dürfen nicht mit den Lehrinhalten oder mit Arbeitsaufgaben verwechselt werden. „Das heutige Thema lautet: Medikamente in der Reanimation" ist definitiv kein Lernziel, sondern beschreibt lediglich Lehrinhalte. Auch „Heute üben wir die korrekte Herzdruckmassage" ist ebenfalls kein Lernziel, sondern ein Arbeitsauftrag. Lernziele enthalten stets eine Inhaltskomponente (Um was geht es?) und eine Handlungskomponente (Was wird damit gemacht?). Ein solcher Satz könnte lauten: „Die Teilnehmer können die **reversiblen Ursachen** (Inhaltskomponente) eines Herzkreislaufstillstands **benennen** (Handlungskomponente)". Ergänzt um qualitative und quantitative Kriterien folgt ein korrekt formuliertes Lernziel einem 5-Punkte-Schema: Wer tut was, wie, bis wann? Beispiel: „Die Teilnehmer am BLS-Kurs sind zum Abschluss des Kurses in der Lage, die Basismaßnahmen einer kardiopulmonalen Reanimation selbstständig und sicher durchzuführen." Da Lernziele möglichst ein beobachtbares Verhalten beschreiben, sollten die Handlungskomponenten mit Hilfe von beobachtbaren bzw. überprüfbaren Verben formuliert werden. Verben wie „begreifen, erkennen, einsehen, verstehen, wissen" sind eher ungünstig und sollten durch „aufzählen, benennen, beschreiben, erklären, durchführen" ersetzt werden. Damit werden Lernziele am Ende überprüfbar und der Lernerfolg eines Ausbildungskonzepts messbar.

12.6 Welche Anforderungen bestehen an ein MET? Welche Lehrinhalte lassen sich daraus ableiten und in die Ausbildung eines MET-Teams integrieren?

Für die Ausbildung von Mitgliedern eines MET könnten für folgende Anforderungen an ein MET nach dem beschriebenen Schema Lernziele formuliert werden:

- Die definierten Behandlungsalgorithmen, z. B. der Algorithmus der kardiopulmonalen Reanimation, müssen sicher und bis ins Detail beherrscht werden.
- Hierzu zählt auch die standardisierte Anwendung von Einschätzungs- und Priorisierungsstrategien. Ein MET muss in der Lage sein, einen Kreislaufstillstand oder einen lebensgefährlichen Patientenzustand mit Hilfe eines Schemas (z. B. ABCDE-Schema) ohne jede Verzögerung sofort zu erkennen und Gegenmaßnahmen einzuleiten.
- Für die Ersteinschätzung und die Planung der unmittelbar nötigen Therapieschritte sind anamnestische Informationen zum Patienten trotz zeitkritischer Situation unerlässlich. Für eine schnelle und trotzdem hinreichend genaue Notfallanamnese eignen sich Abfrageschemata wie das SAMPLE(R)-Schema, die ein MET kennen und deren Anwendung immer wieder trainiert werden sollte. SAMPLE(R) steht für **S**ymptome – **A**llergien – **M**edikamentöse Vorgeschichte – **P**atientengeschichte – **L**etzte **E**reignisse – daraus resultierende **R**isikofaktoren.
- Mitglieder eines MET müssen die eigene Ausrüstung sehr genau kennen und jederzeit und ohne Unterstützung von außen mit dem Material umgehen und es indikationsgerecht anwenden können.
- Im Team muss fachspezifisches Wissen zu medizinischen Besonderheiten von Kliniken vorhanden sein, die im Verantwortungsbereich des MET liegen. Dies umfasst z. B. spezielle Fragen der Mund-Kiefer-Gesichtschirurgie, der HNO oder der Kardiochirurgie. Dieses Wissen muss auch Kenntnisse zu Interventionsmöglichkeiten einschließen (Beispiele: erweitertes Atemwegsmanagement, Umgang mit einem externen Schrittmacher etc.).
- Notfallmedizin ist immer Hochrisikomedizin. Durch die hohe Dynamik und Komplexität ist das Risiko, Fehler zu begehen, deutlich erhöht. Die Beachtung sogenannter „Human factors" ist hierbei

der wichtigste Schlüssel zur Prävention von Zwischenfällen. Das „Crew Resource Management" (CRM) sind zusammengefasste Arbeitsprinzipien, die die Problematik von „Human factors" aufzeigen und Lösungsansätze bieten. Mitgliedern eines MET sollten die Prinzipien bekannt und Arbeitsgrundlage ihrer Handlungen sein. Kommunikation ist der Hauptträger für CRM in Teams. Ohne sie können Teamwork, Entscheidungsfindung, Situationsbewusstsein und Aufgabenmanagement nicht gelingen (Moecke et al. 2012).

- Training in nicht-technischen Fertigkeiten ist eine essenzielle Ergänzung zum Training der technischen Fertigkeiten. Der European Resuscitation Council (ERC) empfiehlt in den aktuellen Guidelines, derartige Schulungen in alle „Life-Support"-Kurse zu integrieren (Greif et al. 2015).
- Von innerklinischen Notfällen sind häufig Patienten im Sterbeprozess bzw. Patienten mit weit fortgeschrittener Erkrankung und begrenzter Lebenserwartung betroffen. Für einen patientenorientierten Umgang ist der Patientenwille zu berücksichtigen. Insbesondere sollte hinterfragt werden, ob der Patient oder sein Betreuer einer kardiopulmonalen Reanimation widersprochen hat („DNR-Situation").

12

Auch für das ärztliche und pflegerische Personal auf den Stationen lassen sich Anforderungen definieren, die für die Bewältigung von Notfällen und eine erfolgreiche Zusammenarbeit mit einem MET sehr wichtig sind. Auch hier sollten aus den Anforderungen Lernziele formuliert werden.

- Die Entscheidung über eine MET-Alarmierung ist eine der wichtigsten Maßnahmen, die das Stationspersonal treffen muss. Scoringsysteme sollen dabei helfen, eine auf klinischen Symptomen basierende Entscheidung zu treffen. Unabhängig vom etablierten System: Die Kriterien müssen bekannt sein und vom Stationspersonal selbstständig erhoben werden können.
- Eine zielgerichtete Kommunikation bei Alarmierung und bei der gemeinsamen Bewältigung kann Missverständnisse und Fehler vermeiden (► Kap. 9). Auch hier sollten die Arbeitsprinzipien des CRM angewandt werden.
- Stationspersonal sollte sich unbedingt als Teil eines gemeinsamen Behandlungsteams betrachten. Deshalb wird der selbstständige Beginn erster Behandlungsmaßnahmen und deren korrekte Durchführung klar erwartet. Deshalb müssen die Basismaßnahmen bei kardiopulmonaler Reanimation selbstverständlich sicher beherrscht werden.
- Die technische Notfall- bzw. Überwachungsausstattung peripherer Stationen ist meist klein und kommt nur selten zum Einsatz. Das Stationspersonal sollte trotzdem in der Lage sein, den Überwachungsmonitor oder einen automatisierten externen Defibrillator zu bedienen.
- Die Entscheidung, Reanimationsmaßnahmen nicht zu beginnen oder einzustellen, sollte immer eine interdisziplinäre und interprofessionelle Konsensentscheidung sein, die das Stationspersonal – ob ärztlich oder pflegerisch – unbedingt miteinschließt. In solchen meist schwierigen Situationen ist professionelle Kompetenz von allen Beteiligten gefordert.

Ein erfolgreiches Notfallmanagement ruht auf drei Säulen, die in einem guten Schulungskonzept abgebildet sein sollten:

- optimale Vorbereitung durch Wissenserwerb,
- häufig geübte und sicher beherrschte Fertigkeiten („technical skills") und
- optimale Anwendung nicht-technischer Fertigkeiten („Human factors", ► Kap. 9).

Praxisbeispiel Universitätsklinikum Dresden (UKD)
Die Schulungen der pflegerischen und ärztlichen Mitarbeiter des Universitätsklinikums werden im Interdisziplinären Simulatorzentrum Medizin (ISIMED) von einer erfahrenen Pflegefachkraft und einer ERC-Instruktorin der Klinik für Anästhesiologie und Intensivmedizin organisiert und durchgeführt (◘ Tab. 12.2). Jährlich werden ca. 2200 Mitarbeiter geschult. Die Termine sind in der Regel an zwei Tagen pro Woche und ggf. gibt es zusätzliche Termine nach Vereinbarung. Hierfür wurde eine 0,5 VK-Stelle für eine Pflegefachkraft und eine 0,2 VK-Stelle für ärztliches Personal vom Vorstand des Klinikums bewilligt.
In den jährlichen Trainings wird das klinische Notfallmanagement mit der auf den Stationen verfügbaren Technik und Logistik geübt. Dadurch ist es gelungen, klinikspezifische Insellösungen zu beenden und ein hohes Maß an Standardisierung zu erreichen (einheitliche Ausstattungslisten für Notfallkoffer und deren regelmäßige Überarbeitung, klinikweite Ausstattung mit einem einheitlichen AED-Modell und einheitlichen Elektroden, klinikweites Trainingskonzept aller Mitarbeiter). Am UKD wurden zur optimalen Notfallversorgung aufgrund der Campusstruktur jeweils ein MET für die Medizinischen Kliniken und die Neurologie, für die Kinderklinik sowie für alle operativen Kliniken und über das Gelände verteilte Kliniken (Dermatologie, Psychosomatik etc.) etabliert. Die Besetzung der verschiedenen Teams, die auch im Falle mehrerer parallel auftretender Notfälle mit alarmiert werden, obliegt den beteiligten Intensivstationen der Anästhesie und der Inneren Medizin sowie der Kinderintensivstation.
Für die praktischen Übungen kommt ein den tatsächlichen Geräten sehr ähnlicher Übungs-AED zum Einsatz. Für die Schulung in Basic Life Support wird mindestens eine ausgebildete Person (ALS-Kurs-Provider) benötigt, um die Inhalte fachlich und didaktisch adäquat zu vermitteln. Für das Ausbildungsniveau eines ILS- oder ALS-Kurses werden entsprechend den Vorgaben des ERC mindestens 2 Instruktoren für 6 Teilnehmer eingeplant. Insgesamt wird für ärztliche MET-Mitglieder ein Niveau von mindestens „ALS-Provider", also die Bestätigung, den Kurs erfolgreich absolviert zu haben, angestrebt. ILS- und ALS-Kurse sind offiziell ERC-zertifiziert und schließen mit einem 5 Jahre gültigen Zertifikat ab. Durch die Integration sehr vieler Berufsgruppen ist davon auszugehen, dass nahezu alle Mitarbeiter und Mitarbeiterinnen mit Patientenkontakt zumindest über Kenntnisse des Basic Life Support verfügen und diese anwenden können. Seit Umsetzung dieses Konzepts hat sich die Rate an frühem Beginn von Herzdruckmassagen und AED-Anwendung deutlich erhöht (Müller et al. 2014).
Alle relevanten Dokumente (Guidelines, Protokolle, Verfahrensbeschreibungen etc.) sind im Intranet verfügbar. Auf allen Stationen und in allen Funktionsbereichen hängen einheitliche Reanimationsposter aus, die zum jeweiligen Algorithmus auch Informationen zum Standort von AED und Notfallkoffer sowie die im gesamten Klinikum geltenden Alarmierungskriterien enthalten. Jeder MET-Einsatz im gesamten Klinikum wird standardisiert dokumentiert und die Einsatzzeiten erfasst. Die Protokolle werden im ISIMED zentral gesammelt und ausgewertet. Die Ergebnisse können so direkt Einfluss auf die Ausbildungsinhalte nehmen. Die Uniklinik Dresden beteiligt sich am deutschlandweiten Reanimationsregister. Die jährlich erscheinende Reanimationsanalyse mit entsprechendem Benchmarking wird in der Regel im Rahmen einer klinikinternen Fortbildung vorgestellt und diskutiert.

Tab. 12.2 Übersicht Schulungsangebote des Uniklinikums Dresden

Zielgruppen	Kurskonzept/ Niveau	Zeitumfang	Trainingsintervall	Teilnehmerzahl	Vor-Ort-Training	Nichttechnische Fertigkeiten	Blended Learning
Stationspersonal Pflege (First Responder)	BLS	1 h	Jährlich	Mind. 4, max. 10	Nein	Nein	Nein
Stationspersonal Ärzte (First Responder)	BLS	1,5 h	Jährlich	Mind. 4, max. 10	Nein	Einige Aspekte	Nein
Mitglied MET (Pflege)	ILS	1 Tag	Jährlich	Mind. 4, max. 10	Nein (Simulatorzentrum)	Ja, eigene Lehreinheit	Nein
Mitglied MET (Ärzte)	ALS + jährlich Auffrischung	2 Tage	Jährlich	Mind. 4, max. 10	Nein (Simulatorzentrum)	Ja, eigene Lehreinheit	Ja
Funktionspersonal	BLS	1 h	Jährlich	Mind. 4, max. 10	Ja, wenn möglich	Nein	Nein
Verwaltungspersonal	BLS	1 h	Evtl. jährlich	Mind. 4, max. 10	Nein	Nein	Nein
Transportpersonal	BLS	1 h	Jährlich	Mind. 4, max. 10	Nein	Nein	Nein
Forschung und Lehre	BLS	1 h	Jährlich	Mind. 4, max. 10	Nein	Nein	Nein

12.7 Qualitätsmanagement/ Dokumentation

Schulung und Training umfassen Maßnahmen, mit denen sich alle Beteiligten auf einen Notfall vorbereiten. Ein nachhaltiges Konzept schließt allerdings Dokumentation und Auswertung nach einem Einsatz sowie Maßnahmen eines Qualitätsmanagements im Sinne eines „closed loop" mit ein. Einsätze müssen analysiert und ausgewertet werden, Erkenntnisse daraus gewonnen werden und in die Schulung von METs und Stationspersonal einfließen.

Eine einfache, aber effektive Form der Analyse ist eine Nachbesprechung des MET zu seiner Arbeitsweise nach einem realen Kreislaufstillstand. Ein unmittelbar auf einen erfolgreichen Einsatz angesetztes Debriefing kann natürlich noch keine Aussagen zum Langzeitergebnis ergeben, aber trotzdem eine Einschätzung der technischen und nichttechnischen Fertigkeiten zulassen. Dies kann entweder in Echtzeit mit Aufzeichnung technischer Reanimationsparameter (beispielsweise durch die Aufzeichnung der Thoraxkompression) oder im Rahmen eines strukturierten, auf die Durchführungsqualität fokussierten Debriefings erfolgen (Greif et al. 2015). Eine solche Auswertung sollte sich keinesfalls nur auf erfolgreiche Einsätze beschränken. Gerade frustrane Situationen sollten strukturiert nachbesprochen werden („Hätten wir etwas anders machen können?").

Einsätze sollten analog zu außerklinischen Rettungseinsätzen schon allein aus forensischen Gründen detailliert dokumentiert werden. Eine zentrale Erfassung und vor allem Auswertung im Krankenhaus ist dringend zu empfehlen. Für eine effektive Personalplanung sind auch Personaleinsatz und Einsatzzeiten zu erfassen.

Ein überregionales Auswertungsinstrument ist das schon im ► Kap. 7 vorgestellte Deutsche Reanimationsregister. Es erfasst seit 2013 die Daten des innerklinischen Notfallgeschehens, einschließlich der Reanimationsbehandlung nach den internationalen Vorgaben in einer Erweiterung der bestehenden Online-Datenbank. Als Dokumentationsgrundlage dient die Notfallteam-Dokumentation, die in einem Abstimmungsprozess im Arbeitskreis „Notfallmedizin" der DGAI erarbeitet wurde. Diese Dokumentation enthält sowohl alle Datenfelder des Deutschen Reanimationsregisters als auch die Datenfelder der internationalen Empfehlungen zur Dokumentation von Notfällen im Krankenhaus (einzusehen auf ► www.reanimationsregister.de). Die erfassten Variablen können in hoher Qualität jederzeit online ausgewertet werden und geben einen Überblick zum Notfallgeschehen und zur Qualität von innerklinischen Notfalleinsätzen im eigenen Krankenhaus. Darüber hinaus ist ein Benchmarking mit anderen Kliniken möglich.

Ein wichtiges Instrument zur Qualitätssicherung in einem Krankenhaus sind Fallbzw. Morbiditäts- und Letalitätskonferenzen. Während in Fallkonferenzen meist klinikintern über besondere Verläufe und Krankheitsbilder berichtet wird, sind Morbiditäts- und Letalitätskonferenzen eine Maßnahme des Risiko- und Qualitätsmanagements von Gesundheitseinrichtungen, mit der besondere Behandlungsverläufe, unerwünschte Ereignisse, Todesfälle und Ähnliches systematisch aufgearbeitet werden. Das Ziel dabei ist, gemeinsam in interdisziplinärer und interprofessioneller Diskussion Schwachstellen und Fehlerquellen zu identifizieren und konkrete Verbesserungsmaßnahmen daraus abzuleiten und umzusetzen (Bundesärztekammer 2016).

Literatur

Bundesärztekammer (2016) Methodischer Leitfaden für Morbiditäts- und Mortalitätskonferenzen (M & MK). ► https://www.bundesaerztekammer.de/fileadmin/user_upload/downloads/pdf-Ordner/QS/M_Mk.pdf. Zugegriffen: 23. Aug. 2018

DGAI (2016) Strukturierte Patientenübergabe in der perioperativen Phase – Das SBAR-Konzept. Anästh Intensivmed 57:88–90

Greif R, Lockey A, Conaghan P et al (2015) Ausbildung und Implementierung der Reanimation, Kapitel 10 der Leitlinien zur Reanimation 2015 des European

Resuscitation Council. Notfall Rettungsmed 18:1016. ► https://doi.org/10.1007/s10049-015-0092-y

Gundermann A (2015) Lernort. ► https://wb-web.de/wissen/lehren-lernen/lernort.html. Zugegriffen: 23. Aug. 2018

Helm M, Kulla M, Lampl L (2007) Advanced Trauma Life Support®. Ein Ausbildungskonzept auch für Europa! Anaesthesist 56:1142–1146. ► https://doi.org/10.1007/s00101-007-1253-2

Moecke H et al (2012) Praxishandbuch Qualitäts- und Risikomanagement im Rettungsdienst. MWV Medizinisch Wissenschaftliche Verlagsgesellschaft, Berlin

Müller MP, Richter T et al (2014) Effects of a mandatory basic life support training programme on the no-flow fraction during in-hospital cardiac resuscitation: an observational study. Resuscitation 85(7):874–878. ► https://doi.org/10.1016/j.resuscitation.2014.03.046

Siebert H (2006) Stichwort „Lernorte". DIE Zeitschrift 4: 20–21. ► https://www.die-bonn.de/zeitschrift/42006/siebert06_01.htm. Zugegriffen: 23. Aug. 2018

Smith GB (2010) In-hospital cardiac arrest: is it time for an in-hospital „chain of prevention"? Resuscitation 81:1209–1211. ► https://doi.org/10.1016/j.resuscitation.2010.04.017

WHO (2010) Framework for action on interprofessional education & collaborative practice. ► http://apps.who.int/iris/bitstream/handle/10665/70185/WHO_HRH_HPN_10.3_eng.pdf;jsessionid=443C0A3AF407C2E66110B6D9AB9285F2?sequence=1. Zugegriffen: 23. Aug. 2018

12

Perspektive der Krankenhausleitung

Clemens Platzköster und Wolfgang Holzgreve

T. Koch, A. R. Heller, J.-C. Schewe (Hrsg.), *Medizinische Einsatzteams*,
https://doi.org/10.1007/978-3-662-58294-7_13

13.1 Ausgangssituation

Das Krankenhausmanagement bewegt sich bei seinen Entscheidungen zu Organisation und Gestaltung des Krankenhausbetriebes in einem besonderen Spannungsfeld zwischen der Aufgabe der gesundheitlichen Daseinsfürsorge und den gesetzlich bzw. politisch vorgegebenen Rahmenbedingungen der Wirtschaftlichkeit und den darauf aufbauenden Vergütungssystemen. So schreibt das fünfte Sozialgesetzbuch eindeutig mit dem Wirtschaftlichkeitsgebot des § 12 vor:

> » Die Leistungen müssen ausreichend, zweckmäßig und wirtschaftlich sein; sie dürfen das Maß des Notwendigen nicht überschreiten. Leistungen, die nicht notwendig oder unwirtschaftlich sind, können Versicherte nicht beanspruchen, dürfen die Leistungserbringer nicht bewirken und die Krankenkassen nicht bewilligen.

Die Finanzierung der durch die Krankenhäuser erbrachten stationären Leistungen erfolgt in Deutschland nach Krankenhausfinanzierungsgesetz bzw. Krankenhausentgeltgesetz im Rahmen eines fallpauschalierenden Entgeltsystems, dem DRG-System (Diagnosis related Groups). Hier werden auf der Grundlage von Diagnosen, durchgeführten Prozeduren und Patientenfaktoren (wie z. B. Lebensalter) sogenannte Fallgruppen gebildet. Kernelement des Vergütungssystems ist eine normierte Kostenkalkulation, die die Durchschnittskosten für die Behandlung der einzelnen DRG in den an der Kostenkalkulation teilnehmenden Krankenhäusern ermittelt. Diese Durchschnittskosten je Fallgruppe werden zu den Durchschnittskosten aller behandelten Fälle in Relation gesetzt und so die sogenannten Relativ-Kostengewichte bzw. der jeweilige Case Mix Index (CMI) einer einzelnen DRG berechnet. Wirtschaftliche Leistungserbringung im Krankenhaus bedeutet nun, dass die Behandlungskosten eines Falles bzw. einer Fallgruppe nicht über den wie oben beschrieben ermittelten Durchschnittskosten dieser Fallgruppe liegen sollten. Im Umkehrschluss kann ein Krankenhaus nur dann kostendeckend arbeiten oder sogar Überschüsse erwirtschaften, wenn die Summe der Behandlungen mindestens zu den Durchschnittskosten erbracht werden oder darunter liegen.

Dies ist für Häuser der Maximalversorgung sowie insbesondere für Universitätsklinika in Deutschland besonders schwierig, da sich hier häufig die Fallkonstellationen finden, die zwar auch einer DRG zugeordnet sind, deren Behandlungskomplexität sich aber deutlich von der des durchschnittlichen Behandlungsaufwandes unterscheiden und die daher im Durchschnitt auch höhere Behandlungskosten verursachen. Eindrücklich wird das im sogenannten Extremkostenbericht des durch die Selbstverwaltung gegründeten und für das DRG-System verantwortlichen Instituts für die Entgeltkalkulation (InEK) belegt (InEK 2019).

13.2 Etablierung von MET und Wirtschaftlichkeit

Die Etablierung eines Medical Emergency Teams (MET) erfolgt idealerweise innerhalb eines intensivmedizinischen Bereichs und umfasst ärztliches und pflegerisches Personal, das entsprechend geschult werden muss. Die Einsätze des MET dürfen den intensivmedizinischen Betrieb nicht gefährden, daher sind zusätzliche Personalressourcen erforderlich, die eine Abwesenheit des MET im Rahmen der Einsätze zulassen. Jedoch sind METs auch im Jahr 2019 keine Selbstverständlichkeit in deutschen Krankenhäusern. Es ist deswegen davon auszugehen, dass die Krankenhäuser, die eine solche Einheit vorhalten, in der Kalkulationsstichprobe zur Ermittlung der Durchschnittskosten im DRG-Vergütungssystem unterrepräsentiert sind.

Grundsätzlich muss sich das Krankenhausmanagement daher bewusst sein, dass es bei einer Entscheidung für ein MET und dem damit verbundenen zusätzlichen

Ressourcenaufwand keine direkte Gegenfinanzierung über die bestehenden Vergütungsregularien zu erwarten hat. Im Gegenteil: Die zusätzlichen Kosten belasten zunächst das Gesamtbudget und müssen, falls wirtschaftlich ausgeglichene Ergebnisse angestrebt werden, durch andere Effekte kompensiert werden. Natürlich ist aufgrund der angestrebten Qualitätsverbesserung damit zu rechnen, dass sich durch die Verhinderung bzw. Milderung von Komplikationen die Verweildauer bzw. die Behandlungskosten reduzieren lassen. Allerdings sind diese Effekte entweder nur mittelbar für das Krankenhaus (Verweildauerreduktion) wirtschaftlich manifestierbar oder haben eher volkswirtschaftlichen Charakter als einen unmittelbaren positiven wirtschaftlichen Effekt beim Krankenhaus.

Für das Krankenhausmanagement besteht daher die Aufgabe, die Entscheidung zur Etablierung und den Betrieb eines MET im Rahmen einer umfassenderen Kosten-Nutzen-Analyse insbesondere unter Qualitätsgesichtspunkten zu treffen.

13.3 MET und Qualitätsmanagement

Krankenhäuser sind nach SGB V, § 135a gesetzlich zu einem strukturierten Qualitätsmanagement verpflichtet:

> (1) Die Leistungserbringer sind zur Sicherung und Weiterentwicklung der Qualität der von ihnen erbrachten Leistungen verpflichtet. Die Leistungen müssen dem jeweiligen Stand der wissenschaftlichen Erkenntnisse entsprechen und in der fachlich gebotenen Qualität erbracht werden.

> (2) (…) zugelassene Krankenhäuser (…) sind (…) verpflichtet, 1. sich an einrichtungsübergreifenden Maßnahmen der Qualitätssicherung zu beteiligen, die insbesondere zum Ziel haben, die Ergebnisqualität zu verbessern und 2. einrichtungsintern ein Qualitätsmanagement einzuführen und weiterzuentwickeln (…)

Jedes Krankenhaus muss demnach prüfen, inwieweit die Organisation der Leistungserbringung tatsächlich dem Stand der wissenschaftlichen Qualität entspricht und die fachliche gebotene Qualität kontinuierlich angeboten werden kann. Falls dies nicht der Fall ist, muss das Management entsprechende Maßnahmen planen und umsetzen.

Insbesondere Absatz 2, Satz 2 gibt den Krankenhäusern weiterhin die Aufgabe, sich einrichtungsintern mit der Implementierung und dem Betrieb eines dezidierten Qualitätsmanagementsystems zu beschäftigen.

Qualität bzw. Qualitätsmanagement ist auch das zentrale Schlagwort der letzten Reformgesetze für den Krankenhausbereich (z. B. Krankenhausstrukturgesetz 2016). Auf der Seite des Bundesgesundheitsministeriums ist zu diesem Gesetz zu lesen:

> Die **Qualität der Krankenhausversorgung** spielt zukünftig eine noch größere Rolle und wird noch strenger kontrolliert und konsequent verbessert. Qualität wird als Kriterium bei der Krankenhausplanung eingeführt. Die Verbindlichkeit der Qualitätssicherungsrichtlinien des Gemeinsamen Bundesausschusses wird gestärkt. (…) Bei der Krankenhausvergütung wird auch an Qualitätsaspekte angeknüpft. So werden Qualitätszu- und -abschläge für Leistungen eingeführt. Die Qualitätsberichte der Krankenhäuser werden noch patientenfreundlicher gestaltet, damit Patienten leichter nutzbare Informationen zur Verfügung stehen. Zudem wird erprobt, ob durch einzelvertragliche Regelungen eine weitere Verbesserung der Qualität der Krankenhausversorgung möglich ist.

Wenn auch aktuell viele Regularien (z. B. zu Qualitätszu- bzw. -abschlägen) nicht erarbeitet sind, ist der politische Wille hierzu klar erkennbar. Qualität soll in den Dimensionen Struktur, Prozess- und Ergebnisqualität im Krankenhaus für die Patienten, Krankenkassen und Einrichtungen selber sichtbarer werden.

13.4 Ergebnisqualität

Zum Nachweis der Qualität von Krankenhausleistungen bzw. der Struktur des Qualitätsmanagements beschäftigen sich daher aktuell viele Krankenhäuser mit verschiedensten Möglichkeiten, Ergebnis(Outcome)-Qualität der medizinischen Leistungen zu bewerten. Hierzu gibt es neben den gesetzlich verpflichtenden Maßnahmen der externen Qualitätssicherung und dem Qualitätsbericht der Krankenhäuser vielfältige Optionen: Die Krankenkassen (z. B. AOK) erheben Qualitätsparameter, die sie veröffentlichen. Die Krankenhäuser selber schließen sich Organisationen wie der Initiative für Qualität in der Medizin (IQM) an, die über die Messung von Qualitätsindikatoren aus Routineabrechnungsdaten, Transparenz durch Veröffentlichung und Qualitätsarbeit in Peer-Review-Verfahren Qualitätsentwicklung vorantreiben wollen.

Im Jahr 2018 werden bereits 40 % aller Krankenhausfälle in Deutschland in Krankenhäusern behandelt, die Mitglied der IQM sind (vgl. Homepage IQM). Inwieweit diese Initiativen tatsächlich zu einer Verbesserung der Ergebnisqualität führen, ist allerdings derzeit noch nicht abschließend evaluiert. Insbesondere die Erhebung von Qualitätsindikatoren krankt derzeit noch an einer unzureichenden Risikoadjustierung.

Das Universitätsklinikum Bonn (UKB) ist ebenfalls seit 2016 Mitglied bei IQM. Weitergehende eigene Analysen der Ergebnisse haben z. B. gezeigt, dass auffällige Indikatoren vor allem bei aus anderen Krankenhäusern an das UKB überwiesenen Patienten auftreten, während die Indikatoren bessere Werte als der Durchschnitt bei direkt durch das UKB behandelten Patienten aufwiesen.

Viele komplexitätssteigernde Begleitumstände einer Primärerkrankung sind in den zu Abrechnungszwecken erstellten Routinedaten nicht vorhanden, sodass Interpretationen dieser Ergebnisse derzeit kaum möglich sind, sondern bestenfalls Indikatoren bieten, die einer weiteren Analyse bedürfen. Ob sich auf diesen Grundlagen tatsächlich rechtssichere Zu- bzw. Abschläge entwickeln lassen, bleibt derzeit abzuwarten. Sicher erwarten alle Krankenhäuser, die ein MET etablieren, eine verbesserte Outcome-Qualität. Inwieweit sich diese aber – außerhalb von wissenschaftlichen Erhebungen – mit den derzeitig verfügbaren oder geplanten Qualitätsmessverfahren abbilden lassen, bleibt fraglich.

13.5 Struktur- und Prozessqualität

Mit der Etablierung eines MET werden spezielle Behandlungsstrukturen geschaffen, deren Einsatz über definierte Prozesse gesteuert wird. In diesem Zusammenhang handelt es sich bei Einführung und Betrieb eines MET um eine Maßnahme der Struktur- und Prozessqualität. Maßnahmen zu diesen Qualitätsdimensionen sind in ihrer Wirksamkeit wesentlich einfacher darstellbar als die Messungen zur Ergebnisqualität. Die Etablierung des MET bzw. der MET-Strukturen ist binär überprüfbar: Sind die notwendigen personellen und technischen Ressourcen 24 h an 365 Tagen verfügbar? Ist das MET sinnvoll in der Einrichtung verortet? Sind die Teammitglieder theoretisch und praktisch geschult? Ist die Erreichbarkeit des MET ununterbrochen sichergestellt? Sind dezentral alle Strukturen wie z. B. Schulung und Training des medizinischen Personals, einheitliche Notfallausrüstung für einen erfolgreichen Einsatz des MET gegeben? Falls diese grundsätzlichen Fragen durchgängig mit Ja beantwortet werden können, scheint eine definierte und stabile Strukturqualität gegeben zu sein.

Die Sicherung der Prozessqualität steigt nun tiefer in die Durchführung der Notfalleinsätze des MET ein. Hierbei sind die Primärprozesse von Sekundärprozessen zu unterscheiden. Die zu regelnden Primärprozesse beziehen sich auf die Aktivierung und die unmittelbare Tätigkeit des MET selbst. So ist z. B. zu definieren, in welchen Situationen die verschiedenen Bereiche des Krankenhauses das MET alarmieren und auf welche Weise dies zu geschehen hat. Festzulegen ist, welche Mitarbeitenden sich als Mitglieder des MET zum Start des Einsatzes an welcher Stelle einzufinden haben, wer im Rahmen des Notfalleinsatzes welche Aufgaben übernimmt und wie die Dokumentation des Einsatzes erfolgt.

Sekundäre Prozesse finden vorwiegend in den anfordernden Bereichen statt, z. B. im Rahmen der Überprüfung und Sicherstellung der Vollständigkeit des Notfallequipments auf den Stationen oder in Ambulanzbereichen. Aber auch die Verfügbarkeit und Einsatzfähigkeit eines Rettungsfahrzeugs (gerade bei weitläufigen Klinikstrukturen) muss, falls erforderlich, im Rahmen der Gestaltung der Prozesse berücksichtigt werden. Genau dies ist die Aufgabe eines strukturieren Qualitätsmanagements hinsichtlich der Dimensionen der Struktur- und Prozessqualität. Zunächst ist zu definieren, welche Qualitätsmerkmale erreicht werden sollen (z. B. 24-h-Verfügbarkeit, Lokalisation und Wegezeiten). Diese Festlegungen haben unmittelbare Auswirkungen auf die Ausgestaltung des MET. Darauf aufbauend erfolgt die Erarbeitung und verbindliche Vorgabe von Tätigkeitsabläufen in Form von standardisierten Prozessabläufen, deren Visualisierung bzw. Verschriftlichung und Implementierung in die bestehenden Arbeitsprozesse.

Konkret bedeutet dies am Beispiel des Universitätsklinikums Bonn (UKB): Das MET des UKB ist integriert in die Klinik für Anästhesiologie und Operative Intensivmedizin, gehört zum Aufgabenbereich der Operativen Intensivmedizin und wird von dort gestellt. Das MET betreut rund um die Uhr auch alle öffentlichen Bereiche auf dem Klinikgelände und ist über eine einheitliche Rufnummer aktivierbar. Es reagiert unmittelbar auf jedes Hilfeersuchen im medizinischen Notfall und ist für diese Aufgabe zusätzlich mit einem Fahrzeug ausgestattet, um alle Bereiche des Klinikgeländes schnell zu erreichen. In den Versorgungsbereich des MET fallen nicht nur die Patienten selbst, sondern grundsätzlich alle Menschen, die sich auf dem Klinikgelände aufhalten (Klinikangestellte, Besucher, Studierende usw.). Die Aufgaben des MET und der Abteilungen in kritischen Situationen sind in Prozessabläufen fixiert und standardisiert, ebenso das dezentral stationsseitig vorzuhaltende Notfallequipement (z. B. AED etc.). Überprüft und weiterentwickelt werden diese Strukturen durch das MET in Abstimmung mit den einzelnen klinischen Abteilungen.

Im Universitätsklinikum Bonn wurde schon deutlich vor den neuen gesetzlichen Verpflichtungen und Planungen zum Qualitätsmanagement der Entschluss gefasst, ein einheitliches, überprüfbares Qualitätsmanagement einzuführen. Im Jahr 2013 wurde das UKB nach umfangreichen und ressourcenintensiven Vorarbeiten als 2. Universitätsklinikum nach den Anforderungen der DIN ISO 9001 durch den TÜV zertifiziert. Im Rahmen der Gesamtzertifizierung besteht der Anspruch, alle Primär- und Sekundärprozesse im Sinn der kontinuierlichen Qualitätsverbesserung und der Reliabilität der Prozessergebnisse verbindlich zu definieren und in der Gesamtorganisation zu verankern. Im Jahr 2016 konnten die weiterentwickelten Anforderungen der DIN ISO 9001/2015 ebenfalls erfolgreich für das UKB erfüllt werden.

Zu den Anforderungen der DIN ISO 9001/2015 gehört als unverzichtbarer Bestandteil ein strukturiertes Risiko- und Fehlermanagement. Der Betrieb eines MET ist in diesem Zusammenhang ein unmittelbarer Beitrag zur Minimierung klinischer Risiken. Dies betrifft sowohl die Prävention von Notfallsituationen, die Früherkennung von Patienten in kritischen Situationen als auch unmittelbar die Verbesserung der Behandlungsqualität in Notfallsituationen durch den Einsatz eines speziell geschulten und erfahrenen Teams. In einer offenen Fehlerkultur können Verbesserungspotenziale durch ein gezieltes Debriefing erarbeitet werden und so die Patientensicherheit gesteigert werden. Zwischen dem MET und den anfordernden Einheiten findet ein kollegialer Austausch statt, mit dem Ziel, die jeweilige Notfallsituation kritisch zu beleuchten und sich über Optimierungen im Ablauf, zu Kenntnissen in der Notfallmedizin oder zu Rahmenbedingungen zu verständigen. Über das institutionalisierte CIRS (Critical Incident Reporting System) des UKB werden kritische Situationen bzw. Beinahe-Fehler systematisch aufgearbeitet und die Lösungsvorschläge zur Vermeidung solcher Situationen der Gesamteinrichtung zugänglich gemacht.

Der Aufbau und Betrieb eines solchen, weit über den gesetzlichen Auftrags hinausgehenden institutionalisierten Qualitätsmanagementsystems muss als bewusste Entscheidung des obersten Managements getragen und in der Einrichtung verankert werden. So ist auch der Einsatz eines MET als wichtiger Bestandteil eines solchen Qualitätsmanagementsystems verbindlich für die Gesamteinrichtung vorzugeben und die Inanspruchnahme in den relevanten Situationen durch die einzelnen Abteilungen einzufordern. Es ist klarzustellen, dass der Einsatz des MET keine Absprache von Kompetenzen oder Zuständigkeiten bedeutet. Die Begleitung der Implementierung des MET am UKB durch ein durchdachtes Kommunikationskonzept hat allerdings gezeigt, dass das MET als hilfreiche Einrichtung in allen Bereichen und Abteilungen ohne Vorbehalte angenommen wurde. In vielen Bereichen sind kritische Situationen oder Notfälle seltene Ereignisse im klinischen Alltag, sodass die Unterstützung durch ein erfahrenes MET für das Personal häufig als Unterstützung und Entlastung wahrgenommen wird. Durch die 24/7-Verfügbarkeit des MET entsteht ein höheres Sicherheitsempfinden in allen Abteilungen.

Da das MET nicht nur als klinisches Notfallsystem für die medizinischen Abteilungen, sondern auch für Besucher und Mitarbeiter des UKB zur Verfügung steht, ergeben sich weitere Vorteile für die Gesamtorganisation. Das UKB beschäftigt über 8000 Mitarbeiterinnen und Mitarbeiter in den unterschiedlichsten Einsatzbereichen. Neben den klinischen Abteilungen finden sich auch Arbeitsplätze, bei denen ein erhöhtes Unfallrisiko besteht, wie z. B. in Laboratorien, den Werkstätten, Baustellen, der Großküche etc. Das MET steht auch hier für Notfallsituationen zur Verfügung und bietet so neben anderen Strukturen, wie z. B. dem Interdisziplinären Notfallzentrum und dem Betriebsärztlichen Dienst, eine qualitativ hochwertige Versorgungssicherheit im Notfall – zusätzlich zu den gesetzlich vorgeschriebenen Erste-Hilfe-Strukturen.

Das UKB hat sich bewusst für die Etablierung und den Betrieb einer Notfallstruktur entschieden, in dem das MET einen zentralen Baustein bildet. Neben allen wirtschaftlichen Herausforderungen gebietet dies die Verpflichtung und das Selbstverständnis, ein höchstes Maß an Patientensicherheit sicherzustellen. Die Vermeidung kritischer Situationen bzw. das professionelle Agieren in Notfallsituationen insbesondere für Patienten, Mitarbeiter und Besucher sollte oberste Priorität für alle Verantwortlichen in einem Klinikum haben.

Literatur

- ▶ http://www.gesetze-im-internet.de/sgb_5/__12.html. SGB V, § 12, Absatz 1
- ▶ https://www.g-drg.de/G-DRG-System_2018/Extremkostenbericht_gem._17b_Abs._10_KHG
- ▶ https://www.bundesgesundheitsministerium.de/service/begriffe-von-a-z/k/khsg.html
- ▶ https://www.initiative-qualitaetsmedizin.de/

Institut für das Entgeltsystem im Krankenhaus (InEK) (2019) Extremkostenbericht gem. § 17b Abs. 10 KHG für 2019 Systematische Prüfung statistisch ermittelter Kostenausreißer des Datenjahres 2017. ▶ https://www.g-drg.de/content/download/8361/62109/version/1/file/Extremkostenbericht_2019_20190315.pdf?pk_campaign=drg19&pk_kwd=extrem. Zugegriffen: 29. Mai. 2019

Behandlungserfolg und Patientensicherheit – Juristische Aspekte

Rolf-Werner Bock

T. Koch, A. R. Heller, J.-C. Schewe (Hrsg.), *Medizinische Einsatzteams*,
https://doi.org/10.1007/978-3-662-58294-7_14

14.1 Einführung

Der medizinischen Fachliteratur ist zu entnehmen, dass im Verlauf der stationären Behandlung von Patienten jährlich eine beachtliche Anzahl von Herz-Kreislauf-Stillständen auftritt. Dies geht mit einer erheblichen Letalitätsrate bzw. einem hohen Anteil bleibend neurologisch geschädigter Patienten einher [vgl. ► Kap. 1]. Schon infolgedessen erschließt sich ohne Weiteres, dass für jede Klinik die Etablierung eines adäquaten Notfallmanagements unabdingbar ist. Allerdings soll es sich auch so verhalten, dass – insbesondere betreffend die Postoperativphase – die Schädigungs- und Letalitätsrate „nicht nur durch das Auftreten von Komplikationen an sich bedingt ist, sondern durch fehlende Früherkennung und konsequente Behandlung“ [Gemeinsame Empfehlung „Verbesserung der postoperativen Behandlungsqualität und Etablierung medizinischer Einsatzteams“ von DGAI, DGCH, BDA und BDC, Anästh. Intensivmed. (2017) S. 232–234]. Mithin gibt es offenbar ein Optimierungspotenzial, mit dessen Ausschöpfung die Behandlungsqualität gesteigert und damit einhergehend die Patientensicherheit verbessert werden kann.

Der dargestellte medizinpraktische Befund erfordert – auch im Sinne eines adäquaten Risikomanagements – per se, die tatsächlichen Behandlungsgegebenheiten in Kliniken im Hinblick auf ein zur Verbesserung der Patientensicherheit anzustrebendes Behandlungsregime zu überprüfen. Insofern ist es geboten, auch juristische Aspekte zu berücksichtigen. Denn dem Recht sind fundamentale Anforderungen an die Gestaltung eines adäquaten Behandlungsagierens zu entnehmen.

14

14.2 Forensisches Risiko

Die Behandlung von Patienten ist schon allgemein durch Risikoaffinität in der Relation von Behandlungsausübung und Behandlungserfolg im Hinblick auf Komplikationen, Nebenfolgen oder gar einen Misserfolg aller Bemühungen charakterisiert. Dies resultiert nicht zuletzt aus der „Eigengesetzlichkeit und weitgehenden Undurchschaubarkeit des lebenden Organismus“ [vgl. dazu bereits BGH NJW 1977, 1102 (1103) m w N]. Diese Behandlungsrisiko-Affinität korreliert mit einem forensischen Risiko, welches sich während der vergangenen Jahrzehnte zunehmend entwickelt und manifestiert hat. Daneben bleiben die Verfahren vor Gutachterkommissionen und Schlichtungsstellen sowie interne Regulierungen durch Haftpflichtversicherer ohne Außenwirkung zu veranschlagen. Die von ärztlichen und pflegerischen Behandlungsteams vielfach geäußerte Befürchtung, im Zusammenhang mit der Berufsausübung in forensische Auseinandersetzungen verwickelt zu werden, ist also konkret gerechtfertigt.

Auch unter diesem Aspekt liegt ohne Weiteres nahe, festzustellendes Potenzial zur Verbesserung der Behandlungsqualität auszuschöpfen, um eine günstigere Ergebnisqualität zu erzielen und damit einhergehend auch forensische Risiken zu senken.

14.3 Rechtsgrundlagen

Aufgrund tradierter Rechtsprechung resultieren wesentliche rechtliche Anforderungen an die Berufsausübung des Arztes aus dem Strafgesetzbuch. Grundsätzlich einschlägig sind die Tatbestände der fahrlässigen Körperverletzung (§ 229 StGB) und der fahrlässigen Tötung (§ 222 StGB). Demnach unterliegt im Behandlungszusammenhang (der Aufklärungskomplex soll vorliegend dahingestellt bleiben) strafrechtlicher Sanktion, wenn – kurz gesagt –

- ein fehlerhaftes Verhalten im Zusammenhang mit der Behandlung eines Patienten,
- kausal,
- zu dessen Gesundheitsschädigung oder Tod führt.

Unter im Kern gleichen Voraussetzungen kann zivilrechtliche Haftung aus dem einem

Behandlungsverhältnis zugrunde liegenden Behandlungsvertrag (vgl. § 630a ff. i. V. m. § 280 Abs. 2 BGB) und/oder deliktsrechtlich gemäß §§ 823 ff. BGB resultieren.

Es sind also grundlegend zwei Rechtsmaterien zu unterscheiden:

- Im **Zivilverfahren** geht es um die Wiedergutmachung etwa entstandenen Schadens bzw. den Ausgleich für „erlittene Schmerzen" und Beeinträchtigungen in der Lebensqualität durch Geldzahlung. Insofern greift zugunsten der Klinik und der Behandlungsakteure grundsätzlich Haftpflichtversicherungsschutz ein.
- Demgegenüber trifft den Arzt oder eine Pflegekraft die Sanktion nach Durchführung eines **Strafverfahrens** höchstpersönlich. Eine eventuell eingreifende Rechtsschutzversicherung gleicht allenfalls Verfahrens- und Anwaltskosten, nicht jedoch die verhängte Strafe aus. Darüber hinaus sind die aus einer Verurteilung eventuell weitergehend resultierenden – berufsordnungs-, approbations- und arbeitsrechtlichen – Konsequenzen zu tragen. Auch die oftmals immensen physischen und psychischen Belastungen, die mit der bloßen Anhängigkeit und Durchführung eines Strafverfahrens – eventuell samt Medienwirksamkeit – verbunden sind, dürfen nicht zu gering veranschlagt werden.

14.4 Juristisch relevante Fehlerquellen im Behandlungsregime

Das dargestellte forensische Risiko kann sich wesentlich in drei Sachverhaltszusammenhängen realisieren, nämlich hinsichtlich **Behandlungsfehlern** und **Organisationsmängeln,** welche sich im Kern als Verstoß gegen die einzuhaltende Sorgfalt darstellen, sowie bezüglich **Aufklärungspflichtverletzungen.**

Dabei darf nicht vernachlässigt werden, dass konkrete, individuelle Behandlungsfehler vielfach gerade aus zugrundeliegenden Organisationsmängeln bzw. Defiziten in der Struktur- und Prozessqualität resultieren. Diesem Aspekt kommt besondere Bedeutung im Hinblick auf die Etablierung eines adäquaten Behandlungsregimes betreffend die präventive und reaktive Beherrschung von potenziellen oder eingetretenen Komplikationen zu.

Bei allem bleiben schließlich Verstöße gegen Maßgaben zu adäquater **Behandlungsdokumentation** (vgl. dazu insbesondere auch § 630f BGB) zu berücksichtigen. Diese bilden zwar keine eigene Anspruchsgrundlage für Haftungsansprüche und erst recht keinen Strafgrund, jedoch resultiert daraus zivilrechtlich eine der Behandlerseite nachteilige Beweislastregel. Ist eine medizinisch gebotene wesentliche Maßnahme und ihr Ergebnis entgegen § 630f Abs. 1 oder Abs. 2 BGB nicht in der Patientenakte aufgezeichnet, gilt gem. § 630h Abs. 3 BGB die Vermutung, dass diese Maßnahme nicht getroffen wurde. Auch dieser Aspekt ist gerade im Zusammenhang mit einem adäquaten Komplikationsmanagement besonders wichtig. Denn dabei geht es doch offenbar darum, jeweils lege artis Befundauffälligkeiten im (insbesondere postoperativen) Verlauf zu erheben, zu erkennen, darauf rechtzeitig zu reagieren und schließlich nötigenfalls „notfallmäßig" zeitgerecht tätig zu werden. Sämtliches muss aus einer schlüssigen Dokumentation nachvollziehbar werden.

> **Ein Zivilprozess kann alleine deshalb verloren gehen, weil tatsächlich angewandte „beste Behandlung" und „optimale Aufklärung" lediglich nicht vermittels einer adäquaten Dokumentation bewiesen werden können.**

14.5 Einzuhaltende Sorgfaltspflicht

Dem Arzthaftungsrecht ist die Kontrolle inhärent, ob „der Patient die von ihm zu beanspruchende medizinische Qualität auch erhalten hat" (Steffen E, MedR 1995, S 109). Im Effekt gilt dies auch strafrechtlich.

Dabei ist in der Rechtsprechung anerkannt, dass bei der Patientenbehandlung gerade wegen der Eigengesetzlichkeit und weitgehenden Undurchschaubarkeit des lebenden Organismus (s. oben) „ein Fehlschlag oder Zwischenfall nicht allgemein ein Fehlverhalten oder Verschulden des Arztes indizieren“ können (BGH 1977, a. a. O.). So kann sich gerade auch ein Herz-Kreislauf-Stillstand objektiv unvermeidbar, schicksalhaft realisieren.

Daher bildet die Grundvoraussetzung sowohl zivilrechtlicher Haftung als auch strafrechtlicher Verantwortlichkeit des Arztes – Entsprechendes gilt für Pflegekräfte – eine Verletzung der objektiven Sorgfaltspflicht. Darunter versteht man hier konkret einen Verstoß gegen denjenigen **Behandlungsstandard** (vgl. dazu zivilrechtlich auch § 630a Abs. 2 BGB), den – aus Ex-ante-Sicht – ein besonnener und gewissenhafter Arzt dem Patienten in der konkret zu beurteilenden Behandlungssituation geboten hätte; z. B. bezüglich des Erkennens eines Befundbildes, welches auf das Eintreten eines komplikativen Verlaufs bis hin zum Auftreten eines Herz-Kreislauf-Stillstandes hindeutet samt Reaktion darauf.

14

Dieser „Standard“ ist abstrakt-generell als der jeweilige **Stand der medizinischen Wissenschaft,** konkret als das zum Behandlungszeitpunkt in der ärztlichen Praxis bewährte, nach naturwissenschaftlicher Erkenntnis gesicherte, allgemein anerkannte und für notwendig erachtete Verhalten umschrieben [Künschner A (1992) Wirtschaftlicher Behandlungsverzicht und Patientenauswahl, Enke, Stuttgart und BGH, Urteil vom 15. April 2014, Az. VI ZR 382/12; vgl. zum Ganzen eingehend Ulsenheimer K in: Ulsenheimer (2015) Arztstrafrecht in der Praxis, Müller, Heidelberg, RN 53 ff.]. Dabei ist im Ergebnis „Facharztstandard“ bzw. eine Behandlung mit „Facharztqualität“ zu gewährleisten [BGH NJW 1987, 1479; 1992, 1560]. Das heißt, dass der (nicht notwendigerweise formell als Facharzt anerkannte) Arzt die konkret anzuwendende Behandlung „theoretisch wie praktisch so beherrscht, wie das von einem Facharzt (des entsprechenden Fachgebiets) erwartet werden muss“ [Steffen E (1995) Einfluss verminderter Ressourcen und von Finanzierungsgrenzen aus dem Gesundheitsstrukturgesetz auf die Arzthaftung, MedR 1995, 190].

Die ausgeführte Umschreibung impliziert, dass medizinischer Standard keine rein statische Größe darstellt, sondern eine dynamische Komponente enthält, welche von der Entwicklung und dem jeweiligen Fortschritt allgemein in der Medizin und insbesondere z. B. im Bereich der Anästhesie und Intensivmedizin, Chirurgie oder Inneren Medizin etc. abhängt, also neue Erkenntnisse und Erfahrungen in sich aufnimmt und dadurch den Standard ändert. Dabei darf nicht vernachlässigt werden, dass es ausschließlich der „medizinischen Wissenschaft“ und dabei insbesondere den betroffenen Fachgebieten obliegt, zu diskutieren und eventuell auch zu bestimmen, welche Behandlungsweisen als lege artis zu erachten sind und damit der Einhaltung der gebotenen Sorgfalt entsprechen. Forensisch obliegt dem medizinischen Sachverständigen, einem Gericht (bzw. auch dem Staatsanwalt) zu vermitteln, welcher Behandlungsstandard im zu entscheidenden Fall ex-ante-betrachtet konkret einzuhalten war, und zu bewerten, ob dem bei der Behandlung des Patienten tatsächlich adäquat Rechnung getragen wurde.

Angesichts der Dynamik medizinischen Standards ist also essenziell, dass dessen Entwicklung bzw. tatsächlich „aktueller Stand“ individuell – unbeschadet adäquater Aus-, Weiter- und Fortbildung – durch die Ärztinnen und Ärzte bzw. allgemein in Kliniken kontinuierlich nachvollzogen wird, um seine Umsetzung in der Praxis zu gewährleisten.

In diesem Zusammenhang stellt sich auch die Frage nach der rechtlichen **Bedeutung von Leitlinien**. Gegebenenfalls resultiert Haftung bzw. Strafbarkeit nach Maßgabe der Rechtsprechung nicht infolge „Nichteinhaltung“ einer Leitlinie, sondern aufgrund Unterschreitung des zu beachtenden

Behandlungsstandards, welcher allerdings eventuell (u. a. auch) einer Leitlinie entnommen werden kann. Dem liegt zugrunde, dass Leitlinien als solche einen Behandlungsstandard nicht konstitutiv begründen [vgl. dazu eingehend Ulsenheimer a. a. O., RN 61 ff.].

Der Patient hat Anspruch auf eine jederzeitige Behandlung mit – im Ergebnis – Facharztqualität bzw. gemäß Facharztstandard.

Vor dem Hintergrund der vorangehend ausgeführten rechtlichen Maßgaben stellt sich im Ausgangspunkt konkret die – fachmedizinisch zu beantwortende – Frage, welcher Standard im Zusammenhang mit der in Rede stehenden „Komplikationsproblematik" einzuhalten ist. Dabei würde bei Weitem zu kurz greifen, lediglich auf ein gehöriges „Notfall"-Management abstellen zu wollen, da vermittels adäquater, d. h. standardgemäßer, perioperativer Behandlungsmaßnahmen offensichtlich grundsätzlich möglich ist, schon das Risiko des Eintretens bzw. die Anbahnung einer Notfall-Komplikation zu erkennen und deren Verwirklichung vermittels adäquater Behandlung zumindest potenziell zu verhindern. Dem entspricht, dass in der o. a. Gemeinsamen Empfehlung „eine entsprechende **Anpassung des prä-, intra- und postoperativen Managements**" gefordert wird. Dies betrifft insbesondere

- schon die präoperative Risikoevaluierung (vgl. dazu Gemeinsame Empfehlung von DGAI, DGCH und DGIM „Präoperative Evaluation erwachsener Patienten vor elektiven, nicht herz-thoraxchirurgischen Eingriffen" [Anästh. Intensivmed 2017, 58:349–364]) mit individueller Indikationsstellung (im Übrigen samt gehöriger Aufklärung des Patienten auch insoweit),
- eine entsprechende operative und anästhesiologische Eingriffsvorbereitung und -durchführung (vgl. dazu z. B. grundlegend die Vereinbarung zwischen BDA und BDC zur Zusammenarbeit bei der operativen Patientenversorgung [Anästh. Intensivmed 2016, 57:213–215]),
- die risikoadaptiert adäquate postoperative Überwachung, womit potenziell ermöglicht wird, das Eintreten eines komplikativen Verlaufs bzw. einer Komplikation anhand des Befundbildes frühzeitig zu erkennen,
- die zur Komplikationsvermeidung adäquate Reaktion auf relevante Befundveränderungen bzw. -auffälligkeiten, was eventuell auch die frühzeitige Involvierung eines „Medical Emergency Teams" bzw. „Medizinischen Einsatzteams" (MET) erfordert, und
- nicht zuletzt die adäquate Etablierung eines im eigentlichen Sinne „Notfall"-Managements für den Fall des tatsächlichen Eintretens eines Herz-Kreislauf-Stillstandes.

Was in den genannten Behandlungszusammenhängen aktuell als „medizinischer Standard" gilt, ist in der Praxis umzusetzen; darauf hat der Patient Anspruch. Anderenfalls drohen Haftung und Strafbarkeit.

14.6 Adäquate Organisation

Wie bereits ausgeführt, bildet das fundamentale Tatbestandsmerkmal zivilrechtlicher Haftung und strafrechtlicher Verantwortlichkeit die Verletzung der im Verkehr erforderlichen Sorgfalt im Zusammenhang mit der Patientenbehandlung. Die Verpflichtung zur Einhaltung erforderlicher Sorgfalt trifft allerdings nicht nur die unmittelbar am Patienten tätig werdenden (ärztlichen und pflegerischen) „Behandlungsakteure", sondern auch die organisatorisch Zuständigen (beginnend mit Organwaltern des Krankenhausträgers/Geschäftsführung bis hin zu Funktionsverantwortlichen, z. B. Chefärzten). Diesen obliegt die **Etablierung einer adäquaten Organisation,** auf deren Grundlage die Behandlungsakteure überhaupt in die Lage versetzt sind, ihrerseits „standardgemäß" agieren zu können. Die Verletzung der Sorgfaltspflicht zu adäquater Organisation wird üblicherweise als **Organisationsverschulden** bezeichnet [vgl. dazu eingehend Bock R-W (2015) in: Ulsenheimer K, Arztstrafrecht in der Praxis, Müller, Heidelberg, RN 177 ff.].

So hat es mit der Erfüllung der primären Organisationspflicht eines Krankenhausträgers zur zweckmäßigen infrastrukturellen Gestaltung der Klinik unter Einschluss einzelner Abteilungen und Bereiche nicht sein Bewenden. Vielmehr muss als **sekundäre Organisationspflicht** laufend und routinemäßig nachvollzogen und sichergestellt werden, dass die gegebene **Struktur- und Prozessqualität** tatsächlich effektiv ist und dergestalt eine Umsetzung einzuhaltenden medizinischen Standards ermöglicht. Insofern ist es Ziel von allem, dass der Anspruch des Patienten auf eine Behandlung mit Facharztqualität im Ergebnis im Einzelfall sorgfaltspflichtgerecht erfüllt wird. Dies betrifft insbesondere und hinsichtlich der in Rede stehenden Komplikationsproblematik beispielhaft

- die Vorhaltung einer quantitativ und qualitativ ausreichenden personellen ärztlichen und pflegerischen Besetzung,
- die fachliche (Weiter-) Qualifizierung aller Mitarbeiterinnen und Mitarbeiter z. B. im Hinblick auf aktuell einzuhaltende medizinische Standards zur Komplikationserkennung und -bewältigung,
- die aktuellen Standarderfordernissen entsprechende apparative und räumliche Ausstattung,
- qualifizierte Diensteinteilungen, z. B. zum Bereitschafts- und Hintergrunddienst (eventuell mit Vorgabe von „Hinzuziehungsindikationen"),
- Maßgaben zum perioperativen Management und zur interdisziplinären Koordination und Kooperation beteiligter Fachgebiete,
- die Etablierung eines adäquaten „Notfall"-Managements im eigentlichen Sinne,
- Maßgaben zur gehörigen Dokumentation,
- etc.

> **Die Organisation einer Klinik muss im Hinblick auf ihre Struktur- und Prozessqualität so gestaltet sein, dass die individuelle Behandlung der Patienten mit Facharztqualität bzw. gemäß Facharztstandard gewährleistet ist.**

14.7 Klinisches Risikomanagement

Gemäß § 135a Abs. 2 Nr. 2. SGB V sind insbesondere Kliniken verpflichtet, einrichtungsintern ein **Qualitätsmanagement** einzuführen und weiterzuentwickeln. Ein Instrument solchen Qualitätsmanagements bildet das sogenannte klinische Risikomanagement, dessen Etablierung zwischenzeitlich auch normativ vorgegeben ist [vgl. dazu insbesondere die Richtlinie des Gemeinsamen Bundesausschusses über grundsätzliche Anforderungen an ein einrichtungsinternes Qualitätsmanagement in der Fassung vom 17.12.2015; siehe dazu auch Euteneier A (Hrsg.) (2015), Handbuch Klinisches Risikomanagement, Springer, Berlin/Heidelberg].

> **Klinisches Risikomanagement hat zum Ziel, aktiv nach Schadensursachen und Risikofeldern in medizinischen Betriebssystemen zu suchen, um präventiv Haftungsfälle zu vermeiden, was – umgekehrt und im Eigentlichen – der Erzielung weitergehend positiver Behandlungsqualität und damit einer Verbesserung der Patientensicherheit dient.**

Wenn also im Zusammenhang mit dem Auftreten von Herz-Kreislauf-Stillständen in Kliniken betreffend Organisation und Behandlung Optimierungspotenzial zu konstatieren ist (s. oben), ist zwingend geboten, auch diesen Problemkreis bzw. dieses Risikofeld in den Kanon ohnehin durchzuführenden innerklinischen Risikomanagements aufzunehmen. Dabei geht es im vorliegenden

Zusammenhang darum, den zum Komplikationsmanagement in einer Klinik zu erhebenden „Ist-Zustand" mit dem auf der Grundlage gehöriger Struktur- und Prozessqualität gemäß aktuell geltendem medizinischen Standard zu erzielenden „Soll-Zustand" zu vergleichen. Sind Divergenzen, d. h. „versteckte Risiken", festzustellen, bedürfen diese der Eliminierung.

Dergestalt kann also eine effektive Kontrolle im Hinblick auf die erforderliche Behandlungsqualität als solche sowie die oben beispielhaft genannten Organisationszusammenhänge, welche eine Leistungserbringung mit zu fordernder Behandlungsqualität ermöglichen sollen, erfolgen.

14.8 Resümee

Offenbar birgt das fragliche Komplikationsmanagement in deutschen Kliniken Optimierungspotenzial im Hinblick auf eine Verbesserung der Behandlungsqualität und mithin der Patientensicherheit. Dabei hat besondere Bedeutung, dass nicht nur die Etablierung eines effektiven – im eigentlichen Sinne – „Notfall"-Managements in Rede steht. Vielmehr geht es auch um das Behandlungsregime zur frühestmöglichen Erkennung eines Komplikationsrisikos sowie von Befunden, welche auf eine Verwirklichung dieses Risikos hindeuten, samt Behandlungsmöglichkeiten zur potenziellen Komplikationsvermeidung bzw. -beherrschung.

Dabei bedarf es einer jederzeitigen Behandlung des Patienten mit – im Ergebnis – Facharztqualität gemäß aktuell geltendem medizinischem Standard. Dies betrifft im Ausgangspunkt die Qualifikation der unmittelbar am Patienten tätigen ärztlichen und pflegerischen Behandlungsakteure. Allerdings bedarf es auch einer gehörigen Klinikorganisation unter Etablierung erforderlicher Struktur- und Prozessqualität, welche sicherstellt, dass die zuständigen Behandlungsakteure in gebotener Art und Weise tätig werden können.

Vielfach bildet in Kliniken jedoch ein Problem, Defizite in den Behandlungsabläufen zu identifizieren. Zur Behebung dieser Problematik steht – im Rahmen des Qualitätsmanagements – das Instrument „Klinisches Risikomanagement" zur Verfügung, welches normativ vorgegeben ohnehin etabliert sein muss. Mithin ist geboten, auch das Risikofeld adäquaten Komplikationsmanagements insbesondere in den Kanon entsprechender Überprüfungen aufzunehmen.

Neben medizinischen Maßgaben zum einzuhaltenden Standard müssen zweckmäßigerweise auch die o. a. juristischen Aspekte bei der Bestimmung eines anzustrebenden „Soll-Zustands" zur Patientenbehandlung Berücksichtigung finden. Denn „das Recht" stellt fundamentale Parameter zur Beschreibung dieses Soll-Zustands zur Gewährleistung adäquater Behandlungsqualität auf der Grundlage gehöriger Klinikorganisation zur Verfügung.

Lässt sich so zum einen die Behandlungsqualität und mithin auch die Ergebnisqualität bzw. Patientensicherheit optimieren, impliziert dies idealerweise zum anderen auch eine Senkung haftungs- und strafrechtlicher Risiken. Der BGH hat in seiner Rechtsprechung immer wieder betont, dass „Schutz und Sicherheit des Patienten" absolute Priorität vor allen anderen Erwägungen, auch „wirtschaftlicher" Natur, haben. Dergestalt gehen die tradierte ärztliche Maxime „salus aegroti suprema lex" und rechtliche Anforderungen in eins.

Literatur

Bock R-W (2015) Arztstrafrecht in der Praxis. In: Ulsenheimer K (Hrsg) Müller, Heidelberg, RN 177 ff.

Steffen E (1995) Einfluss verminderter Ressourcen und von Finanzierungsgrenzen aus dem Gesundheitsstrukturgesetz auf die Arzthaftung. MedR, S 109–190

Bewusst kommunizieren – Fehler vermeiden

Atilla Vuran und Nina Harbers

T. Koch, A. R. Heller, J.-C. Schewe (Hrsg.), *Medizinische Einsatzteams*,
https://doi.org/10.1007/978-3-662-58294-7_15

15.1 Hintergrund

Studien haben gezeigt, dass international zwischen 25 und 80 % aller vermeidbaren unerwünschten Ereignisse in Kliniken auf schlechte Kommunikation zurückzuführen sind (Hannawa 2018; Hannawa und Günther 2017). Auf Intensivstationen in den USA sind beispielsweise 57 % aller gemeldeten Ereignisse bezüglich Behandlungsfehler durch Kommunikationsfehler bedingt (Pronovost et al. 2006). Übergaben bei Schichtwechsel, die Verlegung von oder auf die Intensivstation sowie Notfälle sind dabei besonders kritische Situationen (Graf et al. 2005; Manojlovich und DeCicco 2007). Dies betrifft und schließt jegliche Kommunikation zwischen Arzt, Pflegepersonal und Patient als Ursache ein.

Doch wie kommt es zu einer oftmals wirkungslosen oder missverständlichen Kommunikation im Klinikalltag?

Die teils schwierige oder fehleranfällige Kommunikation zwischen **Arzt und Patient** ist in der Literatur mittlerweile sowohl in populärwissenschaftlichen als auch wissenschaftlichen Werken ziemlich umfassend beschrieben (Hannawa 2018; Hannawa und Günther 2017; Bartens 2007; Bartens 2008; Bechmann 2014; Hurrelmann und Baumann 2014; Rossmann und Hastall 2018). Hier scheint es ja noch auf der Hand zu liegen, dass es schon alleine durch die unterschiedliche medizinische Kompetenz und die dadurch verwendete Sprache zu Missverständnissen kommen kann. Wenn ein Arzt beispielsweise vor einem Kernspin oder einer Computertomographie davon spricht, dass er den Patienten „in ganz kleine Scheiben schneiden wird", will er damit einfach nur auf die bildhafte Darstellung verweisen. Ein ahnungsloser Patient könnte dies hingegen missverstehen.

15

Ebenso der unterschiedliche Blickwinkel von **Arzt und Pflegekraft** ist als Ursache für misslingende Kommunikation nachvollziehbar. Auch bedingt durch die unterschiedliche Ausbildung haben die Berufsgruppen oftmals ein abweichendes Kommunikationsverhalten und einen anderen Sprachstil entwickelt. Laut dem Picker Report 2014 bemängeln demnach 32 % der Ärzte und 55 % der Pflegefachkräfte die Kommunikation zwischen den Berufsgruppen. So erleben 27 % der Pflegekräfte und 37 % der Ärzte Übergaben als unstrukturiert und ineffizient. Ähnliches gilt für Besprechungen (Picker Institut 2014).

Pflegende beschreiben oftmals eher umfassend, sehen den Patienten ganzheitlich und beziehen ihre emotionale Intelligenz mit ein (Fähigkeit, eigene und andere Gefühle wahrzunehmen). Ärzte haben hingegen eher einen kognitiven Ansatz gelernt. Sie sind mehr objektiv, strukturiert und prägnant. Bedingt dadurch sagen viele Ärzte über Pflegekräfte, dass diese schlecht organisiert sind, was Informationen betrifft, Inhalte in unlogischer Reihenfolge darstellen, nicht auf den Punkt kommen und überflüssige Informationen einbinden (Dixon et al. 2006). Pflegekräfte empfinden Ärzte hingegen als eher unaufmerksam. Sie würden meist eine Liste von Symptomen statt klinischer Probleme diskutieren und die Autorität und Empfehlungen des Pflegepersonals nicht annehmen.

Auch das unterschiedliche gesellschaftliche Ansehen, der unterschiedliche Verdienst und das hierarchische Gefälle können zu einer mangelhaften oder scheiternden Kommunikation beitragen. Gerade unerfahrenere Pflegekräfte haben oft Angst, inkorrekte Angaben zu machen, empfinden mangelnde Wertschätzung und haben zeitweise auch fehlendes Selbstvertrauen. Langjährige Pflegekräfte hingegen haben mehr Erfahrung als Assistenzärzte, was zu einem Kompetenzgerangel führen kann.

Ein weiterer Aspekt ist, dass es manchmal keine klaren Zuständigkeiten gibt: Wo endet die ärztliche Tätigkeit und wo beginnt die der Pflegekräfte? In der Krankenhauspraxis ist dies oft unterschiedlich geregelt – zum Teil sogar innerhalb eines Hauses. Ist es auf der einen Station z. B. üblich, dass bestimmte Injektionen oder die erstmalige Gabe einer

Antibiose eine ärztliche Aufgabe ist, kann dies auf einer anderen Station anders sein. Raum für Missverständnisse entsteht. Gerade in Notfallsituationen ist oftmals auch unklar, was die Pflegekraft machen darf, wenn nicht sofort ein Arzt verfügbar ist. So kann es dazu kommen, dass lebensnotwendige Hilfe nicht oder nicht vollumfassend geleistet wird.

Doch was führt dazu, dass auch **zwischen Ärzten** (sogar gleicher Fachrichtung) verheerende Missverständnisse entstehen, obwohl sie fachlich eine Sprache sprechen und auch ausbildungsbedingt einen gleichen Kommunikationsstil entwickelt haben? Die Missverständnisse entstehen, einfach weil sie Menschen sind und Kommunikation zwischen Menschen häufig scheitert:

Weil unterschiedliche Menschen über einen anderen Prägungshintergrund verfügen, nehmen Gesprächspartner sehr selektiv wahr und schaffen sich durch die Verarbeitung des Wahrgenommenen in Form von inneren Dialogen, Bildern, Gedanken und Gefühlen eine jeweils eigene individuelle Realität (◘ Abb. 15.1). Wie bereits der deutsche Philosoph Friedrich Wilhelm Nietzsche feststellte: **„… Tatsachen gibt es nicht, nur Interpretationen".**

Die eigenen Interpretationen werden durch die persönlichen Wahrnehmungsfilter gestaltet, die nur bestimmte Teile der realen Welt hindurchlassen. Es können dabei individuelle, soziale und physiologische Filter unterschieden werden (Vuran und Harbers 2017). Physiologische Filter sind körperliche Wahrnehmungsbeschränkungen (Menschen nehmen z. B. keine Ultraschallwellen wahr, sie sind aber da). Einige davon haben nahezu alle Menschen gemeinsam, andere sind aber spezifisch (z. B. Farbenblindheit). Die sozialen Filter eines Menschen werden z. B. durch seine Sprache und Kultur geprägt. Die individuellen Filter entstehen aufgrund von persönlichen Erfahrungen und Lernprozessen. Diese gelten nur für einen Menschen selbst und sind z. B. abhängig von seinen persönlichen Werten und Überzeugungen.

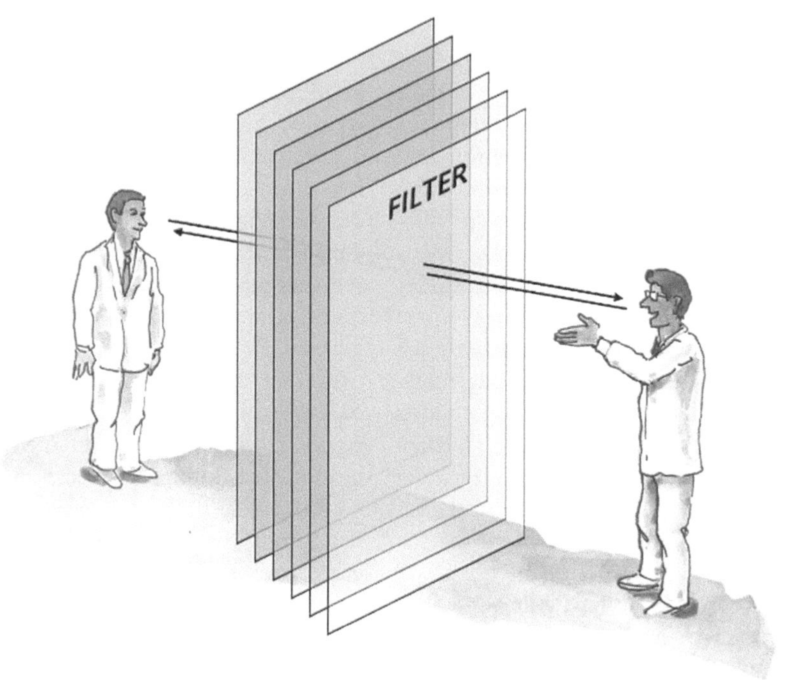

◘ **Abb. 15.1** Wahrnehmungsfilter

Da Wahrnehmungsfilter, wie bereits beschrieben, nur bestimmte Teile der realen Welt hindurchlassen, können bei Gesprächspartnern jeweils drei Prozesse wirken, welche ihnen – neben eigenen Emotionen etc. – sozusagen ihre persönlichen Realitäten schaffen: **Tilgung, Verzerrung und Generalisierung** (Charvet 2012). Auf diese Weise versucht das Nervensystem, die ungeheure Menge der Sinneseindrücke und damit die Welt zu organisieren und einzuordnen.

In einem 1:1-Gespräch passieren getätigte Aussagen die Wahrnehmungsfilter beider Gesprächspartner und können dadurch getilgt, verzerrt und/oder generalisiert werden.

Tilgung bedeutet, dass ein großer Teil der Informationen, welche ein Mensch aus seiner Umgebung und seinem Inneren wahrnimmt, ausgefiltert wird. Als irrelevant eingestufte Teilinformationen werden sozusagen weggelassen, ohne dass der Mensch dies merkt oder sich bewusst dafür entscheidet. Nach dem amerikanischen Psychologen George Miller kann das Bewusstsein nämlich nur sieben plus minus zwei Bits (je nach Tagesform und mentalem Trainingszustand) an Informationen gleichzeitig verarbeiten, die restlichen Informationen werden getilgt (Miller 1956). Eine Informationseinheit kann dabei eine komplexe Tätigkeit wie die Durchführung einer OP sein oder aber nur ein Schnitt, der dabei durchgeführt wird. In einer Gesprächssituation hat dies zur Folge, dass die Intention einer Aussage verloren gehen kann oder diese vom Gesprächspartner anders interpretiert wird. Angenommen, ein Anästhesist tätigt während eines Patienten-Aufklärungsgesprächs die Aussage, dass „Nervenschäden und Lähmungen an Armen und Beinen durch Druck, Zerrung oder Überstreckung ein mögliches Risiko sein können" und tilgt dabei (weil es für ihn vollkommen logisch ist), „… dass dies sehr unwahrscheinlich ist", könnte es passieren, dass der Patient die Aussage des Anästhesisten überinterpretiert und womöglich sogar eine notwendige OP ablehnt.

Der Prozess der Verzerrung kann dazu führen, dass falsche Annahmen von einem Gesprächspartner getroffen werden. Verzerrungen entstehen dadurch, dass aufgrund der persönlichen Prägung eines Menschen bestimmten Aspekten einer Aussage eine stärkere Bedeutung beigemessen wird, als vom Gesprächspartner beabsichtigt war. Beispiel hierfür könnte sein, dass ein Arzt einer Pflegekraft gegenüber erwähnt, dass er „… lieber nochmal nach dem Patienten schaut" – einfach, um sich vor seinem Schichtende ein abschließendes Bild über den Patienten zu machen. Hat die Pflegekraft in der Vergangenheit z. B. schon mehrere Situationen erlebt, in denen ihre Kompetenz in Frage gestellt wurde, könnte sie die Aussage des Arztes beispielsweise als „Ich schaue lieber nochmal nach dem Patienten, weil ich Ihnen nicht vertraue" verzerren und interpretieren.

Generalisierung bedeutet, dass ein Mensch aufgrund weniger Erfahrungen eine allgemeingültige Regel aufstellt oder aufgrund von Teilaspekten auf eine Gesamtheit schließt. In der Sprache ist dieser Prozess sehr nützlich. Ein medizinischer „Eingriff" ist z. B. ein zusammenfassender Begriff für eine Vielzahl an Behandlungen und Operationen. Gäbe es diesen Begriff nicht, müssten Behandlungen im Einzelfall sehr ausführlich beschrieben werden. Auch für das Lernen ist der Prozess der Generalisierung natürlich grundsätzlich eine sehr wirkungsvolle Verhaltensweise des Gehirns. Es gibt demnach Kontexte, wo Generalisierungen helfen, Komplexität zu reduzieren, und andere, in denen sie die Kommunikation behindern oder verschlechtern können. Beispiel hierfür wären Situationen, in denen ein Arzt aufgrund einer vorgefertigten Meinung über Ärzte seines Fachgebietes (Chirurgen sind …, Anästhesisten sind …) in eine bestimmte Schublade gesteckt wird.

Bedingt durch die persönlichen Wahrnehmungsfilter und die dadurch verursachten, gerade beschriebenen Verzerrungsprozesse in der Kommunikation kann es zu einer reduzierten oder gar vollständig fehlenden Aufnahmebereitschaft eines Gesprächspartners kommen. Aufnahmebereitschaft bedeutet, dass ein Gesprächspartner z. B. einer

Anweisung, einer Idee oder einem Argument nicht nur rational zustimmt, sondern auch so davon überzeugt ist, dass er nachhaltig etwas davon umsetzt oder etwas verändert.

Als Metapher kann die Aufnahmebereitschaft eines Menschen wie eine Brücke zu ihm verstanden werden. Sie besteht aus einer Vielzahl verschiedener Bretter und ist je nach Kontext und Gesprächspartner unterschiedlich stark ausgebaut und stabil. Die Bretter der Brücke sind Faktoren, welche die Aufnahmebereitschaft eines Menschen beeinflussen, also dessen Wahrnehmungsfilter. Ist die volle Aufnahmebereitschaft in einem Gespräch da, sind als Bausubstanz solide Bretter eingesetzt. Ein bequemes und schnelles Überschreiten ist dann möglich – Argumente, Ideen und Anweisungen können problemlos vorgebracht werden, und der Gesprächspartner ist bereit, diese offen aufzunehmen (◘ Abb. 15.2).

Ist nur eine geringe Aufnahmebereitschaft bei einem Menschen vorhanden, besteht zwar prinzipiell die Möglichkeit, die Brücke zu überschreiten, es kann aber sehr mühsam sein. Die Brücke weist Lücken auf, welche es zu überspringen gilt und einige Bretter sind womöglich morsch. Die Diskussion eines Sachverhaltes wird demnach schwierig(er).

Bei nicht vorhandener Aufnahmebereitschaft ist die Brücke schließlich so zerstört – oder gar nicht erst errichtet –, dass ein Überschreiten unmöglich wird. Ein Gespräch in einem solchen Zustand macht meist wenig Sinn. Argumente prallen am anderen ab.

Ob ein Mensch aufnahmebereit ist oder nicht, hängt unter anderem davon ab, wie wirkungsvoll seine Wahrnehmungsfilter bedient werden. Nicht jeder Wahrnehmungsfilter hat dabei in jedem Kontext den gleichen Stellenwert hinsichtlich der Stabilität der Brücke. So gibt es Bretter, ohne welche die Brücke einstürzen würde, aber auch Bretter, die lediglich kleinere Lücken auffüllen und auf die sogar verzichtet werden könnte. Um zu verstehen, wie die Wahrnehmungsfilter eines Menschen bedient werden können, also was es bei der Auswahl und Anordnung der Brücken-Bretter zu beachten gilt, ist zunächst folgende Unterscheidung wichtig:

Das Thema Aufnahmebereitschaft kann aus drei verschiedenen Blickwinkeln betrachtet werden (◘ Abb. 15.3).

Der erste Blickwinkel (… von mir gegenüber anderen) betrachtet die eigene Aufnahmebereitschaft einem anderen Menschen gegenüber. Also wann ist man selbst seinem Gesprächspartner oder einer Sache gegenüber aufnahmebereit? Hier geht es in erster Linie um das Verstehen der eigenen Persönlichkeit: Wann lässt man es zu, dass jemand eine Brücke der Aufnahmebereitschaft baut? Welche Faktoren – also Bretter – sind dafür nötig? Welche sollten vermieden werden, weil sie z. B. morsch sind? Wie sorgt man dafür, dass der andere weiß, was man braucht und welche Bretter er verbauen soll?

Im zweiten Blickwinkel (… von anderen gegenüber mir) erfolgt die Betrachtung der Aufnahmebereitschaft vom Gesprächspartner gegenüber einem selbst. Hier geht es um das Verstehen anderer sowie die Anwendung in Gesprächen: Wie kann eine Brücke der Aufnahmebereitschaft zu einem bestimmten Gesprächspartner gebaut werde? Welche

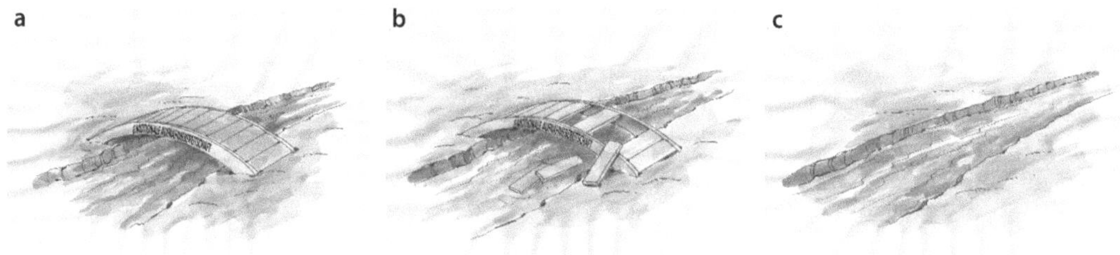

◘ **Abb. 15.2** **a** Volle Aufnahmebereitschaft; **b** geringe Aufnahmebereitschaft; **c** keine Aufnahmebereitschaft

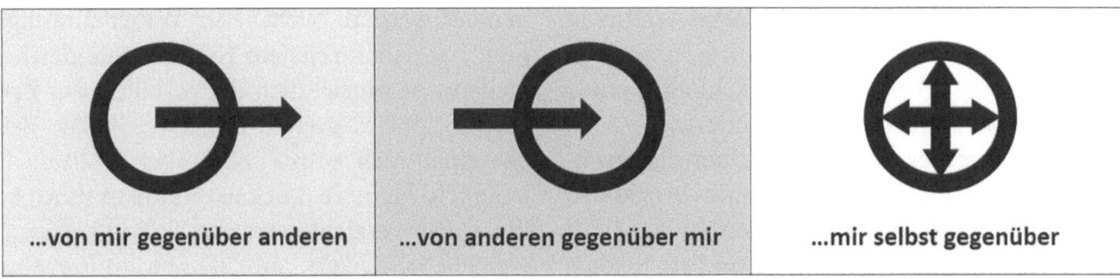

Abb. 15.3 Aufnahmebereitschaft – aus drei verschiedenen Blickwinkeln betrachtet

Aspekte spielen beim jeweiligen Menschen eine Rolle, also welche Bretter sollten verwendet werden, um unbeschadet auf die andere Seite zu kommen? Was kann an der eigenen Kommunikation ggf. verändert werden, damit der andere aufnahmebereit wird und seinen Teil zum Bau der Brücke beiträgt?

Die beiden ersten Ebenen sind insofern eng miteinander verknüpft, als dass Menschen tendenziell denken, dass das, was sie selbst brauchen würden, um aufnahmebereit zu sein, auch das ist, was andere brauchen. Das heißt, dass Menschen aus ihrer Natürlichkeit heraus andere oftmals dann erreichen, wenn sie ihnen in relevanten Faktoren ähnlich sind. Gibt es bedeutende Unterschiede, kann es zum Entzug von Aufnahmebereitschaft oder sogar Konflikten kommen. Dies hängt allerdings immer im starken Maße davon ab, ob und wie die beiden Gesprächspartner mit den Unterschieden umgehen können.

15

Im dritten Blickwinkel geht es darum, wann und wie jemand **sich selbst gegenüber** aufnahmebereit ist. Dies ist wichtig im Rahmen der Selbstführung, um z. B. selbst gesteckte Ziele zu erreichen, aber auch im Gespräch mit anderen. Ist jemand sich selbst gegenüber z. B. aufgrund von Unsicherheit oder Unerfahrenheit nicht aufnahmebereit, merkt dies der Gesprächspartner meist instinktiv anhand von körpersprachlichen Botschaften oder subtilen Verhaltensweisen und entzieht oftmals dadurch ebenfalls die Aufnahmebereitschaft.

In der Kommunikation gibt es mehrere Aspekte, die auf die Aufnahmebereitschaft eines Menschen Einfluss haben (Abb. 15.4):

- **Was** (Inhalt)
- **Wie** (Prozess, verwendete Hilfsmittel, Art und Weise)
- **Wann** (richtiger Zeitpunkt)
- **Berechtigung** (Anerkennung der Person)

In der Praxis heißt dies konkret: Schenkt ein Mensch einem anderen keine Aufnahmebereitschaft, kann es sein, dass ihn schlichtweg der Inhalt des Gesprächs nicht interessiert (Was). Vielleicht stößt aber auch die Art und Weise, wie der Inhalt vermittelt wird, bei ihm auf Widerstand (Wie) oder der Zeitpunkt für das Gespräch ist nicht der richtige, weil er z. B. gerade mit etwas anderem beschäftigt ist (Wann). Schließlich kann auch noch Ursache sein, dass er seinem Gegenüber nicht die Berechtigung gibt (Anerkennung der Person). Berechtigung bedeutet, dass ein Mensch einem anderem die Erlaubnis gibt, ihm etwas zu sagen. Dies kann mit der Fachkompetenz im Thema, dem (hierarchischen) Status, dem Ruf oder den Fähigkeiten und Erfahrungen zu tun haben. Um dies zu verdeutlichen, können hier die Beispiele von Arzt und Pflegekraft aus der Einleitung dieses Kapitels herangezogen werden. Hat z. B. eine unerfahrene Pflegekraft Angst, inkorrekte Angaben zu machen, entzieht sie sich sozusagen selbst die Berechtigung. Zwischen langjährigen Pflegekräften und z. B. Assistenzärzten kann es

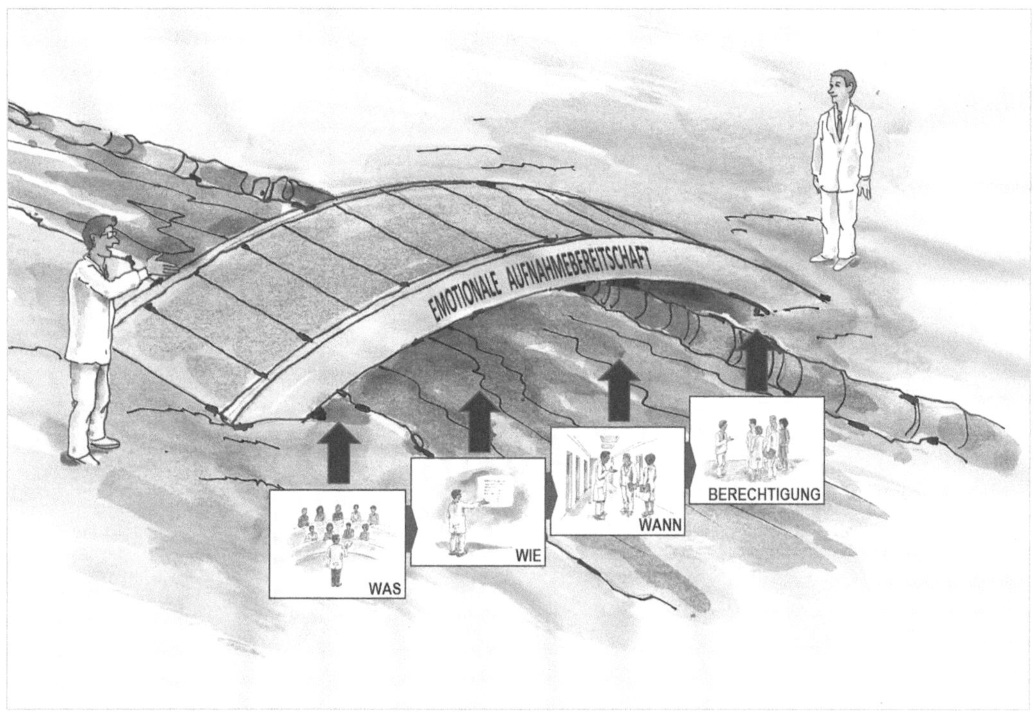

Abb. 15.4 Aspekte, die auf die Aufnahmebereitschaft eines Menschen Einfluss haben

hingegen vorkommen, dass sie sich gegenseitig keine Berechtigung geben. Die Pflegekräfte halten sich für kompetenter, da sie wesentlich mehr praktische Erfahrung mitbringen, die Assistenzärzte stützen sich hingegen auf ihre lange Ausbildung und ihre hierarchische Position. Ein negativer Einfluss auf die gegenseitige Aufnahmebereitschaft ist dadurch vorprogrammiert.

Die Aspekte Was, Wie, Wann und Berechtigung stehen für sich, können aber auch miteinander interagieren. Gleichzeitig zahlen sie in Summe auf die Aufnahmebereitschaft eines Menschen ein. Konkret bedeutet dies: In Gesprächen steigt bzw. sinkt die Aufnahmebereitschaft eines Gesprächspartners abhängig von dessen Wahrnehmung und Bewertung der darunterliegenden Aspekte Was, Wie, Wann und Berechtigung. Dies ist dabei abhängig von seinen Wahrnehmungsfiltern, wie es in Abb. 15.5 dargestellt ist.

Wie bereits erwähnt, gibt es **individuelle, soziale und physiologische Wahrnehmungsfilter.** Einige relevante Beispiele dafür sind in Tab. 15.1 zusammengefasst und anschließend kurz definiert.

Metaprogramme sind übergeordnete Programme, welche typische Muster im Denken, Handeln und Sprechen eines Menschen bestimmen. Metaprogramme beeinflussen, wie ein Mensch motiviert wird, Informationen versteht, am wirkungsvollsten arbeitet, prüft und Entscheidungen trifft (Dilts et al. 2013; O'Connor und Seymour 2008; Dilts 2016).

Werte bezeichnen das, was einem Menschen wichtig ist, was ihm Bedeutung und Motivation gibt, und wie und wodurch er sich führen lässt. Werte bestimmen, was ein Mensch als gut/schlecht oder richtig/falsch empfindet. Sie sind dabei oft unbewusst und sehr subjektiv, aber mit vermeintlich objektiver Gültigkeit (James und Woodsmall 2006).

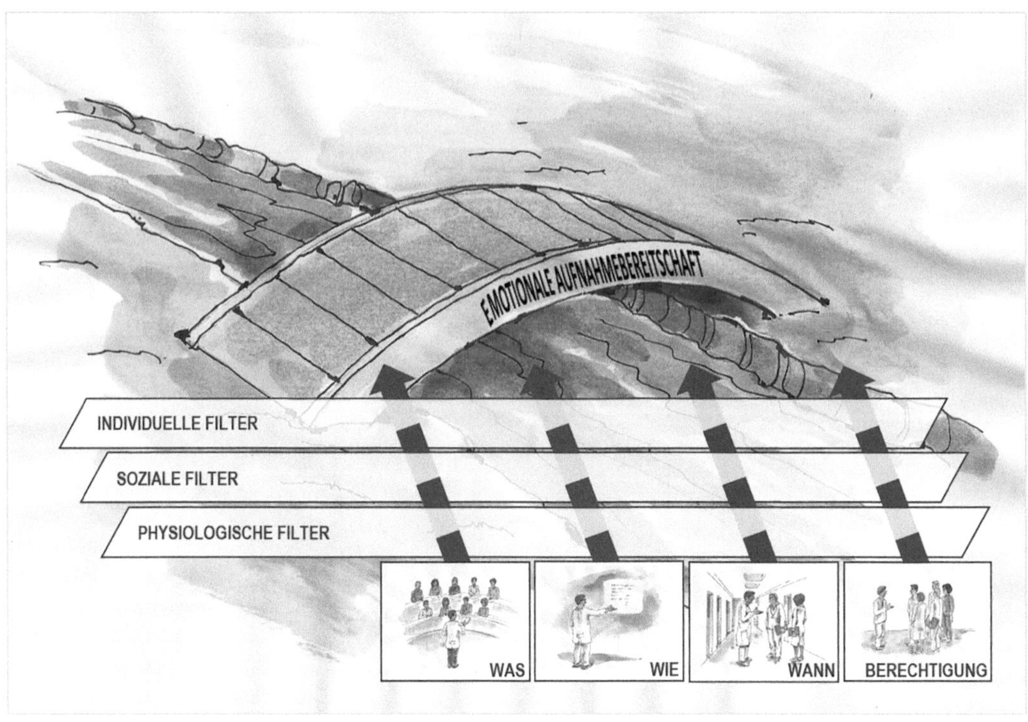

Abb. 15.5 Wahrnehmungsfilter

15

Tab. 15.1 Individuelle, soziale und physiologische Wahrnehmungsfilter

	Prägung durch	Filter
Individuelle Filter	Persönliche Erfahrungen, Erziehung und Prägung	Metaprogramme
		Werte und Wertekonflikte
		Grundüberzeugungen
		Stärken
Soziale Filter	Erziehung und Gesellschaft	Wirkung
		Kultur
		Umgangsformen
		Erscheinungsbild
Physiologische Filter	Genetik, Umweltfaktoren und Training	Sinneskanäle
		Somatische Marker
		Ressourcenzustand
		Genetische Voraussetzungen

Die persönlichen **Grundüberzeugungen** eines Menschen sind Lebensregeln, die er für wahr hält. Sie sind dabei nicht logisch herleitbar, sondern resultieren aus Interpretationen und Verallgemeinerungen aus früheren Erfahrungen sowie individuellen Theorien, warum etwas so und nicht anders ist. Grundüberzeugungen stellen die Grundlage für das alltägliche Handeln, für die Motivation und für den Einsatz der Fähigkeiten eines Menschen dar (Preisendörfer 2013).

Stärken sind besondere Fähigkeiten oder besondere Begabungen auf einem bestimmten Gebiet, durch die jemand eine außergewöhnliche, hohe Leistung erbringt (Duden Deutsches Universalwörterbuch 2011).

Wirkung bezeichnet in diesem Kontext das, worauf sich ein Mensch gerade fokussiert: die Beziehung zu anderen Menschen oder Ergebnisse. Dies äußert sich in seinem Denken und Verhalten, seiner Sprache und Stimmmodulation sowie seiner Körpersprache (Grinder 2006).

Kultur bezeichnet hier ein System von Regeln und Gewohnheiten, die das Zusammenleben und Verhalten von Menschen leiten. Dies unterscheidet die Mitglieder einer Gruppe oder Kategorie von Menschen einer anderen (Helman 2007; Hofstede und Hofstede 2011).

Umgangsformen können als das Verhalten im Zusammenhang mit anderen Menschen bezeichnet werden. Sie sind die Art und Weise, wie ein Mensch bestimmte soziale Situationen handhabt, also z. B. wie er jemanden begrüßt.

Das **Erscheinungsbild** beschreibt Äußerlichkeiten wie z. B. Haltung, Figur, Kleidung, Stil und Frisur. Dazu kommen andere Aspekte wie Stimme, Mimik und Gestik, welche das Gesamtbild vervollständigen (Mayer 2011).

Mit **Sinneskanälen** werden hier die unterschiedlichen Kanäle bezeichnet, mit denen Menschen primär die Informationen aus der Umwelt aufnehmen. Beim Denken und Erinnern kristallisieren sich im Laufe des Lebens bei den meisten Menschen ein bis zwei „Lieblings-Sinneskanäle" heraus (O'Connor und Seymour 2008).

Somatische Marker sind emotionale und physiologische Signale, durch welche sich das Erfahrungsgedächtnis eines Menschen mitteilt (Damasio 2004).

Der **Ressourcenzustand** eines Menschen wird dadurch bestimmt, wie gut oder schlecht er in einer Situation auf seine eigenen inneren Ressourcen (z. B. persönliche Eigenschaften, Stärken, Fähigkeiten, positiven Erfahrungen oder Erinnerungen) zugreifen kann. Durch seine inneren Ressourcen kann ein Mensch aus sich selbst heraus Energie schöpfen und es werden nützliche neuronale Netze in seinem Gehirn aktiviert (O'Connor und Seymour 2008; Krause und Storch 2012).

Genetische Voraussetzungen sind körperliche Merkmale wie die Haut- und Haarfarbe, aber auch z. B Talente, die von den Eltern mittels Vererbung an die Kinder weitergegeben wurden.

Welcher Wahrnehmungsfilter in einer konkreten Gesprächssituation eine Rolle spielt und zum Herstellen von Aufnahmebereitschaft beim Gesprächspartner wichtig ist, ist abhängig vom Kontext und den beteiligten Personen. Um für die Praxis ein paar Ideen hierfür zu bekommen, werden nachfolgend die Wahrnehmungsfilter „Metaprogramme", „Somatische Marker" und „Ressourcenzustand" exemplarisch genauer beschrieben und mit Beispielen hinterlegt.

15.2 Metaprogramme

Wie bereits beschrieben, sind Metaprogramme typische Muster, die beeinflussen, wie jemand denkt, spricht und handelt. Bei den einzelnen Metaprogrammen werden jeweils zwei verschiedene Ausprägungen unterschieden (ähnlich wie z. B. die bekannte Unterscheidung introvertiert – extrovertiert). Jeder Mensch trägt grundsätzlich beide Ausprägungen in sich und keine ist generell gut oder schlecht, es ist lediglich eine andere Art des Filterns und Verarbeitens. Die individuelle Ausprägung von Metaprogrammen ist zum Teil angeboren und wird zum Teil aufgrund von Erfahrungen und Lernprozessen (z. B. auch in Ausbildung und Studium) geprägt (Roth und Strüber 2017). Außerdem schwankt sie generell stark kontext- (z. B. privat/beruflich) und zustandsabhängig.

Die beiden Ausprägungen eines Metaprogramms können als Pole auf einem Kontinuum verstanden werden, auf dem es auch einen „Bereich dazwischen", den Bereich der Ambivalenz, gibt. Nicht jeder Mensch hat jedes Metaprogramm also immer klar in eine Richtung ausgeprägt (◘ Abb. 15.6).

Das Bewusstsein über die eigenen Metaprogramm-Ausprägungen in verschiedenen Kontexten kann dabei helfen, sich selbst besser zu führen. Das Erkennen und sprachliche Bedienen der Metaprogramm-Ausprägungen eines Gesprächspartners verbessert die Kommunikation und unterstützt dabei, Missverständnisse zu vermeiden.

Ein Metaprogramm ist z. B. die **Quelle der Motivation** eines Menschen. Hier werden die beiden Ausprägungen **„internal"** und **„external"** unterschieden. Menschen mit internaler Ausprägung in einem bestimmten Kontext schöpfen in diesem Kontext ihre Motivation aus sich selbst und brauchen deshalb nur wenig Lob oder Feedback. Es fällt ihnen außerdem schwer, die Meinung anderer zu akzeptieren, wenn sie der eigenen Auffassung widersprechen, oder Anweisungen von anderen anzunehmen. Sie holen sich zwar Informationen von außen, entscheiden dann aber lieber selbst anhand eigener Maßstäbe.

15

Menschen mit externaler Ausprägung in einem bestimmten Kontext brauchen hingegen das Feedback anderer, um motiviert zu bleiben. Sie nehmen Informationen als Anweisungen an und können gut damit umgehen, wenn andere Entscheidungen treffen. Sie sind stark im Außen orientiert und lassen sich durch die Meinung anderer oder externer Normen beeinflussen.

Es liegt auf der Hand, dass jede Ausprägung ihre Vor- und Nachteile in bestimmten Situationen hat. Soll ein Arzt z. B. Anweisungen eines hierarchisch höher gestellten Kollegen befolgen, fällt ihm dies tendenziell leichter – er ist also aufnahmebereiter –, wenn er in diesem Kontext eher eine externale Ausprägung aufweist. Mit einer internalen Ausprägung könnte es ihm hingegen schwerer fallen, den Anweisungen Folge zu leisten, weil er Dinge lieber selbst entscheidet. Muss der gleiche Arzt aber z. B. in einer Notfallsituation eine Entscheidung treffen, zu der Uneinigkeit bei Kollegen besteht, hilft die internale Ausprägung. Hier wäre tendenziell eine externale Ausprägung von Nachteil, da es dadurch zu einer inneren Zerrissenheit aufgrund der unterschiedlichen Meinungen kommen könnte.

Ist jemand in einem Kontext sehr kompetent – ob tatsächlich oder nur vermeintlich –, weist er hier meist eine internale Ausprägung auf. Es fällt ihm dadurch schwer, die Autorität und Anweisungen eines anderen anzunehmen. Treffen zwei Menschen mit internaler Ausprägung aufeinander, kann dies in geringer bis keiner gegenseitigen Aufnahmebereitschaft resultieren. Dies endet dann meist in Missachtung bis hin zu offenen Konflikten. Es wird weniger bzw. wirkungsloser kommuniziert und die Tür ist offen

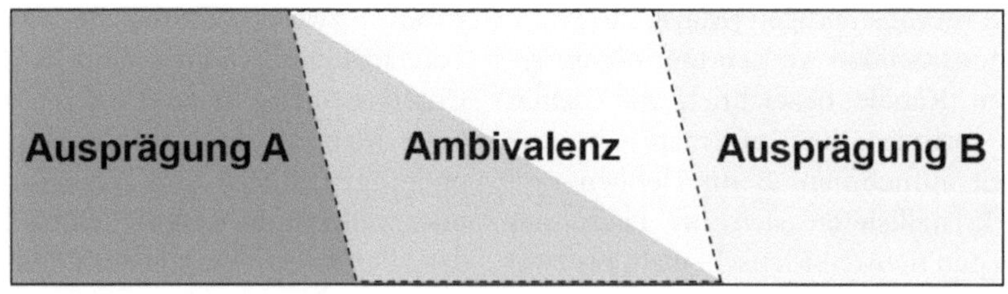

◘ **Abb. 15.6** Die Ausprägungen eines Metaprogramms

für verschiedenste Missverständnisse, die für einen Patienten lebensentscheidend sein können. Bestimmt kennen Sie dies aus Situationen in der Klinik, in denen es zwischen Ärzten oder zwischen einem Arzt und dem Pflegepersonal zu einem Kompetenzgerangel kommt.

Doch wie könnten Sie hier gegensteuern? Welche unterschiedlichen Kommunikationsstile brauchen Menschen mit internaler und externaler Ausprägung? Wie gewinnen Sie deren Aufnahmebereitschaft?

Einem Menschen mit internaler Ausprägung sollten Sie immer das Gefühl geben, dass er selbst entscheidet. Sprechen Sie nicht von Anweisungen, sondern von Ideen oder Vorschlägen und geben Sie ihm wenn möglich Wahlmöglichkeiten.

Bei einem Menschen mit externaler Ausprägung sollten Sie hingegen mit äußeren Informationsquellen (Studien, Produkttests, allgemeine Meinung etc.) argumentieren. Achten Sie stets darauf, dass Sie viel Feedback geben und benennen Sie ggf. andere Personen als Referenz.

Ein weiteres Metaprogramm ist die **Informationsgröße,** mit der Menschen Informationen verarbeiten. Es werden hier die Ausprägungen **„Global"** und **„Detail"** unterschieden.

Global orientierte Menschen konzentrieren sich in einer gegebenen Situation auf den Überblick. Sie präsentieren Informationen manchmal in einer zufälligen Reihenfolge, für Detailorientierte vermeintlich ohne Zusammenhang.

Menschen mit einer Detailorientierung konzentrieren sich auf kleine Informationseinheiten. Sie behandeln Informationen Schritt für Schritt in linearen Sequenzen. Sie haben dadurch manchmal Schwierigkeiten, Prioritäten zu setzen.

Treffen zwei Menschen unterschiedlicher Ausprägung aufeinander, ist es meist schwer, gegenseitige Aufnahmebereitschaft herzustellen oder aufrechtzuerhalten. Wie in der Einleitung bereits beschrieben, passiert dies im klinischen Alltag manchmal zwischen Ärzten und Pflegekräften. Aber auch zwischen Arzt und Patient oder unter Ärzten kann dies die Kommunikation behindern. Während ein globaler Mensch vom großen Ganzen spricht, möchte der Detailorientierte vielleicht jede kleinste Information analysieren, was wiederum den Globalorientierten langweilt oder gar nervt. Der Detailmensch fühlt sich dadurch missverstanden und nicht wertgeschätzt.

So kann es z. B. auch sein, dass eine globalorientierte Pflegekraft im Gespräch mit einem detailorientierten Arzt auf Nachfrage, wie denn der Zustand eines Patienten wäre, schlicht mit „gut" antwortet. Gerade wenn sie auch noch eine internale Ausprägung aufweist, meint sie vielleicht, dass sie dies selbst bereits umfassend beurteilt hat und die Aussage absolut ausreichend ist. Dem detailorientierten Arzt wird dies höchstwahrscheinlich nicht ausreichen und er fordert (vielleicht sogar genervt) eine genaue Aufstellung der Vitalparameter. Hiermit wird weder die globale noch die internale Ausprägung der Pflegekraft „bedient", ein Mangel an Aufnahmebereitschaft ist die Folge.

Wie können Sie also in einem Gespräch die Aufnahmebereitschaft eines global- oder eines detailorientierten Menschen herstellen?

Bleiben Sie bei einem Menschen mit globaler Ausprägung stets im Überblick und rutschen Sie nicht unnötig ins Detail ab. Liefern Sie wenn möglich Zusammenfassungen und nutzen Sie einfache Sätze ohne viele Modifikatoren.

Einen Menschen mit detailorientierter Ausprägung erreichen Sie hingegen, wenn Sie kleine Informationseinheiten (z. B. Tages- und kein Wochenplan) liefern. Gehen Sie dabei Schritt für Schritt vor, lassen Sie nichts aus und sprechen Sie in Sequenzen.

Ein weiteres Metaprogramm ist die **Art der Informationsverarbeitung.** Hier werden die beiden Ausprägungen **„kognitiv"** und **„emotional"** unterschieden.

Kognitive Menschen brauchen Zahlen, Daten und Fakten, um überzeugt zu werden. Sie denken stark rational und bewahren in der Regel auch unter Stress einen kühlen Kopf.

Emotionale Menschen entscheiden mehr aus dem Bauch und brauchen Emotionen z. B. in Form von Geschichten oder Beispielen, um überzeugt zu werden. Sie reagieren auch unter Stress oft emotional und brauchen eine Weile, um aus diesem Zustand wieder herauszukommen.

Viele Ärzte sind aufgrund ihrer Ausbildung kognitiv geprägt. Dies bringt in Notfallsituationen, aber auch z. B. beim Gewinnen des nötigen Abstands bei schlechten Diagnosen viele Vorteile mit sich. Bei der menschlichen Betreuung eines Patienten, der vielleicht sogar eine emotionale Ausprägung aufweist, kann dies aber zu einigen Stolpersteinen in der Kommunikation führen. Gerade der Aufbau von Vertrauen kann darunter erschwert werden. Während ein Arzt mit kognitiver Ausprägung z. B. faktisch und nüchtern die Chancen und Risiken einer bestimmten Therapie erläutert, bräuchte sein emotional geprägter Patient zunächst eher empathisches Feingefühl oder eine erläuternde Metapher, um sich darauf einzulassen.

Aber auch in der Zusammenarbeit von Ärzten und Pflegekräften kann dieses Metaprogramm – wie kurz in der Einleitung erläutert – zu Problemen führen. Ein kognitiv geprägter Mensch möchte sich rein an Zahlen, Daten und Fakten halten und findet eine emotionale Betrachtung einer Situation eher als überflüssig, wenn nicht sogar als störend. Seine streng analytische Vorgehensweise stößt hingegen einen Menschen mit emotionaler Metaprogramm-Ausprägung ab. Die gegenseitige Aufnahmebereitschaft ist reduziert.

Konkret können Sie in Gesprächen mit kognitiven und emotionalen Menschen wie folgt vorgehen, um Aufnahmebereitschaft herzustellen:

- Argumentieren Sie mit (klar belegten) Fakten, wenn Sie einen kognitiven Menschen erreichen wollen. Verwenden Sie dabei eine klare, rationale Sprache und vermeiden Sie emotionale Aussagen.
- Um einen emotional geprägten Menschen zu überzeugen, sollten Sie anstatt rationaler Fakten besser viele Geschichten, Metaphern und emotionale Beispiele nutzen. Stellen Sie dabei unbedingt eine vertrauensvolle Beziehung her und verwenden Sie eine gefühlsbetonte Sprache.

15.3 Somatische Marker

Die Erfahrungen, welche ein Mensch im Laufe seines Lebens mit z. B. Personen, Situationen, Worten oder Orten macht, werden in seinem Erfahrungsgedächtnis abgespeichert und dort mit einer einfachen Bewertung („positiv – wieder tun" oder „negativ – in Zukunft vermeiden") versehen (Damasio 2004). Tritt zu einem späteren Zeitpunkt erneut der entsprechende Reiz auf, werden auch die damit verbundenen Empfindungen nochmals erlebt, obwohl sie nicht unbedingt etwas mit der aktuellen Situation zu tun haben. Ein sogenannter somatischer Marker wird ausgelöst.

Somatische Marker zeigen sich beispielsweise durch folgende positive und negative Signale (▫ Tab. 15.2):

Somatische Marker sind für die Aufnahmebereitschaft eines Menschen relevant, da sie sein Denken und Handeln beeinflussen, indem sie Vorentscheidungen treffen und ihn, ohne dass es in sein Bewusstsein dringt, in eine bestimmte Richtung drängen, vor Dingen warnen, mit denen er schon einmal schlechte Erfahrungen gemacht habt, oder die Aufmerksamkeit auf etwas Wichtiges lenken. Dies wird von Menschen oftmals auch als Intuition wahrgenommen und bezeichnet.

In der Kommunikation braucht es manchmal nur ein Wort oder eine bestimmte Geste, um einen negativen somatischen Marker beim Gegenüber (egal ob Arzt, Pflegekraft oder Patient) auszulösen und dadurch seine Aufnahmebereitschaft zu verlieren. Andererseits können gezielt auch positive somatische Marker ausgelöst werden und dadurch Aufnahmebereitschaft erzeugen.

Im klinischen Alltag spielen somatische Marker bei der Behandlung von Patienten eine große Rolle. Welcher Arzt kennt nicht die Reaktionen, die der Anblick einer Spritzennadel

Tab. 15.2 Signale für somatische Marker

	Positiv	Negativ
Körperempfindungen	Lächeln/angehobene Mundwinkel	Kloß im Hals
	Warmes Gefühl im Bauch	Weiche Knie/Zittrige Beine
	Magenhüpfen	Vermehrte Schweißproduktion
	Gelassenheit	Verkrampfte Schultern
	Entspannte Körpermuskulatur	Flauer Magen/Übelkeit
Gefühle	Freude	Wut
	Hoffnung	Angst
	Neugier	Aggression
	Erleichterung	Verachtung
	Ruhe	Ekel
	Macht	Resignation
Ereignisse im Kopf	Helles Leuchten	Dunkelheit
	Freiheitsgefühl	Etwas verschließt sich
	Aha-Erlebnis	Nebel

oder eines weißen Kittels bei Patienten auslösen kann? Auch die berühmte Weißkittelhypertonie kann auf somatische Marker und die dadurch ausgelöste körperliche Reaktion des Patienten zurückgeführt werden.

Neben visuellen Reizen können auch bestimmte Verhaltensweisen des Arztes einen somatischen Marker beim Patienten auslösen, selbst wenn sie mit der besten Absicht geschehen. Stellt ein Arzt beispielsweise während der Anamnese kurz und knapp Fragen und notiert die Antworten mit, kann es sein, dass er dadurch eher selten Blickkontakt hält. Hat der Patient nun einen dominanten Vater, der in Konfliktsituationen den Blickkontakt abbricht, kann alleine diese Tatsache einen negativen somatischen Marker bei ihm auslösen, und der Arzt verliert die Aufnahmebereitschaft des Patienten. Dies muss überhaupt nicht offensichtlich geschehen, sondern kann sich z. B. einfach dadurch zeigen, dass der Patient im Gespräch sehr ruhig wird und sich dann im Nachhinein einfach einen anderen Arzt sucht.

Natürlich können somatische Marker auch sehr hilfreich sein. Es gibt beispielsweise Patienten, bei denen alleine der Titel eines Arztes einen positiven somatischen Marker auslöst und so für Aufnahmebereitschaft sorgt.

Neben den somatischen Markern des Patienten spielen die eines Arztes oder einer Pflegekraft ebenfalls eine Rolle. Im positiven Sinne können sie – sozusagen als ärztliche oder pflegerische Intuition – dabei helfen, aus dem Bauch heraus eine gute Therapie zu wählen. War ein Arzt beispielsweise jahrelang als Notarzt tätig, wird er in einer Notfallsituation wahrscheinlich intuitiv richtig reagieren. Somatische Marker können allerdings auch in die Irre führen, da sie ein Gefühl aus einer vergangenen Situation mit der aktuellen Situation assoziieren, welches für diese vielleicht gar nicht zutreffend ist.

Für eine gelingende Kommunikation ist es wichtig, zum einen die eigenen somatischen Marker wahrzunehmen. Löst eine Situation oder ein Gesprächspartner nämlich einen solchen aus, kann die eigene Reaktion dadurch stark beeinflusst werden (sowohl positiv als auch negativ). Hat ein Arzt in der Vergangenheit beispielsweise negative Erfahrungen mit einem Kollegen einer bestimmten Fachrichtung gemacht, kann es sein, dass er beim nächsten Aufeinandertreffen mit einem anderen Kollegen dieser Fachrichtung diesem negativ gegenübertritt. Seine Aufnahmebereitschaft verringert sich und die Kommunikation wird erschwert. Andererseits kann auch das genaue Gegenteil passieren. Positive Erfahrungen mit Kollegen, Therapien oder Geräten können somatische Marker generieren, die sich dann in ähnlichen Situationen zeigen und die Aufnahmebereitschaft erhöhen.

Hier gilt es also, sich die eigenen somatischen Marker bewusst zu machen („Warum empfinde ich gerade so, wie ich empfinde?") und anschließend zu entscheiden, ob man diese weiter beachten, nutzen oder verändern will.

Die somatischen Marker eines Gesprächspartners können meist nur indirekt über seine Fragen und Antworten sowie über die Veränderung seiner Körpersignale (z. B. ein Lächeln, vermehrtes Schwitzen oder einen mimischen Ausdruck von Freude oder Angst) wahrgenommen werden. Hin und wieder äußert ein Mensch seine somatischen Marker aber auch: „Ich bekomme Gänsehaut", „Ich habe einen richtigen Kloß im Hals", „Bei mir geht innerlich gerade die Sonne auf" etc. Auf jeden Fall sollte hinterfragt werden (für sich oder ggf. auch direkt beim Gesprächspartner), ob der somatische Marker für den weiteren Verlauf des Gesprächs relevant ist. Ist er das nicht, muss er nicht weiter beachtet werden. Hat er hingegen eine Relevanz, kann er genutzt (positiver somatischen Marker) oder wenn möglich zukünftig vermieden (negativer somatischer Marker) werden.

15.4 Ressourcenzustand

Bedingt durch verschiedenste physiologische und emotionale Einflüsse (Schlaf, Ernährung, Freude, Stress etc.) befinden sich Menschen tageszeit- und kontextabhängig in unterschiedlichen Ressourcenzuständen. Dementsprechend können sie gut oder schlecht auf ihre inneren Ressourcen zugreifen. Dazu gehören persönliche Eigenschaften, Stärken, Fähigkeiten, positive Erfahrungen oder Erinnerungen. Ein ressourcenreicher Zustand ist ein schöpferischer Energiezustand, in dem alles wie von selbst läuft. Man ist höchst motiviert und die eigene Energie kommt voll zur Geltung. In einem ressourcenarmen Zustand hingegen ist oftmals kein klarer Gedanke zu fassen, nichts geht vorwärts, alles ist blockiert.

Wie sich dabei ein ressourcenreicher oder -armer Zustand konkret bei einem Menschen auswirkt, ist so individuell wie der Mensch selbst. Um das Thema Ressourcenzustand für die Praxis anwendbar zu machen, ist es möglich, folgende drei einfachen Unterscheidungen zu nutzen: den K-Modus, den A-Modus und den L-Modus (Corssen und Tramitz 2014; ◘ Abb. 15.7).

Der K-Modus ist ein Ressourcenzustand, in dem Adrenalin den Körper durchströmt, das Herz rast und Menschen auf Konfrontation

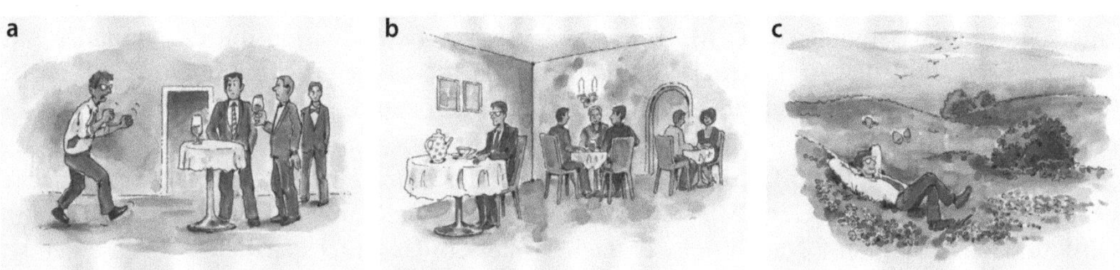

◘ **Abb. 15.7** **a** K-Modus; **b** A-Modus; **c** L-Modus

ausgerichtet sind. Der K-Modus steht für „Konflikt“, „Kompromisslosigkeit“ und „Kampf“. Er zeichnet sich durch Ohnmacht, Wut oder Aggression aus und ist absoluter Feind der Aufnahmebereitschaft.

Der A-Modus steht für „Abwendung“ und „Ablehnung“. Ist dieser Zustand moderat ausgeprägt, sind Menschen ganz bei sich und nehmen die Umwelt nicht wahr. Ist er stark ausgeprägt, möchten Menschen keinen Kontakt zu anderen, weil sie ihnen keine Berechtigung geben, oder in Ruhe gelassen werden wollen. Sie begegnen anderen dann mit Abneigung, Skepsis und Misstrauen, was ebenfalls einen negativen Einfluss auf die Aufnahmebereitschaft haben kann.

Der L-Modus ist ein Zustand, der positive Gefühle auslöst. L steht hier für „Liebe“, „Lust“ und „Loslassen“. Loslassen von Rechthaberei, aber auch Loslassen von überzogenen Erwartungen an andere Menschen. In diesem Zustand tun sich Menschen leichter, anderen die Berechtigung zu geben und sind tendenziell aufnahmebereiter.

Um die Modi noch besser zur verstehen, versetzen Sie sich bitte in folgendes Beispiel:

Ein langer OP-Tag ohne Mittagspause liegt hinter Ihnen, mit schwierigen Operationen, die alle länger gedauert haben als geplant. Nach dem Diktat der OP-Berichte sind noch fünf neue Patienten auf der Station zur OP am Folgetag aufzunehmen und dann noch die Angehörigengespräche zu führen. Dabei wollten Sie doch an diesem Tag früher gehen, da Sie zur Geburtstagsfeier Ihres besten Freundes eingeladen sind und vorher noch ein Geschenk besorgen müssen. Sie befinden sich – völlig ausgehungert und in Eile – längst im A-Modus, dem Zustand, in dem Sie Ihren Mitmenschen mit Ablehnung gegenübertreten. Völlig genervt führen Sie ein schier endloses Angehörigengespräch mit der Ehefrau eines Patienten, die völlig aufgelöst und verzweifelt immer wieder die gleichen Fragen stellt. Sie haben es ihr doch schon mehrfach erklärt, warum checkt sie es denn nicht?

Zu allem Überfluss will der Chefarzt, als Sie endlich die Station verlassen könnten, noch eine Visite machen und ermahnt Sie schließlich noch wegen der ausstehenden Arztbriefe. Das macht der doch absichtlich! Spätestens jetzt sind Sie im K-Modus angelangt und auf Krawall gebürstet.

Sie verlassen schließlich um 20.30 Uhr gehetzt die Klinik, steigen in Ihr Auto und machen sich auf den Weg zur Geburtstagsfeier. In der Stadt ist wegen einer Veranstaltung gerade die Hölle los und Sie betätigen mehrfach die Hupe, weil Ihnen im dichten Verkehr irgendwelche Trottel die Vorfahrt nehmen oder sich irgendwie anders verkehrswidrig verhalten. Es sind anscheinend nur Idioten unterwegs. Eigentlich sollten Sie bereits seit einer halben Stunde im Restaurant bei der Geburtstagsfeier Ihres besten Freundes sitzen. Der Abend ist für Sie bereits gelaufen und Sie nerven sich ohne Ende, weil Sie zu spät kommen und es außerdem nicht mal mehr geschafft haben, ein Geschenk zu besorgen.

Wenn Sie sich das gleiche Beispiel im L-Modus vorstellen, könnte es folgendermaßen aussehen: Sie verlassen die Klinik um 20.30 Uhr, bemerken die letzten Sonnenstrahlen des Tages und fühlen sich sogleich wohl. Klar sind Sie zu spät zur Geburtstagsfeier Ihres Freundes und haben es außerdem nicht mehr geschafft, ein Geschenk zu besorgen. Aber was soll‘s! Sie sind zufrieden mit dem, was Sie heute alles geschafft haben und freuen sich besonders, dass Sie der dankbaren Frau eines Patienten durch das Angehörigengespräch helfen konnten, mit der Situation besser klarzukommen. An die Kritik Ihres Chefarztes verschwenden Sie keinen Gedanken mehr, sondern schwelgen vielleicht in Gedanken an Ihren neuen Partner, den Sie erst vor einigen Wochen kennengelernt haben. Sie sind verliebt und es geht Ihnen einfach gut. Sie steigen in Ihr Auto, sind wohlwollend allen anderen Verkehrsteilnehmern gegenüber und kommen so trotz dichtem Verkehr entspannt beim Restaurant an. Anschließend genießen Sie einen wunderbaren und entspannten Abend.

Je nachdem, in welchem Modus sich ein Mensch befindet, nimmt er unterschiedliche

Dinge wahr und seine Aufnahmebereitschaft ist beeinflusst.

Eingangs wurde ja schon beschrieben, dass Kommunikationsfehler häufig während Übergaben bei Schichtwechsel, Verlegungen von Patienten von oder auf die Intensivstation und in Notfallsituationen auftreten. Dabei spielt auch der Ressourcenzustand eine Rolle.

Da Übergaben am Ende einer Schicht stattfinden, kann der Ressourcenzustand durch Müdigkeit und Hunger ohnehin schon auf einem schlechten Niveau sein. Zudem kommt es dabei häufig zu Unterbrechungen durch Notfälle oder Ablenkungen durch Fragen von Kollegen. Mangelnde Präsenz und ggf. Ärger sind die Folge. Vielleicht wollte man wie im obigen Beispiel gerade heute pünktlich raus, weil man noch eine Verabredung hat und im Nu ist man im K-Modus angekommen.

In Notfallsituationen herrscht meist Zeitdruck und Hektik. Außerdem sind oft viele verschiedene Leute anwesend (Notarzt, Rettungskräfte, ggf. diverse Fachärzte etc.), die sich unter Umständen sogar gegenseitig in ihrer Arbeit behindern. Gerade wenn hier noch ein schlechter Ressourcenzustand hinzukommt, sind Missverständnisse und mangelhafte Kommunikation vorprogrammiert.

Wie andere Filter auch, können sowohl der eigene Ressourcenzustand als auch der des Gesprächspartners über den Erfolg eines Gesprächs und die Aufnahmebereitschaft des Gesprächspartners entscheiden.

Da Menschen meist im Tagesverlauf nicht bewusst auf ihren Ressourcenzustand achten und auch das Wechseln von einem Zustand in den anderen oftmals nicht bemerken, ist ein erster wichtiger Schritt in Richtung wirkungsvolle Kommunikation, sich seinen eigenen momentanen Zustand bewusst zu machen. Zusätzlich sollte auch auf den Ressourcenzustand des Gesprächspartners geachtet werden. Darüber können sein Ausdruck (z. B. Mimik, Körperhaltung) und sein Verhalten (z. B. hört aufmerksam zu, dreht sich weg) beobachtet werden, seine Körperreaktionen (z. B. Zittern, Schwitzen) wahrgenommen werden, aber auch auf konkrete Äußerungen (z. B. „Ich bin so müde …“, „Ich könnte gerade Bäume ausreißen …“) gehört werden.

Liegt bei einem der Gesprächspartner ein nicht optimaler, ressourcenarmer Zustand vor, sollte man überlegen, ob ein anderer Zeitpunkt für ein anstehendes Gespräch (z. B. Patientengespräch, Mitarbeitergespräch) gewählt werden kann. Ist dies nicht möglich, weil der Zeitplan etwas erfordert oder eine akute Situation unmittelbares Handeln verlangt, kann zumindest gezielt am Ressourcenzustand gearbeitet werden. Dafür gibt es verschiedene mögliche Techniken. Zwei davon werden nachfolgend exemplarisch aufgezeigt.

15.4.1 Embodiment-Technik

Die Psyche eines Menschen ist in den Körper eingebettet. Es ist nicht nur so, dass der Körper „Spiegel der Seele“ ist, sondern auch umgekehrt, dass der Geist Spiegel des Körpers ist. In der Kognitionswissenschaft wird dies als „Embodiment“ bezeichnet (Storch und Tschacher 2014). Das heißt, psychische Zustände drücken sich körpersprachlich aus. Aber auch Körperhaltungen und Mimiken, die aus irgendeinem Grund eingenommen werden, haben Auswirkungen auf die Kognition (z. B. Einstellungen), Emotion und Handlungen eines Menschen (Tschacher und Storch 2012).

Das Phänomen des Embodiments kann genutzt werden, um seinen eigenen Ressourcenzustand zu verändern. Wenn ein Mensch beispielsweise einen ärgerlichen Gesichtsausdruck aufsetzt und diesen für eine Weile hält, wird automatisch eine Emotion von Ärger in ihm aktiviert. Es sind vor allem zwei mimische Bewegungen von Bedeutung: das Zusammenziehen der Augenbrauen und das Lächeln. Während das Zusammenziehen der Augenbrauen normalerweise nur bei negativ assoziierten Gefühlen wie Ärger, Trauer oder Angst auftritt, ist es bei einem Lächeln genau andersherum. Bei der Körperhaltung ist es so, dass eine gebückte Haltung mit hängenden Armen und Schultern, eingesunkenem

Brustkorb, gesenktem Kopf und zu Boden gerichtete Augen meist automatisch eine negative Emotion auslöst. Eine aufrechte Körperhaltung, bei der der Kopf leicht angehoben wird und der Brustkorb mit einem tiefen Atemzug emporgeatmet wird, löst eher eine positive Emotion aus.

Zur gezielten Veränderung des Ressourcenzustands kann es also hilfreich sein, die eigene Körperhaltung und Mimik wahrzunehmen und diese ggf. ganz bewusst zu verändern.

15.4.2 Musterunterbrechung

Das menschliche Gehirn ist es gewohnt, in Mustern zu arbeiten. Damit sind weitgehend unbewusste und stark automatisierte Abläufe gemeint, die durch bestimmte Impulse aktiviert werden. Streckt jemand die Hand zur Begrüßung hin, reichen Menschen in der Regel ganz automatisch ebenfalls die eigene Hand. Jeder Mensch hat auch Muster, um sich morgens zum Aufstehen zu motivieren, um Gespräche zu führen, um Aufgaben zu erledigen etc. (Dilts et al. 2003). Prinzipiell sind diese Muster hilfreich und notwendig. Ohne diese Automatismen wären z. B. komplexe medizinische Eingriffe undenkbar, aber auch Alltägliches wie z. B. Autofahren wäre nur unter großen Anstrengungen möglich. Es gibt aber auch schädliche Muster, die Menschen in einen schlechten Ressourcenzustand führen. Beispielsweise gibt es Auseinandersetzungen, die immer auf dieselbe Art und Weise ablaufen und zu keinem Ergebnis führen: Durch die eigenen Muster bringt man Argumente, die wiederum gewisse Muster beim Gesprächspartner auslösen. Die Muster führen zu einer bestimmten inneren Haltung bei beiden, welche in solchen Fällen oftmals im gegenseitigen Entzug von Aufnahmebereitschaft enden.

Um den Ressourcenzustand eines Menschen zu verändern, kann also gezielt eine Musterunterbrechung angestrebt werden. Bei einem selbst kann eine Musterunterbrechung durchgeführt werden, indem man etwas, das man bisher immer auf dieselbe Weise gemacht hat, anders macht und dadurch bewusst „neu" erlebt. Am Beispiel einer Auseinandersetzung können z. B. die eigenen Muster unterbrochen werden, indem man dem Gesprächspartner eine Frage stellt, anstatt – wie sonst – Gegenargumente zu bringen. Oder eine Auseinandersetzung kann z. B. im Stehen anstatt im Sitzen durchgeführt werden, um zu schauen, was sich dadurch verändert. Grundsätzlich geht es einfach darum, etwas „neu" oder anders zu machen.

Beim Gesprächspartner kann eine Musterunterbrechung sowohl als Überraschungseffekt, der für Aufmerksamkeit sorgt, am Beginn eines Gesprächs eingesetzt werden als auch während des Gesprächs, um den Gesprächspartner aus einer festgefahrenen, angespannten oder negativen inneren Haltung herauszubringen. So kann der Gesprächspartner beispielsweise auch wieder in den „Normalzustand" zurückgeführt werden, nachdem man ihn mit einer Aussage verärgert hat.

Wie aus den Beispielen zu den Wahrnehmungsfiltern deutlich wird, können in unterschiedlichen Situationen und Kontexten verschiedene Aspekte über Erfolg oder Misserfolg der Kommunikation entscheiden. Und im klinischen Alltag endet dies schlussendlich unweigerlich in der Patientensicherheit. Doch wie kann denn nun konkret zur Verbesserung der Kommunikation und dadurch zur Erhöhung der Patientensicherheit beigetragen werden?

Zusammenfassend sind dies vor allem drei Aspekte:

- Selbstreflexion
- Training der kommunikativen Kompetenz
- Fachliches Training

Selbstreflexion Unter vielen Ärzten herrscht die Meinung „Es stirbt doch keiner, nur weil ich nicht gut kommuniziere". Es besteht kaum die Überzeugung, dass es notwendig und nützlich wäre, die eigene kommunikative Kompetenz zu erweitern oder zu trainieren (Bartens 2007). Dabei wäre genau das, eine kritische Selbstreflexion der eigenen kommunikativen Fähigkeiten, der erste notwendige Schritt, um kommunikationsbedingte medizinische Zwischenfälle zu vermeiden. Ziel sollte sein, die eigenen (einschränkenden) Wahrnehmungsfilter zu kennen und zu verstehen, inwiefern diese die Realität verzerren können. Um dies zu verdeutlichen, kann ein Frosch als Metapher dienen: Ein Frosch sieht zwar die meisten Dinge in seiner Umgebung, nimmt aber durch seine Wahrnehmungsfilter als bedeutungsvoll nur Dinge wahr, welche eine bestimmte Form und Struktur haben und sich bewegen (potenzielle Nahrung, z. B. Fliegen). Dies ist einerseits sehr effizient, da er Irrelevantes ausblendet. Da er jedoch durch die Einschränkung seiner Wahrnehmungsfilter nur sich bewegende Dinge als Nahrung identifiziert, würde er in einer Schachtel mit toten Fliegen verhungern (O'Connor und Seymour 2008).

Im übertragenen Sinne ist es genauso auch bei jedem Menschen: Seine Wahrnehmungsfilter steuern effizient, wann er aufnahmebereit ist. Gleichzeitig können sie einen Menschen aber auch daran hindern, aufnahmebereit zu sein und Wesentliches um ihn herum auszublenden. Missverständnisse und Fehler entstehen.

Training der kommunikativen Kompetenz Die eigenen kommunikativen Fähigkeiten zu trainieren bedeutet vor allem zwei Dinge: Die eigene Wahrnehmung zu verbessern und sich sprachlich auf andere Menschen einstellen zu können.

15

Der weltberühmte Sherlock Holmes antwortete auf die Frage, was das Geheimnis seines Erfolges ist, folgendermaßen: „Ich habe gelernt, das was ich sehe, auch wahrzunehmen." Und genau darum geht es: Präsent zu sein, um den Grad an Aufnahmebereitschaft anderer Menschen wahrnehmen zu können. Präsent sein bedeutet, mit den Gedanken nur dort zu sein, wo man sich gerade körperlich befindet und nicht mit der Vergangenheit oder Zukunft beschäftigt zu sein. Präsent sein steht dabei sowohl für Aufmerksamkeit als auch für geistige Klarheit. Mangelnde Präsenz hat nämlich eine negative Auswirkung auf die Tendenz, zu bewerten und zu interpretieren. Dies kann zu erheblichen kommunikativen Missverständnissen führen. Die eigene Präsenz können Sie durch verschiedenste Selbstführungs-Techniken (z. B. Achtsamkeitstraining) verbessern.

Um sich kommunikativ auf verschiedene Gesprächspartner einstellen zu können, geht es darum, die unterschiedlichen Wahrnehmungsfilter zu kennen und zu wissen, wie diese in Gesprächen bedient werden können. Dies kann trainiert werden, indem Sie sich intensiv in Theorie und Praxis mit den Themen beschäftigen. Weitere Informationen hierzu finden Sie im Buch und Arbeitshandbuch *Kommunizieren heißt scheitern* (Vuran und Harbers 2017, 2018) sowie auf der Homepage ► www.kommunizieren-heisst-scheitern.de.

Fachliches Training Wie kann fachliches Training dazu beitragen, die eigene Kommunikation zu verbessern? Hierbei geht es vor allem darum, durch die Verbesserung der fachlichen Fähigkeiten das Selbstvertrauen zu steigern und sich dadurch selbst mehr Berechtigung, als wichtige Voraussetzung zum Herstellen von Aufnahmebereitschaft bei anderen Menschen, zu geben. Gibt sich jemand nämlich selbst keine Berechtigung, merkt dies ein Gesprächspartner meist instinktiv (analog der Aufnahmebereitschaft) anhand von körpersprachlichen Botschaften oder subtilen Verhaltensweisen und entzieht oftmals dadurch diesem ebenfalls die Berechtigung. Zudem kann das Sich-selbst-Berechtigung-Geben auch unabhängig von der Kommunikation zur Patientensicherheit beitragen. Das Krankenhauspersonal schreitet manchmal (aus Unsicherheit) z. B. bei Notfällen zu langsam ein – wenn es sich selbst keine Berechtigung gibt.

Wir hoffen, dass wir Ihnen aufzeigen konnten, wie Sie bewusster kommunizieren und kommunikationsbedingte Behandlungsfehler vermeiden können, und welchen Einfluss Kommunikation auf die Patientensicherheit haben kann. Es geht dabei auch, aber nicht nur um Fachkompetenz!

Literatur

Bartens W (2007) Das Ärztehasserbuch: Ein Insider packt aus. Knaur, München

Bartens W (2008) Sprechstunde: Woran die Medizin krankt – Was Patienten wollen – Wie man einen guten Arzt erkennt. Knaur, München

Bechmann S (2014) Medizinische Kommunikation: Grundlagen der ärztlichen Gesprächsführung. UTB GmbH, Stuttgart

Charvet SR (2012) Wort Sei Dank – Von der Anwendung und Wirkung effektiver Sprachmuster. Junfermann, Paderborn

Corssen J, Tramitz C (2014) Ich und die anderen: Als Selbst-Entwickler zu gelingenden Beziehungen. Knaur, München

Damasio A (2004) Descartes' Irrtum. Fühlen, Denken und das menschliche Gehirn. List, München

Dilts RB (2016) Die Magie der Sprache: Angewandtes NLP. Junfermann, Paderborn

Dilts RB, DeLozier J, Bacon Dilts D (2013) NLP II – die neue Generation: Strukturen subjektiver Erfahrung – die Erforschung geht weiter. Junfermann, Paderborn

Dilts R et al (2003) Strukturen subjektiver Erfahrung: Ihre Erforschung und Veränderung durch NLP. Junfermann, Paderborn

Dixon J et al (2006) Young people leaving care: a study of costs and outcomes. Social Work Research & Development Unit, University of York, York

Duden Deutsches Universalwörterbuch (2011) Das umfassende Bedeutungswörterbuch der deutschen Gegenwartssprache. Bibliographisches Institut, Mannheim

Graf J et al (2005) Identification and characterization of errors and incidents in a medical intensive care unit. Acta Anaesthesiol Scand 49:930–939

Grinder M (2006) Führung durch Charisma: Eine Analogie von Hunden und Katzen. Synergeia-Verlag, Köln

Hannawa A, Günther J (2017) Neue Wege für die Patientensicherheit: Sichere Kommunikation. De Gruyter, Berlin

Hannawa A (2018) SACCIA – Sichere Kommunikation. De Gruyter, Berlin

Helman CG (2007) Culture, health and illness. Hodder Arnold, London

Hofstede G, Hofstede GJ (2011) Lokales Denken, globales Handeln: Interkulturelle Zusammenarbeit und globales Management. dtv, München

Hurrelmann K, Baumann E (2014) Handbuch Gesundheitskommunikation. Hogrefe, Bern

James T, Woodsmall W (2006) Time line: NLP-Konzepte zur Grundstruktur der Persönlichkeit. Junfermannsche Verlagsbuchhandlung, Paderborn

Krause F, Storch M (2012) Ressourcen aktivieren mit dem Unbewussten: Manual für die Arbeit mit der ZRM-Bildkartei. Huber, Bern

Manojlovich M, DeCicco B (2007) Healthy work environments, nurse-physician communication, and patients' outcomes. Am J Crit Care 16:536–543

Mayer U (2011) Perfekte Kleidung fördert die Karriere. Amalthea Signum, Wien

Miller GA (1956) The magical number seven, plus or minus two: some limits on our capacity for processing information. The Psychological Review 63(2):81

O'Connor J, Seymour J (2008) Neurolinguistisches Programmieren: Gelungene Kommunikation und persönliche Entfaltung. VAK Verlags GmbH, Kirchzarten

Picker Institut Deutschland (2014) Picker Report 2014. Picker Institut Deutschland GmbH, Hamburg

Preisendörfer P (2013) Glaubenssätze & Überzeugungen: Von mentaler Selbstsabotage zu innerer Stärke und Ausstrahlung. Windpferd, Oberstdorf

Pronovost PJ, Thompson DA, Holzmueller CG (2006) Toward learning from patient safety reporting. J of Crit Care 21:305–315

Rossmann C, Hastall MR (2018) Handbuch Gesundheitskommunikation: Kommunikationswissenschaftliche Perspektiven. Springer VS, Wiesbaden

Roth G, Strüber N (2017) Wie das Gehirn die Seele macht. Klett-Cotta, Stuttgart

Storch M, Tschacher W (2014) Embodied communication: Kommunikation beginnt im Körper, nicht im Kopf. Huber, Bern

Tschacher W, Storch M (2012) Die Bedeutung von Embodiment für Psychologie und Psychotherapie. Psychother in Psychiatr, Psychotherapeutischer Med und Klinischer Psychol 17(2):259–267

Vuran A, Harbers N (2017) Kommunizieren heißt scheitern – Emotionale Aufnahmebereitschaft und Berechtigung. Jünger Medien, Offenbach

Vuran A, Harbers N (2018) Kommunizieren heißt scheitern – Arbeitshandbuch. Jünger Medien, Offenbach

Effektive Kommunikation in METs

Tanja Manser und Thomas Ahne

T. Koch, A. R. Heller, J.-C. Schewe (Hrsg.), *Medizinische Einsatzteams*,
https://doi.org/10.1007/978-3-662-58294-7_16

16.1 Kommunikation in interprofessionellen Behandlungsteams

Der Prozess der Gesundheitsversorgung ist, vor allem in zunehmend komplexeren Versorgungsstrukturen, grundlegend interdisziplinär und interprofessionell angelegt. Ärzte, Pflegekräfte und Angehörige anderer Gesundheitsberufe aus verschiedenen Fachbereichen arbeiten in Teams zusammen, und die Qualität dieser Zusammenarbeit hat sowohl für die sichere Patientenversorgung als auch für die Mitarbeitendengesundheit nachweisliche Effekte (Schmutz und Manser 2013; Welp et al. 2016). Entsprechend hat sich Teamarbeit und insbesondere die Kommunikation im Team zu einem wachsenden Forschungsfeld und einem Schwerpunkt in der Aus- und Weiterbildung interprofessioneller Behandlungsteams entwickelt.

Ausgehend von Beobachtungsstudien und retrospektiven Analysen von unerwünschten Ereignissen lässt sich festhalten, dass viele der Faktoren, die zur Entstehung eines solchen Ereignisses beitragen, eher auf mangelnde Teamarbeit als auf mangelnde klinische Fähigkeiten zurückzuführen sind (Lingard et al. 2004a), und dass effektive Kommunikation im Behandlungsteam dazu beitragen kann, zu verhindern, dass kleinere Probleme zu schwerwiegenderen Situationen eskalieren (Catchpole et al. 2006; Wiegmann et al. 2007). METs teilen viele Charakteristika mit den Behandlungsteams, die in diesen Studien untersucht wurden; insbesondere mit ad hoc zusammengestellten Teams wie z. B. Reanimationsteams. Entsprechend kommt der effektiven Kommunikation in METs eine zentrale Bedeutung zu, wenn sie ihr volles Potenzial entfalten sollen (Kitto et al. 2015).

16

16.2 Kennzeichen effektiver Kommunikation

Das primäre Ziel der Kommunikation in medizinischen Behandlungsteams ist die Gewährleistung eines koordinierten Behandlungsablaufs. Hierzu gehören das Teilen relevanter Informationen, der Austausch über Entscheidungsoptionen und Pläne, die klare Verteilung von Rollen und Aufgaben im Team, die kontinuierliche Rückmeldung zu erledigten Aufgaben sowie neu eintreffenden Informationen diagnostischer Natur oder auch zur Verfügbarkeit von Ressourcen und die Reflexion des Behandlungsfortschritts. All dies klingt zunächst mal plausibel und machbar. Dennoch belegen Studien, dass manchen Teammitgliedern die Diagnose und der damit zusammenhängende Behandlungsplan bis zum Schluss nicht klar war, die Ressourcen oft nicht optimal ausgenutzt sind, diagnostische Informationen zwar „in den Raum hinein gesagt“, aber von niemandem gehört wurden oder die Kommunikation im Team nicht genutzt wurde, um Fixierungsfehlern vorzubeugen bzw. aus diesen wieder herauszufinden. Dies spiegelt sich sowohl in Incident Reports als auch in der alltäglichen klinischen Erfahrung wider.

Hinter ineffektiver Kommunikation stehen in vielen Fällen nicht nur Defizite in der Kommunikation selbst, sondern auch ungünstige Rahmenbedingungen, die die Kommunikation im Team erschweren. Im Folgenden werden wesentliche kommunikationsbeinflussende Rahmenbedingungen für METs skizziert.

16.3 Zentrale Kommunikationsherausforderungen in METs

METs sind insofern eine besondere Form klinischer Behandlungsteams, als dass sich das Team ereignisbezogen formiert. In der Teamforschung werden solche Teams als „action teams“ bezeichnet; nicht etwa, weil es dort besonders actionreich zugeht, sondern weil das Team sich zur Erledigung einer spezifischen Aufgabe zusammenfindet und die einzelnen Teammitglieder im Anschluss wieder in ihre jeweiligen Organisationseinheiten zurückkehren.

Mitglieder des MET sind in großen Kliniken einander oft nicht bekannt. Dies hat zur Folge, dass auf wenig bis keine gemeinsamen Erfahrungen in der Zusammenarbeit zurückgegriffen werden kann. Um sicherzustellen, dass alle Teammitglieder ihre jeweiligen Rollen effizient wahrnehmen und sich der Schnittstellen und Kommunikationsanforderungen bewusst sind, ist ein regelmäßiges Teamtraining, das neben klinischen Kompetenzen auch sogenannte „non-technical skills" umfasst, unerlässlich.

Implizite und explizite Hierarchien Neben der Teamstruktur des MET bestehen sowohl innerhalb des MET als auch an der Grenze zu den jeweiligen Behandlungsteams auf den Stationen implizite und explizite Hierarchien, die in der Regel auf disziplinäre Kompetenzbereiche rekurrieren und einer effektiven Kommunikation oft im Wege stehen (Lingard et al. 2004b).

Agieren auf fremdem Territorium Zusätzlich kommen METs von Intensivstationen oder aus verschiedenen Bereichen des Krankenhauses auf eine periphere Station, um hier „out of area" einen Patienten zu versorgen. Die Arbeitsumgebung und das Personal auf Station ist dem Team in der Regel nicht vertraut, was trotz des mitgebrachten Equipments nicht unbedingt optimale Rahmenbedingungen schafft. Gerade beim Agieren auf fremdem Territorium ist häufig auch ein beiderseitiges Abgrenzungsverhalten zu beobachten, dass im wissenschaftlichen Diskurs unter den Stichwort „Tribalism" zunehmende Beachtung findet (Weller et al. 2014). Vereinfachend übersetzt kann man hier vom „Stammesdenken" sprechen, wobei es darum geht, eigene Ressourcen zu bewahren und Verantwortlichkeiten möglichst so zu verteilen, dass es für den einen „Stamm" sowohl ökonomisch als auch von den Risiken her optimal ist. Jeder kennt Aussprüche wie: „Das sollen ‚die' dann machen. Das ist nicht ‚unsere' primäre Aufgabe." Durch die aus solchem „Tribalism" resultierenden Verzögerungen kommt es nicht nur zu einem relevanten Abfall der Versorgungsqualität, sondern auch zu einer Vergeudung von an sich schon knappen Ressourcen und nachhaltigem Schaden für die Kooperation entlang des Versorgungskontinuums.

16.4 Kritische Kommunikationssituationen für METs

Auch wenn es stark von der konkreten Organisationsform der METs im jeweiligen Krankenhaus abhängt, welche Kommunikationen besonders kritisch im Sinne von leistungsbestimmend sind und wie stark sich die oben beschriebenen Herausforderungen während eines MET-Einsatzes auswirken, lassen sich doch prototypische Kommunikationssituationen definieren, denen besondere Beachtung geschenkt werden sollte. Im Folgenden werden diese Situationen jeweils kurz skizziert und dargelegt, welche effektiven Kommunikationsstrategien in der Forschung zu medizinischen Behandlungsteams identifiziert wurden und welche Ansatzpunkte zur konkreten Verbesserung im klinischen Alltag bestehen.

16.5 Aktivierung des MET

Die Aktivierung des MET ist je nach Krankenhaus unterschiedlich organisiert. Früher oder später wird es jedoch im Rahmen der Aktivierung zu einer verbalen Darlegung der Situation, die zur Aktivierung geführt hat, und des Anliegens an das MET kommen.

Ein international etabliertes und in der Praxis weit verbreitetes Kommunikationsformat zur Aktivierung zusätzlicher Ressourcen ist das sogenannte „SBAR"-Format. Die Abkürzung steht für: „**S**ituation, **B**ackground, **A**ssessment, **R**ecommendation" (Situation, Hintergrund, Einschätzung, Empfehlung) (Leonard et al. 2004). Ursprünglich wurde

SBAR von der US-Navy entwickelt, um dringende und wichtige Informationen strukturiert weiterzugeben. Mittlerweile hat sich das Kommunikationsformat in unterschiedlichen Bereichen des Gesundheitswesens etabliert; häufig mit der Ergänzung einer kurzen Vorstellung der anrufenden Person (Introduction) unter dem Akronym „ISBAR".

Einerseits wird das (I)SBAR-Format genutzt, um die interprofessionelle Kommunikation bei der Aktivierung ärztlicher Unterstützung auf Bettenstationen zu unterstützen. Konkret sollte das System hierbei die – aus Sicht der Pflegenden – unzureichende Reaktionsbereitschaft der Ärzte verbessern, während es aus Sicht des ärztlichen Personals dazu beitragen sollte, eine fokussierte Darstellung des Problems und der Anfrage zu erhalten (Denham 2008). Andererseits wird das (I)SBAR-Format zunehmend auch zur Unterstützung einer strukturierten Übergabekommunikation eingesetzt.

16.6 Übergabe bei Ankunft

Wie bei jeder Übergabesituation erleichtert auch die strukturierte Übergabe wesentlicher Informationen bei Ankunft des MET am Einsatzort dessen Arbeit wesentlich. Von Vorteil ist, wenn die alarmierende Person zunächst kurz darlegt, gerne auch subjektiv, warum sie das MET aktiviert hat und welche Erwartungen oder Wünsche an das MET damit verbunden sind: „Hallo! Ich mache mir Sorgen um Frau Maier, sie gefällt mir nicht. Sie hat Fieber, ist tachykard und ihr Blutdruck fällt zunehmend. Wenn es eine Sepsis ist, können wir hier nicht eine adäquate Therapie leisten, und ich würde Euch um die Übernahme auf eine Intensivstation bitten".

16

Hierbei geht es also um deutlich mehr als um die reine Weitergabe medizinischer Informationen (Manser und Foster 2011). Im Folgenden stehen dann die objektiven, medizinischen Informationen im Vordergrund. Auch hierbei ist es wichtig, dass die Informationen strukturiert übergeben werden, da dies die Informationsverarbeitung seitens des MET und gezieltes Nachfragen erleichtert. Für den Patientenstatus hat sich in der Notfallmedizin das ABCDE-Schema (Airway, Breathing, Circulation, Disability, Environment) als Struktur etabliert. Die Notfallanamnese lässt sich gut anhand des SAMPLER-Schemas (Symptoms, Allergies, Medication, Past medical history, Last meal, Environment, Risk factors) zusammenfassen und strukturieren.

Diese und andere Systeme zur Strukturierung der Kommunikation relevanter Behandlungsinformationen finden zunehmend Verbreitung und werden auf verschiedene Übergabesituationen angewendet (Robertson et al. 2014). Da unterschiedliche Krankenhäuser unterschiedliche strukturierte Kommunikationsformate einsetzen und häufig auch kein einheitliches Konzept für alle Fach- und Arbeitsbereiche gilt, ist es nicht sinnvoll, an dieser Stelle ein konkretes Format zu empfehlen. Vielmehr sollte für jedes Krankenhaus abgewogen werden, welches System den Einsatz der METs optimal unterstützen kann, ohne auf den Stationen Verwirrung zu stiften.

Da Personen zwischen Arbeitsbereichen wechseln und auch die Anwendung strukturierter Kommunikationsformate trainiert werden muss, ist es sinnvoll, auf eine einheitliche Lösung zu setzen. Wenn z. B. das (I)SBAR-Format bereits für die Aktivierung genutzt wird, ist es sinnvoll, die Übergabe auch entlang dieser Systematik zu strukturieren. Auch in diesem Fall gilt: „perfect is the enemy of good". Wichtig ist, dass eine Übergabe stattfindet, dass diese strukturiert ist und dass mit der Übergabe definitionsgemäß nicht nur Informationen, sondern auch die Verantwortung für den Patienten temporär an das MET übergeben wird (Manser und Foster 2011). Dies kann und sollte auch konkret benannt werden, um Ambiguitäten zu vermeiden. Als Vorbild hierfür werden oft andere Industrien wie die Luftfahrt herangezogen, wo hierfür der standardisierte Ausdruck „you have control" genutzt und im Sinne einer

Closed-loop-Kommunikation auch mit „I have control" rückbestätigt wird (Flin et al. 2008).

16.7 Teambuilding und respektvoller Umgang

Grundsätzlich ist es ein großer Vorteil, wenn es dem MET gelingt, mit dem Stationsteam temporär und ad hoc ein gemeinsames Behandlungsteam zu bilden (Teambuilding). Gutes Teambuilding unterstützt sowohl die Zusammenarbeit während der Versorgung vor Ort als auch die Umsetzung weiterer Maßnahmen durch das Stationsteam, sofern der Patient nicht verlegt wird (Mistry et al. 2006). Voraussetzung für ein gutes Teambuilding sind der gegenseitige Respekt und der kollegiale Umgang.

Erfolgreiche METs investieren in eine kooperative Teamkultur, die all jene unterstützt, die ihre Hilfe anfragen (Institute for Healthcare Improvement 2006).

Das Infragestellen der Angemessenheit der Aktivierung des MET durch dessen Mitglieder (z. B. „Echt jetzt, dafür habt Ihr uns gerufen?") schließt eine Vertrauensbildung beispielsweise von vornherein aus (Kitto et al. 2015). Gleiches gilt für Aussagen, die die Kompetenz des Stationsteams in Frage stellen (z. B. „So, jetzt lasst mal die Experten ran.") und damit für die effektive Behandlung wertvolle Ressourcen außen vor lassen. Stattdessen sollte auf Augenhöhe kommuniziert und die Situation des Stationsteams wertschätzend anerkannt werden (z. B. „Ich verstehe Dich gut. Es ist, wie Du sagst, nicht leicht, mit einer plötzlichen und schweren Atemnot umzugehen. Lasst uns gemeinsam schauen, was wir für den Patienten tun können."). Diese Art der Kommunikation kann dazu beitragen, die implizite Hierarchie zwischen Stationsteam und MET abzubauen und das gemeinsame Behandlungsteam möglichst rasch entscheidungs- und handlungsfähig zu machen.

16.8 Kommunikation während der Behandlungsphase

Während der Behandlungsphase ist das Team nicht nur mit anspruchsvollen kognitiven Aufgaben befasst, sondern muss auch komplexe Kommunikationsanforderungen bewältigen. Ganz allgemein gesprochen dient Kommunikation während der Behandlungsphase der Synchronisation parallel oder sequenziell ablaufender Tätigkeitsanteile und trägt durch diese Koordinationsleistung zur möglichst effizienten Zielerreichung bei. Hierbei sind vom Team wohl die ressourcenbezogenen Abhängigkeiten und mögliche Wechselwirkungen zwischen Teiltätigkeiten zu berücksichtigen sowie mögliche Fehler und Störungen zu antizipieren (Brannick und Prince 1997).

In der Teamwork-Literatur werden verschiedene kommunikative Verhaltensweisen als besonders förderlich für die Teamleistung in medizinischen Behandlungsteams diskutiert. Entsprechend bilden diese Verhaltensweisen auch wesentliche Elemente von Trainingsmaßnahmen zur Förderung der Patientensicherheit in primär akutmedizinischen Behandlungsteams (Fung et al. 2015). Im Folgenden wird eine Auswahl zentraler Kommunikationsstrategien kurz skizziert:

Closed-loop-Kommunikation Die sogenannte Closed-loop-Kommunikation kommt ursprünglich aus der militärischen Einsatzkommunikation und hat sich zunächst in der Luftfahrt etabliert. In verschiedenen Studien im akutmedizinischen Bereich hat sich gezeigt, dass diese Kommunikationsform förderlich ist für die Koordination im Team und für die effektive Patientenbehandlung (El-Shafy et al. 2018; Schmutz et al. 2015).

Bei der Closed-loop-Kommunikation geht es im Kern darum, dass wichtige Informationen und insbesondere Aufträge korrekt übermittelt und dann zuverlässig und zeitgerecht erledigt werden. Der Sender (Beauftragende) spricht den Empfänger

(Beauftragte) direkt an: „Micha, richte mir bitte das Equipment für die Intubation mit einem 7,5er Tubus und einem 4er Spatel." Daraufhin bestätigt der Empfänger den Auftrag: „Alles klar, ich richte die Intubation mit einem 7,5er Tubus und einem 4er Spatel." Sobald der Auftrag ausgeführt ist, vermeldet der eigentliche Empfänger: „Andy, die Intubation ist gerichtet mit einem 7,5er Tubus und einem 4er Spatel." Somit ist dann der „loop" geschlossen und Missverständnisse annähernd ausgeschlossen (Flin et al. 2008).

Auf den ersten Blick wirkt diese Kommunikationsform sehr unnatürlich, statisch und rigide. Sie ist tatsächlich recht aufwendig und benötigt viel Aufmerksamkeit. Bei Aufgaben mit hoher zeitlicher wie inhaltlicher Priorität und einem relevanten Risiko für Missverständnisse zahlt sie sich aber aus, da der Sender den Auftragsempfänger bei der Ausführung nicht beobachten bzw. kontrollieren muss und nach Erledigung zudem noch erinnert wird.

Speaking Up Unter Speaking Up versteht man „das absichtliche Äußern einer Idee, einer persönlichen Meinung oder Sorge und das Nachfragen bei Zweifeln – in der Regel gegenüber Vorgesetzten, aber auch gegenüber Kollegen/-innen" (Kolbe und Grande 2016). Im Rahmen einer offenen Kommunikation im Team sollten alle Teammitglieder durch Speaking Up zur bestmöglichen Kommunikation und Behandlung beitragen können. Dennoch herrscht oftmals Schweigen, denn „das wahrgenommene Risiko des Speaking Ups (z. B. Befürchtung negativer Reaktionen) wird häufig als unmittelbarer erlebt als die mögliche, positive Auswirkung auf die Gruppe oder Organisation" (Kolbe und Grande 2016) und dies obwohl die positiven Effekte des Speaking Ups, die aus verschiedenen Hochrisiko-Industrien bekannt sind, inzwischen auch im akutmedizinischen Bereich belegt wurden (Kolbe et al. 2012).

Reflexion Selbstverständlich bildet das kontinuierliche Monitoring des Behandlungsfortschritts einen wesentlichen Input in den Behandlungsverlauf. Es ist jedoch entscheidend für die Behandlungsleistung, dass diese Informationen auch im Team kommuniziert werden. Dies wird mit dem Konzept der „in action reflection" (Schmutz et al. 2018) beschrieben: Das Team kommuniziert Beobachtungen, Situationseinschätzungen und reflektiert gemeinsam Behandlungsoptionen, während die eigentliche Behandlung fortgeführt wird. Um den Behandlungsfortschritt nicht zu beeinträchtigen, handelt es sich hierbei um sehr kurze Reflexionsschleifen. Dieses Kommunikationsverhalten unterstützt das Team, ein gemeinsames Situationsverständnis („shared situation awareness") aufrechtzuhalten, nötigenfalls zu aktualisieren und die Prioritätensetzung für die Patientenversorgung anzupassen.

Welche spezifischen Kommunikationsstrategien während der Behandlungsphase am zielführendsten sind, hängt stark von den klinischen Anforderungen ab. Verschiedene Studien belegen, dass die konkreten Aufgabenanforderungen darüber entscheiden, welche Kommunikationsinhalte im Vordergrund stehen (Parker et al. 2018; Schmutz et al. 2015). Teilweise können sich diese Anforderungen auch während des Einsatzes dynamisch verändern. Zum Beispiel kann zunächst die Diagnostik und damit der Austausch, die Beschaffung und die Integration patientenbezogener Informationen im Zentrum stehen, während in späteren Phasen die koordinierte Abarbeitung eines Behandlungsalgorithmus und das Monitoring des Behandlungsfortschritts die Kommunikation bestimmen (Burtscher et al. 2010). Wichtig ist daher, dass das Team und insbesondere der Teamleader ein Verständnis davon haben, welche Aufgabenkonstellation vorliegt und welches die Kommunikationsstrategien sind, die die Teamarbeit in dieser Situation optimal unterstützen. Dies ist eine hohe Anforderung und absolut nicht trivial, zumal sie zur eigentlichen medizinischen Herausforderung hinzukommt, und es bedarf hierfür ein spezifisches und regelmäßiges Training im Team.

16.9 Übergabe vor Verlassen der Station

Vor Verlassen der Station sind, genau wie zu Beginn des Einsatzes des MET, sowohl alle für die weitere Versorgung relevanten Informationen als auch die Verantwortung für den Patienten explizit und strukturiert zu übergeben (Manser und Foster 2011). Unterschiede in der Art der erforderlichen Übergabe bestehen hierbei darin, wo der Patient wann von wem weiter versorgt wird.

- **Verbleib des Patienten auf der Bettenstation:** Es sollte ein verbindliches und hilfreiches Procedere festgelegt werden, wie mit dem Patienten weiter verfahren wird inklusive eines Notfallplans bei weiterer bzw. erneuter Zustandsverschlechterung.
- **Unmittelbare Verlegung auf eine andere Station (z. B. Intensivstation):** Hierfür ist eine ausführliche pflegerische wie ärztliche Übergabe nicht nur bezüglich der aktuellen Situation erforderlich, sondern es muss auch die gesamte restliche Patientengeschichte in geeigneter und zielführender Weise vermittelt werden. Dies macht eigentlich nur Sinn zwischen dem bisherigen und dem zukünftigen Behandlungsteam. Das MET ist in diese Übergabe nicht unmittelbar involviert, da so ein „Stille-Post-Prinzip" mit einem erheblichen Informationsverlust verbunden wäre. Dennoch sollte das MET einen Input für das bisherige Behandlungsteam geben, was hinsichtlich des MET-Einsatzes bei der Übergabe zu erwähnen und wie zu gewichten ist.
- **Zeitlich verzögerte Verlegung auf eine andere Station (z. B. Intensivstation):** Ist eine Übernahme des Patienten erst mit einer gewissen zeitlichen Verzögerung möglich, so ist dieser Zeitraum zunächst klar zu benennen und zu eruieren, ob dies für alle an der Versorgung Beteiligten praktikabel ist. Weiterhin ist ein Procedere zu definieren, was bis zur Übernahme zu erledigen ist. Hiermit ist nicht nur die Vorbereitung einer schriftlichen Übergabe gemeint, sondern vor allem auch die Vereinbarung von diagnostischen Maßnahmen und die Einleitung von Sofortmaßnahmen. Ansonsten entsteht durch die Übernahme in vielen Fällen ein intolerables therapiefreies Intervall trotz Wissen um die ernste Situation. In verschiedenen Analysen unerwünschter Ereignisse zeigte sich, dass solche Patienten für die Stationsteams oft nicht mehr als „unser", sondern schon als „deren" Patient wahrgenommen werden (Manser und Foster 2011). Es ist in diesem Fall daher insbesondere wichtig, explizit zu kommunizieren, dass die Verantwortlichkeit im Zeitraum bis zur Übernahme beim bisherigen Behandlungsteam auf der Bettenstation verbleibt, da das zukünftige Behandlungsteam weder Zugriff zum Patienten noch eine vollständige Übergabe erhalten hat.

Es sollte an dieser Stelle auch nicht vergessen werden, dass jedes MET immer auch Botschafter des Konzepts ist. Damit trägt das Team am Ende des Einsatzes Verantwortung dafür, dem Stationsteam ein Feedback zur Aktivierung des MET zu geben, das es im Sinne von Motivation und Empowerment wahrscheinlich macht, dass dies auch in Zukunft erfolgt (Institute for Healthcare Improvement 2006; Kitto et al. 2015). Selbst wenn die vorgefundene Situation vom MET nach den entsprechenden Abklärungen als weniger kritisch eingeschätzt wurde als vom Stationsteam, sollte dies angemessen kommuniziert werden. Hierfür gelten die gängigen

Regeln des kollegialen Feedbacks alleinig mit dem Ziel, die Versorgungsqualität künftig weiter zu steigern. Fachliche Angriffe und persönliche Kritik sollten auf jeden Fall unterbleiben. Ist durch den aktuellen Behandlungsfall ein persönlicher Konflikt entstanden, was nie auszuschließen ist, so ist dieser abgesetzt vom grundsätzlichen Feedback zu Behandlungssituation angemessen und respektvoll zu adressieren.

16.10 Debriefing

METs haben aufgrund ihrer Organisationsform relativ schlechte Voraussetzungen, gemeinsam aus Erfahrung zu lernen, da nicht immer die gleichen Personen in der gleichen Konstellation zusammenarbeiten (Vashdi et al. 2013). Andererseits haben sie den Vorteil, dass sie gemeinsam eine abgegrenzte klinische Situation bearbeiten, die unmittelbar im Anschluss reflektiert und damit für eine kontinuierliche Verbesserung der Versorgung nutzbar gemacht werden kann. Eine aktuelle Studie belegt den Nutzen solcher Debriefings für die Effektivität von METs (Aponte-Patel et al. 2018).

Diesen Reflexionsprozess bezeichnet man als „Debriefing". Vereinfacht geht es dabei darum, ein paar Minuten nach einer spezifischen Behandlungssituation oder am Ende einer Schicht damit zu verbringen, systematisch und strukturiert gemeinsam zu besprechen, was im Team gut gelaufen ist, was die Herausforderungen waren und was das Team beim nächsten Mal anders machen wird (Leonard et al. 2004). Es ist eine großartige Gelegenheit für Lernen auf individueller, aber insbesondere auch auf Teamebene, während die Ereignisse noch frisch sind.

Das in ◘ Abb. 16.1 dargestellte TIPPS-Modell fasst die wichtigsten Punkte zur Durchführung eines Debriefings zusammen.

Das Debriefing sollte „**T**imely" sein, also zeitnah nach der Behandlungssituation mit möglichst allen Beteiligten und an einem ruhigen Ort stattfinden. Zudem sollte „**I**nvolvement" sichergestellt sein, indem alle Beteiligten ermutigt werden, sich zu beteiligen und ihre Sichtweise einzubringen. In der Reflexion sollte ein **P**rozessfokus angestrebt werden, um zu vermeiden, dass alle Handlungen und Entscheidungen gefärbt durch den, inzwischen vielleicht schon bekannten, positiven oder negativen Outcome betrachtet werden. Das Debriefing sollte **s**trukturiert erfolgen, um zum einen sicherzustellen, dass alle relevanten Aspekte betrachtet werden, aber auch nicht abgeschweift wird. Zudem gibt eine Struktur, die allen Beteiligten bekannt ist, Sicherheit durch die Transparenz,

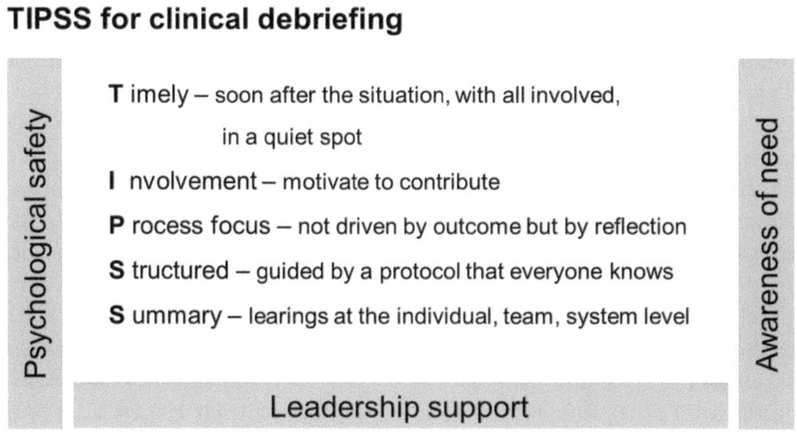

TIPSS for clinical debriefing

Psychological safety

T imely – soon after the situation, with all involved, in a quiet spot

I nvolvement – motivate to contribute

P rocess focus – not driven by outcome but by reflection

S tructured – guided by a protocol that everyone knows

S ummary – learings at the individual, team, system level

Awareness of need

Leadership support

◘ **Abb. 16.1** TIPPS für die Durchführung von Debriefings im klinischen Alltag was im Debriefing thematisiert wird. Nicht zuletzt unterstützt eine Struktur auch denjenigen, der das Debriefing leitet. In einer „**S**ummary“ sollten die „lessons learned“ auf individueller Ebene, auf Ebene des Teams und des Systems festgehalten werden. Insbesondere bei METs spielt aufgrund der Bedeutung von Schnittstellen zwischen unterschiedlichen Bereichen des Krankenhauses die Systemebene oft eine entscheidende Rolle.

Gewissermaßen eingerahmt werden diese „TIPPS“ durch drei Voraussetzungen, die die systematische Durchführung von Debriefings deutlich unterstützen. Zum einen bedarf es eines innerhalb des Krankenhauses geteilten Verständnisses über den Nutzen und die Notwendigkeit von Debriefings. Dies sollte insbesondere durch die Führungsebene mitgetragen und gefördert werden, denn nur so haben die Mitarbeitenden die erforderliche psychologische Sicherheit, sich und ihre Sichtweise im Rahmen des Debriefings einbringen zu können, ohne negative Konsequenzen befürchten zu müssen.

16.11 Wege zur Verbesserung der Kommunikation

Um die Leistungsfähigkeit von METs gezielt zu erhöhen, sind neben einer Standardisierung von Kernprozessen, einschließlich kommunikativer Elemente wie der Patientenübergabe, insbesondere kontinuierlich Trainings vorzusehen. Leider finden sich auch in aktuellen Publikationen zu METs nur wenige explizite Hinweise auf die Schulung der Teamkommunikation, und die Erfahrungen von (simulationsbasierten) Teamtrainings werden in der Praxis noch deutlich zu wenig genutzt. Hierbei ist insbesondere darauf zu achten, dass die Mitarbeitenden der Bettenstationen gezielt in Trainingsmaßnahmen eingebunden werden, da deren Schnittstellen zu den METs sowohl Potenzial für Fehler als auch für Effektivitätssteigerungen bieten.

Inzwischen liegt eine beachtliche Anzahl an wissenschaftlichen Studien vor, die eine evidenzbasierte Gestaltung dieser Trainings ermöglichen. Wird diese Evidenz nicht genutzt, schafft sie in der Praxis keinen Benefit – weder für das Personal noch für die Patienten. Kommunikation muss gelebt werden! Hierzu gehört auch eine gute Feedback- und Debriefingkultur im Arbeitsalltag, die es nicht nur ermöglicht, sondern auch einfordert, neben den fachlichen Aspekten und klinischen Abläufen auch die kommunikativen Aspekte zu thematisieren.

Literatur

Aponte-Patel L, Salavitabar A, Fazzio P, Geneslaw AS, Good P, Sen AI (2018) Implementation of a formal debriefing program after pediatric rapid response team activations. J Grad Med Educ 10(2):203–208. ► https://doi.org/10.4300/JGME-D-17-00511.1

Brannick MT, Prince C (1997) An overview of team performance measurement. In: Brannick MT, Salas E, Prince C (Hrsg) Team performance assessment and measurement. Lawrence Erlbaum Associates, Mahwah, S 3–16

Burtscher MJ, Wacker J, Grote G, Manser T (2010) Managing nonroutine events in anesthesia: the role of adaptive coordination. Hum Factors 52(2):282–294

Catchpole KR, Giddings AEB, de Leval MR, Peek GJ, Godden PJ, Utley M, Dale T (2006) Identification of systems failures in successful paediatric cardiac surgery. Ergonomics 49(5):567–588

Denham CR (2008) SBAR for patients. J of Patient Saf 4(1):38–48. ► https://doi.org/10.1097/PTS.0b013e2181660c06

El-Shafy IA, Delgado J, Akerman M, Bullaro F, Christopherson NAM, Prince JM (2018) Closed-loop communication improves task completion in pediatric trauma resuscitation. J Surg Educ 75(1):58–64. ► https://doi.org/10.1016/j.jsurg.2017.06.025

Flin R, O'Connor P, Crichton M (2008) Safety at the sharp end. A guide to non-technical skills. Ashgate, Aldershot

Fung L, Boet S, Bould MD, Qosa H, Perrier L, Tricco A, Reeves S (2015) Impact of crisis resource management simulation-based training for interprofessional and interdisciplinary teams: a systematic review. J Interprof Care 29(5):433–444. ► https://doi.org/10.3109/13561820.2015.1017555

Institute for Healthcare Improvement (2006) Rapid response teams: reducing codes and raising morale. Retrieved from Cambridge

Kitto S, Marshall SD, McMillan SE, Shearer B, Buist M, Grant R, Wilson S (2015) Rapid response systems and collective (in)competence: an exploratory analysis of intraprofessional and interprofessional activation factors. J Interprof Care 29(4): 340–346. ► https://doi.org/10.3109/13561820.2014.984021

Kolbe M, Grande B (2016) Speaking up instead of deadly silence in hospitals. The importance of group processes and organisation culture. Gio-Gruppe-Interaktion-Organisation-Zeitschrift fuer Angewandte Organisationspsychologie 47(4):299–311. ► https://doi.org/10.1007/s11612-016-0343-5

Kolbe M, Burtscher MJ, Wacker J, Grande B, Nohynkova R, Manser T, Grote G (2012) Speaking up is related to better team performance in simulated anesthesia inductions: an observational study. Anesth Analg 115(5):1099–1108. ► https://doi.org/10.1213/ANE.0b013e318269cd32

Leonard M, Graham S, Bonacum D (2004) The human factor: the critical importance of effective teamwork and communication in providing safe care. Qual Saf Health Care 13(Suppl 1):85–90

Lingard L, Espin S, Evans C, Hawryluck L (2004a) The rules of the game: interprofessional collaboration on the intensive care unit team. Crit Care 8(6):R403–408

Lingard L, Espin S, Whyte S, Regehr G, Baker GR, Reznick R, Grober E (2004b) Communication failures in the operating room: an observational classification of recurrent types and effects. Qual & Saf in Health Care 13(5):330–334

Manser T, Foster S (2011) Effective handover communication: an overview of research and improvement efforts. Best Pract Res Clin Anaesthesiol 25(2):181–191

Mistry KP, Turi J, Hueckel R, Mericle JM, Meliones JN (2006) Pediatric rapid response teams in the academic medical center. Clin Pediatr Emerg Med 7(4):241–247

Parker SH, Schmutz JB, Manser T (2018) Training needs for adaptive coordination: utilizing task analysis to identify coordination requirements in three different clinical settings. Group Org Manage 43(3):504–527. ► https://doi.org/10.1177/1059601118768022

Robertson ER, Morgan L, Bird S, Catchpole K, McCulloch P (2014) Interventions employed to improve intrahospital handover: a systematic review. BMJ Qual Saf 23(7):600–607. ► https://doi.org/10.1136/bmjqs-2013-002309

Schmutz J, Manser T (2013) Do team processes really have an effect on clinical performance? A systematic literature review. British Journal of Anaesthesia. ► https://doi.org/10.1093/bja/aes513

Schmutz J, Hoffmann F, Heimberg E, Manser T (2015) Effective coordination in medical emergency teams: The moderating role of task type. Eur J of Work and Organ Psychol 24(5):761–776. ► https://doi.org/10.1080/1359432x.2015.1018184

Schmutz JB, Lei ZK, Eppich WJ, Manser T (2018) Reflection in the heat of the moment: the role of in-action team reflexivity in health care emergency teams. J of Organ Behav 39(6):749–765. ► https://doi.org/10.1002/job.2299

Vashdi DR, Bamberger PA, Erez M (2013) Can surgical teams ever learn?: The role of coordination, complexity, and transitivity in action team learning. Acad Manag J 56(4):945–971. ► https://doi.org/10.5465/amj.2010.0501

Weller J, Boyd M, Cumin D (2014) Teams, tribes and patient safety: overcoming barriers to effective teamwork in healthcare. Postgrad Med J 90(1061):149–154. ► https://doi.org/10.1136/postgradmedj-2012-131168

Welp A, Meier LL, Manser T (2016) The interplay between teamwork, clinicians' emotional exhaustion, and clinician-rated patient safety: a longitudinal study. Crit Care 20(1):110. ► https://doi.org/10.1186/s13054-016-1282-9

Wiegmann DA, ElBardissi AW, Dearani JA, Daly RC, Sundt TM (2007) Disruptions in surgical flow and their relationship to surgical errors: an exploratory investigation. Surgery 142(5):658–665

Ethische Fragen am Lebensende

Hans Anton Adams

T. Koch, A. R. Heller, J.-C. Schewe (Hrsg.), *Medizinische Einsatzteams*,
https://doi.org/10.1007/978-3-662-58294-7_17

17.1 Einleitung

Ethische Fragen am Lebensende stellen sich in der Klinik vor allem den Mitarbeitern auf der Intensivstation, aber auch den Angehörigen eines Reanimationsteams oder MET, während der präklinisch tätige Notarzt vor allem in den Alten- und Pflegeeinrichtungen mit entsprechenden Problemen konfrontiert wird. Klinisch wie präklinisch gibt es dann immer wieder Situationen, die schnelle und weitreichende Entscheidungen erfordern: intubieren oder nicht intubieren, Reanimation oder keine Reanimation? Dann ist es wichtig, sich vorab mit Fragen wie Therapiebegrenzung oder Therapieabbruch befasst und sich selbst eine Basis geschaffen zu haben, die mit den Jahren und wachsender Erfahrung an Festigkeit gewinnt. Darüber hinaus sind die Vorgesetzten aller Bereiche und Berufsgruppen aufgefordert, ihre eigenen Erfahrungen weiterzugeben und ein Vorbild zu sein.

Nachfolgend werden die grundsätzlichen Aspekte, der rechtliche Rahmen, das praktische Vorgehen und die interreligiösen Aspekte im Zusammenhang mit ethischen Fragen am Lebensende dargestellt.

17.2 Grundsätzliche Aspekte

17.2.1 Arzt und Mediziner

Was unterscheidet den Arzt vom Mediziner? Der wahre Arzt wendet sich dem Patienten – von lateinisch patiens = erduldend, erleidend – ganzheitlich zu und wächst damit über den bloßen Mediziner hinaus (Adams 2015).

17

In der (Muster-)Berufsordnung für die in Deutschland tätigen Ärztinnen und Ärzte (MBO-Ä) finden sich folgende Vorgaben (Bundesärztekammer 2015):

> Aufgabe der Ärztinnen und Ärzte ist es, das Leben zu erhalten …, Leiden zu lindern, Sterbenden Beistand zu leisten … Ärztinnen und Ärzte üben ihren Beruf nach ihrem Gewissen, den Geboten der ärztlichen Ethik und der Menschlichkeit aus … Sie haben dabei ihr ärztliches Handeln am Wohl der Patientinnen und Patienten auszurichten …

17.2.2 Ethik als Begriff und Forderung

Gegenstand der **Ethik** – von griechisch éthos = Sitte, Brauch – ist das sittlich gebotene Wollen und Handeln des Menschen. Im europäischen Kulturkreis gilt **Sokrates von Athen** (um 400 v. Chr.) als erster Tugendethiker. Sokrates war Zeitgenosse des griechischen Arztes **Hippokrates von Kos,** des Stammvaters der abendländischen Medizin, auf den der gleichnamige Eid zurückgeht – sodass Medizin und Ethik, obwohl die beiden Stammväter sich nicht kannten, in derselben Periode wurzeln.

Bei ethischen Fragen am Krankenbett und am Lebensende geht es nicht um die theoretische Diskussion abstrakter Begriffe wie Gleichheit und Gerechtigkeit, sondern um das sittlich gebotene Handeln in der konkreten Situation. Dabei darf nicht vergessen werden, dass Ethik – als Sitte und Brauch – offensichtlich eine **zeitliche, ethnische und religiöse Dimension** besitzt, worüber im interreligiösen Zusammenhang noch zu sprechen sein wird.

Die Frage „Wer oder was sagt uns, wie wir handeln sollen?", muss jeder für sich klären und sich bewusst sein, dass auch das vielzitierte persönliche **Gewissen** einer Orientierung, z. B. in der Religion, bedarf – ein „gutes Gewissen" kann auch auf Bequemlichkeit, Verdrängung oder gar Fehlsteuerung beruhen. Die Vergötzung der **persönlichen Autonomie** auch des Arztes führt nur zu leicht zu Hedonismus oder auch Zynismus, was beides einem guten Arzt nicht ansteht.

17.2.3 Das allgemeine Therapieziel

Der Arzt soll Leben erhalten, Leiden lindern und, wo es geboten ist, Sterbenden Beistand leisten. Das Wohl des Patienten ist die allgemeine Leitlinie, was regelmäßig – jedoch nicht immer – bedeutet, die Option für das Leben zu erhalten.

Zu den schwierigsten ethischen Fragen zählt die Frage nach dem eigentlichen Ziel der Reanimation und anderer lebenserhaltender Maßnahmen, die wie folgt beantwortet werden kann (Adams 2015):

Das Ziel der Reanimation und aller notfall- und intensivmedizinischen Maßnahmen ist das selbstbewusste und möglichst auch selbstbestimmte Leben des Patienten.

Die Selbstbestimmung ist hier abgeschwächt, weil sie bei Erkrankungen wie der amyotrophen Lateralsklerose bis zur völligen Hilflosigkeit schwinden kann, während das „Sich-seiner-selbst-bewusst-Sein" auch dann noch erhalten bleibt. Die obige Position wird auch moraltheologisch unterstützt (Schockenhoff 2013):

» Wenn eine Behandlung nicht mehr der Wiederherstellung der Gesundheit oder wenigstens der ansatzweisen Erhaltung der Kommunikationsfähigkeit und eines bewusst erlebten personalen Eigendaseins des Patienten dient, ist ihre Weiterführung nicht mehr zu rechtfertigen.

17.2.4 Therapiebegrenzung und Therapieabbruch

Die Fragen nach Therapiebegrenzung und Therapieabbruch sind alt und begleiten vor allem den Intensivmediziner seit Jahrzehnten (Haid 1958). Papst Pius XII. hat darauf unverändert gültige Antworten gegeben, die nicht zwingend christlichen Glauben, aber die vernunftgemäße Betrachtung im Sinne des Naturrechts voraussetzen (Kasten).

Antworten von Papst Pius XII. (kursiv) auf Fragen des Innsbrucker Anästhesisten Bruno Haid (Haid 1958)

Ist die Anwendung betäubender Mittel erlaubt für Sterbende oder für Kranke in Todesgefahr …? Kann man von ihnen Gebrauch machen, selbst wenn die Abschwächung des Schmerzes wahrscheinlich mit einer Abkürzung des Lebens verbunden ist?

Wenn keine anderen Mittel vorhanden sind und wenn es in den gegebenen Umständen die Erfüllung anderer religiöser und sittlicher Pflichten nicht hindert: Ja.

Hat der Anaesthesist das Recht oder sogar die Verpflichtung, in allen Fällen tiefer Bewußtlosigkeit, auch in solchen, die nach dem Urteil eines sachkundigen Arztes hoffnungslos sind, von den neuzeitlichen Geräten für künstliche Atmung – selbst gegen den Willen der Familie – Gebrauch zu machen?

Für die gewöhnlichen Fälle wird man zugeben, daß der Anaesthesist das Recht hat, so zu handeln; daß er aber nicht dazu verpflichtet ist …

Kann der Arzt das Atemgerät entfernen, bevor der Kreislauf endgültig zum Stillstand kommt? – Darf er das wenigstens dann, wenn der Kranke bereits die Heilige Ölung empfangen hat?

Wie Wir schon darlegten, ist der erste Teil dieser Frage zu bejahen. Wenn die Heilige Ölung noch nicht gespendet wurde, versuche man die Atemtätigkeit noch zu verlängern, bis es geschehen ist.

Danach ist eine Schmerztherapie um den Preis der Lebensverkürzung ebenso erlaubt wie die Unterlassung oder Beendigung einer Beatmung. Eine Verlängerung der Beatmung kann bei analoger Betrachtung nicht nur bis zum Empfang der Krankensalbung erfolgen, sondern auch mit der Intention, anreisenden Angehörigen noch die Gelegenheit zum Abschied zu geben.

In diesem Zusammenhang geht es häufig um den Begriff **Lebensqualität** und damit um die **Wertung der Lebensumstände.** Der gern gebrauchte Begriff „lebenswert" impliziert jedoch den Gegenbegriff „lebensunwert" – auch wenn Aussagen wie „es war ja auch nicht mehr erträglich und lebenswert" manchmal nur der eigenen Beruhigung oder der von Angehörigen dienen.

Beginnend in den Niederlanden im Jahr 2001 und danach in Belgien und Luxemburg ist die **aktive Sterbehilfe,** die bewusste Tötung eines Kranken, unter bestimmten Bedingungen gesetzlich erlaubt. Grundlage ist das Recht auf Selbstbestimmung und der Wunsch nach dem „schönen Sterben", der Euthanasie. Dabei ist es aber nicht geblieben; inzwischen werden nicht nur Kinder, sondern auch Demenzkranke und psychiatrische Patienten aktiv zu Tode gebracht – die Tendenz zur Verselbstständigung, auch über mobile Teams und eine eigene Sterbeklinik, ist unverkennbar (Klinkhammer 2012).

Der Wunsch nach dem „schönen Sterben" ist nur zu verständlich und hat viele Seiten. Wer will nicht sanft entschlafen – aber soll es plötzlich sein, oder soll noch Zeit zur Besinnung und zum Abschied bleiben? Wie weit kann und darf der Mensch hier entscheiden? Wer einmal das langsame, quälende Sterben eines Menschen erlebt hat, hat auch das „schnelle Ende" herbeigesehnt. Dass Menschen unter unerträglichen Schmerzen leiden und sterben, kann mit den Mitteln der Palliativmedizin regelmäßig vermieden werden. Was aber nicht vermieden werden kann, ist die oft bittere Konfrontation mit dem Leid – womit die westliche (Spaß-)Gesellschaft immer weniger zurechtkommt und das doch unvermeidliche Leid immer häufiger verdrängt.

> **Sich das Leid aus den Augen und vom Halse zu schaffen, darf nicht zur Leitschnur ärztlichen Handelns werden – es muss, wenn unvermeidbar, ausgehalten werden.**

17.3 Der rechtliche Rahmen

Der Rechtsrahmen zu den Entscheidungen am Lebensende ist in Deutschland wie folgt gesetzt:

- Die **aktive Sterbehilfe** oder Tötung auf Verlangen ist nach § 216 Strafgesetzbuch (StGB) mit Freiheitsstrafe bedroht.
- Die **passive Sterbehilfe** oder Sterbenlassen bzw. Hilfe im Sterben ist nicht strafbedroht und damit grundsätzlich erlaubt.
- Die **Beihilfe zum Suizid** ist nach § 217 StGB mit Freiheits- oder Geldstrafe bedroht, sofern sie geschäftsmäßig erfolgt. Straffrei bleibt, wer nicht geschäftsmäßig handelt **und** entweder Angehöriger ist oder dem Patienten nahesteht.
- Das Bundesverwaltungsgericht hat mit Urteil vom 2. März 2017 (BVerwG 3 C 19.15) unter Hinweis auf das allgemeine Persönlichkeitsrecht entschieden, dass der Erwerb eines Betäubungsmittels zum Zweck der Selbsttötung zwar grundsätzlich nicht erlaubnisfähig, aber ausnahmsweise möglich ist, wenn sich der suizidwillige Erwerber wegen einer schweren und unheilbaren Erkrankung in einer **extremen Notlage** befindet. Konsequenzen für die klinische Praxis sind derzeit nicht erkennbar.
- Rechtsgrundlage der **Patientenverfügung** ist § 1901a des Bürgerlichen Gesetzbuches (Drittes Gesetz zur Änderung des Betreuungsrechts vom 29.07.2009). In der Patientenverfügung willigt ein einwilligungsfähiger Volljähriger für den Fall seiner Einwilligungsunfähigkeit schriftlich ein, ob bestimmte medizinische

Maßnahmen erfolgen dürfen oder zu unterlassen sind. Im Rahmen einer **Vorsorgeverfügung** oder **Vorsorgevollmacht** kann ein **Betreuer** bestimmt werden, der für die Umsetzung zu sorgen hat. Eine Patientenverfügung kann jederzeit formlos widerrufen werden und ist unabhängig von Art und Stadium einer Erkrankung. Bei fehlender schriftlicher Fixierung ist für den Arzt und den Betreuer der **mutmaßliche Wille** des Patienten entscheidend.

- Der Bundesgerichtshof (BGH) hat mit Beschluss vom 8. Februar 2017 (XII ZB 604/15) die Anforderungen an eine Patientenverfügung präzisiert. Danach entfaltet diese nur dann unmittelbare Bindungswirkung, wenn sie neben den Erklärungen zu den ärztlichen Maßnahmen auch erkennen lässt, dass sie in der konkreten Behandlungssituation gelten soll. Die schriftliche Äußerung, dass „lebensverlängernde Maßnahmen unterbleiben" sollen, enthält für sich genommen nicht die konkrete Behandlungsentscheidung des Betroffenen.

Das breit diskutierte o. g. Urteil des BGH ändert im Kern kaum etwas an der geübten Praxis. Pauschale Forderungen nach der Unterlassung lebensverlängernder Maßnahmen sind in der Tat potenziell gefährlich, würden sie – wörtlich genommen – doch die Gabe von Glukose bei bedrohlicher Hypoglykämie verbieten. Andererseits bedeutet dies aber nicht, dass bestimmte Maßnahmen explizit eingefordert und aufgelistet werden müssen – so ist die indizierte Gabe eines Analgetikums selbstverständliche ärztliche Pflicht und muss nicht erwähnt werden.

Für den Arzt sind weitere Vorgaben relevant. So lautet § 16 „Beistand für Sterbende" der MBO-Ä (Bundesärztekammer 2015):

» Ärztinnen und Ärzte haben Sterbenden unter Wahrung ihrer Würde und unter Achtung ihres Willens beizustehen. Es ist ihnen verboten, Patientinnen und Patienten auf deren Verlangen zu töten. Sie dürfen keine Hilfe zur Selbsttötung leisten.

Darüber hinaus sind die „Grundsätze der Bundesärztekammer zur ärztlichen Sterbebegleitung" (Bundesärztekammer 2011) maßgeblich, wo es in der Präambel heißt:

» Die ärztliche Verpflichtung zur Lebenserhaltung besteht daher nicht unter allen Umständen … Es gibt Situationen, in denen sonst angemessene Diagnostik und Therapieverfahren nicht mehr angezeigt und Begrenzungen geboten sind. Dann tritt eine palliativmedizinische Versorgung in den Vordergrund … Unabhängig von anderen Zielen der medizinischen Behandlung hat der Arzt in jedem Fall für eine Basisbetreuung zu sorgen. Dazu gehören u. a. menschenwürdige Unterbringung, Zuwendung, Körperpflege, Lindern von Schmerzen, Atemnot und Übelkeit sowie Stillen von Hunger und Durst … Art und Ausmaß einer Behandlung sind gemäß der medizinischen Indikation vom Arzt zu verantworten. Er muss dabei den Willen des Patienten achten. Bei seiner Entscheidungsfindung soll der Arzt mit ärztlichen und pflegenden Mitarbeitern einen Konsens suchen … Ein offensichtlicher Sterbevorgang soll nicht durch lebenserhaltende Therapien künstlich in die Länge gezogen werden. Darüber hinaus darf das Sterben durch Unterlassen, Begrenzen oder Beenden einer begonnenen medizinischen Behandlung ermöglicht werden, wenn dies dem Willen des Patienten entspricht.

Dazu ist anzumerken:

- Der Passus „Art und Ausmaß einer Behandlung sind gemäß der medizinischen Indikation vom Arzt zu verantworten" wird oft überlesen – in der Konsequenz bedeutet er, dass weder Patient noch Betreuer oder Angehörige eine aus ärztlicher Sicht nicht indizierte Therapie verlangen können.

- Weiter ist der Wille des Patienten sicher grundsätzlich, jedoch nicht unter **allen** Umständen zu achten; so kann sich der Arzt nach reiflicher Überlegung im Einzelfall entschließen, eine **aussichtsreiche** Therapie auch gegen den Willen von Betreuer oder Angehörigen fortzusetzen.
- Darüber hinaus ist der Konsens mit ärztlichen und pflegerischen Mitarbeitern eher ein **Muss** statt ein **Soll,** und die in der Präambel fehlende, im Haupttext aber erwähnte Einbeziehung von „Angehörige(n) und sonstige Vertrauenspersonen" ist unverzichtbar.

Für den Umgang mit einer **Patientenverfügung** gilt weiter eine Empfehlung, die in ausdrücklicher Anerkennung des Rechts eines jeden Menschen auf Selbstbestimmung festhält (Bundesärztekammer 2013):

> » In Notfallsituationen, in denen der Wille des Patienten nicht bekannt ist und für die Ermittlung individueller Umstände keine Zeit bleibt, ist die medizinisch indizierte Behandlung einzuleiten, die im Zweifel auf die Erhaltung des Lebens gerichtet ist.

Die Patientenverfügung des Autors ist im Kasten dargestellt.

Die persönliche Patientenverfügung des Autors

Für den Fall, dass ich nicht mehr in der Lage bin, meinen Willen persönlich zu äußern, treffe ich folgende

Vorsorgevollmacht in Gesundheits- und Aufenthaltsangelegenheiten

und

Betreuungsverfügung:

Vertrauenspersonen bzw. gesetzliche Vertreter sollen sein

- mein Ehegatte … sowie
- unsere Kinder …

Diese sollen gemeinsam entscheiden, wobei die Letztentscheidung beim Ehegatten liegt.

Ziel der medizinischen Versorgung soll meine Rückkehr in ein selbstbewusstes und möglichst auch selbstbestimmtes Leben sein. Wenn dieses Ziel nach sorgfältiger Bewertung nicht mehr erreichbar erscheint, soll auf **alle lebenserhaltenden und lebensverlängernden** Maßnahmen verzichtet werden.[1]

Ich wünsche ausdrücklich den geistlichen Beistand durch einen katholischen Priester und die Sterbesakramente.

17.4 Das praktische Vorgehen

17.4.1 Die Patientenverfügung

> **Eine Patientenverfügung ist kritisch zu würdigen. Es kann sein, dass der Patient sie nachträglich verwirft – unterlassene ärztliche Hilfe beraubt ihn dieser Möglichkeit.**

Die Patientenverfügung ist kein Allheilmittel; sie bezieht sich auf die aus Patientensicht erwartbare Lebensqualität und nimmt damit eine Vorabbewertung der Situation vor. Eine scheinbare, fachlich aber unhaltbare Präzision (z. B. Prozentangabe für den Behandlungserfolg) ist ebenso abzulehnen wie der leichtfertige Ausschluss von Behandlungsoptionen. Letztlich kann die Lage nur vom Betroffenen selbst **in der präsenten Situation** und weder im Vorhinein noch von anderen bewertet werden.

Zur kritischen Würdigung der Patientenverfügung gehört auch, dass der erklärte Wille des Patienten – etwa gegen eine Transfusion bei Zeugen Jehovas – nicht zum Gewissens-

1 Eine alternative Formulierung wäre: „… soll auf alle Maßnahmen verzichtet werden, die mich am Sterben hindern."

maßstab des Arztes gemacht werden darf. Hier wird manchmal im Sinne eines „Befehlsnotstandes" argumentiert – eine **persönliche Gewissensentscheidung** kann aber weder von anderen übernommen noch auf andere abgewälzt werden.

> **Der Patientenwillen ist rechtzeitig zu ermitteln, sodass – nach Möglichkeit gemeinsam mit dem Patienten – vorausschauende Entscheidungen bedacht und getroffen werden können.**

Im Idealfall liegt bei Behandlungsbeginn eine taugliche Patientenverfügung vor, oder der Patientenwille wird im Rahmen des ohnehin erforderlichen Aufklärungsgesprächs ermittelt. Hier ist Gelegenheit, taktvoll auch auf die letzten Konsequenzen einer intensivmedizinischen Therapie usw. einzugehen, was jedoch nicht von allen Patienten gewünscht und manchmal auch vom Arzt nur ungern oder nicht artikuliert wird – und allzu düstere Bilder sind ohnehin nicht hilfreich. In der Verantwortung stehen zuerst die Ärzte des behandelnden Fachgebiets. Die Mitglieder eines MET, obwohl sie dezidiert präventiv tätig sein sollen, können sich hier nur im Einzelfall einschalten.

17.4.2 Änderung des Therapieziels und Entscheidungsfindung im Team

Die eigentlichen ethischen Fragen stellen sich in der Klinik dann typischerweise auf der Intensivstation, wo der Patient seinen Willen häufig nicht mehr äußern kann und der Betreuer oder Angehörige eingebunden werden müssen, um ggf. den mutmaßlichen Willen des Patienten in einer so nicht vorhergesehenen Situation zu ergründen. Dann sind nicht nur die für das Grundleiden zuständigen Ärzte, sondern auch zusätzliche Intensivmediziner und die Pflegekräfte betroffen, die vertrauensvoll zusammenarbeiten müssen.

> **Ausgangspunkt aller Überlegungen ist die nach menschlichem Ermessen sichere Hoffnungslosigkeit der weiteren Behandlung.**

Dies allein wäre kein Grund, die Behandlung zu begrenzen oder zu beenden, sofern sie – abgesehen vom Willen des Patienten bzw. des Betreuers oder der Angehörigen – denn „schadlos" fortzusetzen wäre. Dies ist aber aus drei Gründen nicht der Fall:

- Niemand weiß, was ein Patient in vermeintlich noch so tiefer Bewusstlosigkeit bis hin zur unmittelbaren Todesnähe empfindet. Es können zumindest Gefühle wie „geliebt" oder „ungeliebt", „geborgen" oder „ungeborgen" erhalten sein, und damit wohl auch ein Rest von Schmerz und Leid. Es ist daher zutiefst menschlich, einen solchen Patienten „gehen zu lassen" – und ihn, wenn die Zeit denn gekommen ist, nicht daran zu hindern.
- Darüber hinaus ist es insbesondere für die Pflegekräfte, aber auch die Ärzte, leidvoll und manchmal unerträglich, einen Menschen ohne Perspektive auf Heilung zu versorgen – was auch für die Angehörigen gelten kann.
- Letztlich müssen auch die begrenzten personellen und materiellen Mittel im Gesundheitswesen verantwortlich eingesetzt werden.

Eine **nach menschlichem Ermessen** sichere Hoffnungslosigkeit ist nicht mit völliger Sicherheit gleichzusetzen – der Mensch kann irren. Umso wichtiger ist es, dass alle Beteiligten in ihrer Bewertung **einig** sind. Dazu muss zunächst ein medizinischer Konsens erreicht werden, wobei auf die besondere Situation der Berufsgruppen und Fachrichtungen zu achten ist.

- Vielfach erkennen die Pflegekräfte, die ja über Stunden am Bett des Patienten stehen, zuerst die Hoffnungslosigkeit der Situation.
- Es folgen die Intensivmediziner mit engem und anhaltendem Patientenkontakt.

- In der operativen Intensivmedizin folgen die Operateure, die vor dem Eingriff vielleicht nur kurz mit dem Patienten gesprochen, ihn aufgeklärt und operiert, danach aber nur noch bei der Visite gesehen haben. Ihre emotionale Bindung an den Patienten ist oft besonders hoch, wobei zwischen Elektiv- und Notfalleingriffen zu unterscheiden ist. Ein Operateur, der einen unausweichlichen Notfalleingriff vornehmen muss, ist in einer anderen Lage als ein Operateur, dessen Patient nach einem Wahleingriff in eine lebensbedrohliche Situation gerät – hat er doch regelmäßig zum Eingriff geraten und damit besondere Verantwortung auf sich genommen.
- Nicht zuletzt geht es um die spezielle Persönlichkeitsstruktur des Einzelnen, da auch der notorisch zaudernde oder zum Widerspruch neigende Mitarbeiter – sei es im ärztlichen oder pflegerischen Bereich – mitgenommen werden muss.
- Bei der Entscheidungsfindung muss daher vor allem jeder unnötige Zeitdruck vermieden und jedem die Gelegenheit gegeben werden, mit sich ins Reine zu kommen. Eine klinische Ethikkommission kann, sofern alle einverstanden sind, im Einzelfall unterstützend wirken.

17.4.3 Das Angehörigengespräch und die Umsetzung der Entscheidung

17

> **Es darf niemals auch nur der Anschein entstehen, dass ein Angehöriger über Tod oder Leben des Patienten entscheiden soll.**

Die ärztliche Verantwortung darf nicht abgeschoben werden; das Angehörigengespräch muss daher mit eindeutiger Zielrichtung erfolgen. Formulierungen wie „Das wünsche ich mir auch für mich“ oder „Bei meiner Mutter würde ich es genauso machen“ können hilfreich sein.

Nach dem Angehörigengespräch (in abgeschirmter Umgebung und ruhiger Atmosphäre) müssen die Angehörigen Gelegenheit zum Abschiednehmen erhalten. Manchmal verzichten sie darauf, was zu respektieren ist. Die Angehörigen sollen bestärkt werden, mit dem Patienten so zu sprechen, als ob er wach sei, und ihn auch zu berühren, da eine vertraute Stimme oder eine Berührung den Patienten vielleicht noch erreichen **(emotionale Nähe)**. Gutes Zureden, ein tröstendes Wort oder das Halten der Hand sind aber auch Ärzten und Pflegekräften erlaubt. Ansonsten gilt, dass bei der Visite usw. alle Gespräche **über** – nicht **mit** – dem Patienten im Krankenzimmer zu unterlassen sind, auch wenn der Patient noch so tief bewusstlos erscheint.

17.4.4 Kommunikation von Entscheidungen

Einmal getroffene Entscheidungen müssen kommuniziert werden:

- Damit wird verhindert, dass junge Mitarbeiter z. B. in der Nacht vor einer Reanimationssituation stehen und dann „alles gemacht haben“ – dies vielleicht nicht nur gegen den Willen des Patienten, sondern auch um den Preis von zusätzlichem Leid.
- Bei allem Streben nach Rechtssicherheit ist es nicht zwingend geboten, Entscheidungen mittels Formular abzuleiten und zu dokumentieren (Neitzke et al. 2017) – ein Eintrag in der Patientenakte ist dagegen grundsätzlich zu empfehlen.
- Falls nicht schon vorab geschehen, sind die Mitglieder eines MET oder eines Reanimationsteams entsprechend zu unterrichten.

17.5 Interreligiöse Aspekte

Nach Angaben der Forschungsgruppe Weltanschauungen in Deutschland waren im Jahr 2016 (Forschungsgruppe Weltanschauungen in Deutschland 2018) 37,0 % der Bevölkerung konfessionslos. Der römisch-katholischen Kirche gehörten 28,2 % und einer evangelischen Kirche 26,0 % an. Der Anteil der Muslime betrug 5,0 %, sonstigen Religionsgemeinschaften gehörten 3,9 % an (darunter 0,1 % dem Judentum). Die Konfessionslosen bilden damit zwar die größte Einzelgruppe, die christlichen Konfessionen sind aber zusammen noch in der Mehrheit. Über die tatsächliche innere Einstellung eines Menschen ist damit jedoch wenig gesagt.

Der *Deutsche Ethikrat* argumentiert grundsätzlich auf pluralistisch-profaner, humanistischer Basis im Sinne der menschlichen Autonomie.

Für das **Christentum** betonen Vertreter wie Joachim Meisner (Meisner 2015) und Horst Hirschler (Hirschler 2015), dass die legitime Eigenständigkeit des Menschen von Gottes Wille und Gnade umfasst wird, die sie tragen, ihr aber auch Grenzen setzen. Im Hinblick auf Therapiebegrenzung und auch Therapieabbruch sind die genannten Vertreter der großen Konfessionen grundsätzlich einig und stimmen insgesamt mit dem Tenor dieses Beitrags überein (Adams 2015). Eine christliche Grundhaltung wird in vielen Einrichtungen in der täglichen Zusammenarbeit von Klinikseelsorgern, Ärzten und Pflegekräften erkennbar, wobei deren Sorge um das seelische oder spirituelle Heil nicht auf Christen beschränkt bleibt. Im Umgang mit den Gläubigen anderer Religionen sind aber einige Besonderheiten zu beachten.

Zum **Judentum** führt Jonas Sievers (Sievers 2015) aus, dass sich die verschiedenen Strömungen der Halacha – des jüdischen Rechts – über den unbegrenzten Wert des geborenen menschlichen Lebens einig sind. Die teilweise geäußerte Pflicht, jedes Leben unter allen Umständen zu verlängern, gilt aber nicht mehr als Mehrheitsmeinung. Der Mensch ist nicht Eigentümer seines Körpers und Lebens, sondern bestenfalls Besitzer desselben, und es obliegt ihm, das damit verbundene Leben zu hegen und zu pflegen. Damit ist aber nicht die Pflicht zur Lebenserhaltung um jeden Preis verbunden; eine Analgesie um den Preis der Lebensverkürzung und zumindest das Unterlassen von weiteren intensivmedizinischen Maßnahmen sind nach individueller Abwägung mit den Betroffenen nicht a priori unmöglich.

Insgesamt ist im Judentum eine deutlich größere Distanz zu Therapiebegrenzung und Therapieabbruch erkennbar als im Christentum.

Ilhan Ilkilic und Mahide Bolahatoglu (2015) betonen, dass im **Islam** das Sterben – wie im Christentum – nicht das absolute Ende des Menschen, sondern das Tor vom Diesseits zum Jenseits ist, wo der Mensch den Lohn für seine Handlungen im Diesseits erhält. Der islamische Grundgedanke, der den Körper des Menschen ebenfalls nicht als Eigentum, sondern als von Gott anvertraute Gabe versteht, schließt Suizid und aktive Sterbehilfe kategorisch aus. Zur passiven Sterbehilfe werden unterschiedliche Positionen vertreten. Die Spanne reicht von der Pflicht zur Lebensrettung und Lebensverlängerung mit Verschiebung des Todeszeitpunkts auch in aussichtslosen Situationen bis hin zu einer Position, die an der Heiligkeit des Lebens festhält, aber die Grenzen menschlichen Handelns bei einem unvermeidlichen Tod und den Verzicht auf medizinische Maßnahmen anerkennt. Ganz besondere Bedeutung kommt im Islam aber dem letzten Besuch, der Begleitung im Sterben und den anschließenden Ritualen zu.

Die Position des Islam bezüglich der Therapiebegrenzung entspricht zumindest in Teilen der christlichen Bewertung. Für die letzte Lebensphase und den Tod gelten besondere Rituale, die im Umgang mit den Angehörigen zu beachten sind.

Das konkrete Vorgehen im Umgang mit religiösen wie areligiösen Menschen wird aber von den dargestellten Besonderheiten im Kern kaum berührt – im Vordergrund steht immer die menschliche Zuwendung von Ärzten und Pflegekräften, die bis auf ganz wenige Ausnahmen einen Zugang ermöglichen wird.

Literatur

Adams HA (2015) Von den letzten Dingen. Leid, Sterben und Leben aus medizinischer und theologischer Sicht. Lehmanns Media, Berlin

Bundesärztekammer (2011) Grundsätze der Bundesärztekammer zur ärztlichen Sterbebegleitung. Deutsches Ärzteblatt 108:A346–A348

Bundesärztekammer (2013) Empfehlungen der Bundesärztekammer und der Zentralen Ethikkommission bei der Bundesärztekammer. Umgang mit Vorsorgevollmacht und Patientenverfügung in der ärztlichen Praxis. Deutsches Ärzteblatt 110:A1580–A1585

Bundesärztekammer (2015) (Muster-)Berufsordnung für die in Deutschland tätigen Ärztinnen und Ärzte – MBO-Ä 1997 – in der Fassung des Beschlusses des 118. Deutschen Ärztetages 2015 in Frankfurt a. M.

Forschungsgruppe Weltanschauungen in Deutschland (2018) Religionszugehörigkeiten in Deutschland 2017. ► https://fowid.de/meldung/religionszugehoerigkeiten-deutschland-2017. Zugegriffen: 7. Dez. 2018

Haid B (1958) Religiös-sittliche Fragen betreffend die Wiederbelebung (Resuscitation, Reanimation). Der Anaesthesist 7:241–244

Hirschler DH (2015) Eine theologische Betrachtung aus evangelisch-lutherischer Sicht. In: Adams HA (Hrsg) Von den letzten Dingen. Leid, Sterben und Leben aus medizinischer und theologischer Sicht. Lehmanns Media, Berlin, S 189–196

Ilkilic I, Bolahatoglu M (2015) Sterben und Tod in der islamischen Geistestradition und muslimischen Glaubenspraxis. In: Adams HA (Hrsg) Von den letzten Dingen. Leid, Sterben und Leben aus medizinischer und theologischer Sicht. Lehmanns Media, Berlin, S 207–226

Klinkhammer G (2012) Sterbehilfe in den Niederlanden – Tod frei Haus. Deutsches Ärzteblatt 109:A341

Meisner J (2015) Geleitwort – Joachim Kardinal Meiser. In: Adams HA (Hrsg) Von den letzten Dingen. Leid, Sterben und Leben aus medizinischer und theologischer Sicht. Lehmanns Media, Berlin, S 11–13

Neitzke G, Böll B, Burchardi H, Dannenberg K, Duttge G, Erchinger R et al (2017) Dokumentation der Therapiebegrenzung. Empfehlung der Sektion Ethik der Deutschen Interdisziplinären Vereinigung für Intensiv- und Notfallmedizin (DIVI) unter Mitarbeit der Sektion Ethik der Deutschen Gesellschaft für Internistische Intensivmedizin und Notfallmedizin (DGIIN). Med Klin Intensivmed Notfmed 112:527–530

Schockenhoff E (2013) Ethik des Lebens. Grundlagen und neue Herausforderungen. Freiburg, Herder, S 278

Sievers J (2015) Sterbehilfe aus jüdischer Sicht. In: Adams HA (Hrsg) Von den letzten Dingen. Leid, Sterben und Leben aus medizinischer und theologischer Sicht. Lehmanns Media, Berlin, S 197–206

Fallbeispiele aus den verschiedenen Fachgebieten

Inhaltsverzeichnis

Fallbeispiele

Cornelius J. van Beekum, Richard Ellerkmann, Katrin Fritzsche, Andreas Güldner, Axel R. Heller, Felix Lehmann, Stefan Lenkeit, Marissa Michelfelder, Andreas Müller, Anne Osmers, Henryk Pich, Torsten Richter, Jens-Christian Schewe, Tim O. Vilz, Matthias Weise und Sebastian Zimmer

T. Koch, A. R. Heller, J.-C. Schewe (Hrsg.), *Medizinische Einsatzteams*,
https://doi.org/10.1007/978-3-662-58294-7_18

18.1 Nachblutung

Torsten Richter

Endlich ein Stadtbummel nach 3 Wochen Krankenhaus. Nach dem nächsten Wochenende geht es in die Rehabilitationsklinik nahe der kleinen Heimatstadt. Aber dieser Druck im Bauch ist wieder da. Etwas anders, als sie ihn vorher kannte, dumpf und nachhaltig. Nach ihrer Whipple-Operation hatte sie sich so sehr auf diese kleine Einkaufstour mit ihrer Freundin gefreut. Jetzt geht es nicht mehr, ihr ist schlecht, und sie fühlt sich sehr schwach und muss sich setzen. Da sie nicht mehr aufstehen kann, ruft ihre Freundin kurzerhand den Rettungsdienst. Der Notarzt bringt sie in das nächstgelegene Krankenhaus und übergibt die 62-jährige blasse Frau mit der Arbeitsdiagnose „akutes Abdomen". Die klinischen Aufnahmeuntersuchungen lassen einen entzündlichen Prozess im Oberbauch vermuten. Die Kreislaufsituation hat sich innerhalb einer halben Stunde im Krankenhaus gebessert. Die Tachykardie von 120 Schlägen pro Minute konnte durch Volumensubstitution mit kristalloider Lösung und Schmerztherapie auf 90 Schläge pro Minute reduziert werden. Der arterielle Mitteldruck besserte sich von initial 55 auf 70 mmHg. Die Patientin fühlte sich nun noch geschwächt, aber deutlich besser. Sie wurde nach einer Abdomen-CT auf die Allgemeinstation gebracht. Die Stationsschwester gab der Patientin die Aufnahmeformulare zum Ausfüllen.

■ Symptome

Nach 10 min kam die Stationsschwester wieder. Die Aufnahmebögen waren auf dem Boden verteilt. Die Patientin lag blass und mit geschlossenen Augen in ihrem Bett. Die Haut war trocken. Auf Ansprache versuchte sie die Augen zu öffnen, was ihr jedoch nicht gelang. Sie atmete zügig. Auf die Frage, ob sie schlecht Luft bekäme, deutete sie ein Kopfschütteln an. Der periphere Puls war nur mühsam zu ertasten und sehr schnell. Die Krankenschwester bat ihre Kollegin im Nachbarzimmer, den Stationsarzt zu verständigen, einen Notfallkoffer zu holen und das MET zu alarmieren.

■ Alarmierungsgrund

Die rasche Zustandsverschlechterung der Patientin mit einer deutlich reduzierten Bewusstseinslage, blasser und kühler Haut und instabiler Kreislaufsituation führte dazu, dass die Krankenschwester ohne weitere Werteerfassung das MET alarmieren ließ.

■ Eintreffen des MET und Diagnostik

Nach 5 min war das MET vor Ort. Die Krankenschwestern hatten bereits eine Sauerstoffinsufflation angeschlossen und den Notfallkoffer geöffnet. Das MET sah eine tachypnoeische Patientin (AF 28/min) mit freien Atemwegen und flachen Atemexkursionen. Die Rekapillarisierungszeit war um das 3-Fache verlängert und bei der Blässe der Haut schwierig zu beurteilen. Die Sauerstoffsättigung betrug 92 %, die Herzfrequenz 143 Schläge pro Minute. Der letzte gemessene Blutdruckwert am Monitor vor 2 min betrug 80/40 mmHg. Die Patientin war jetzt bewusstlos mit einem GCS von 6. Proximal des i.v. Zugangs zeigte sich eine Schwellung der Haut. Die Infusion aus Vollelektrolytlösung sistierte. Dieser i.v. Zugang war nicht mehr nutzbar und wurde entfernt. Über einen vorhandenen zweiten 20 G-Zugang konnten die Einleitungsmedikamente für die Notfallnarkose appliziert werden. Die Intubation war komplikationslos. Blut ließ sich nicht über diesen i.v. Zugang aspirieren. Die angestrebte Blutgasanalyse aus venösem Blut konnte so nicht durchgeführt werden. Ein Beatmungsbett auf der Intensivstation wurde angemeldet und ein Bettplatz wurde zugesichert.

Der Stationsarzt berichtete dem MET über die stattgehabte Pankreas-OP vor 3 Wochen und dass neben einem Glaukom keine weiteren Vorerkrankungen bestünden. Die Abdomen-CT wäre noch nicht befundet, würde aber gerade vom diensthabenden Chirurgen angesehen. Auffällig war eine neu aufgetretene deutlich gewölbte und feste Bauchdecke. Die Laborwerte aus der Aufnahme zeigten eine geringfügige Leukozytose und Anämie.

▪ Maßnahmen

Über den verbliebenen i.v. Zugang werden 500 ml Vollelektrolytlösung als Druckinfusion appliziert. Die Laufrate ist jedoch bei dem geringen Kanülendurchmesser unbefriedigend. Mit einem Vasopressor (Akrinor®) ließ sich der Blutdruck auf 90/45 mmHg anheben. Die Tachykardie schwankte zwischen Werten von 130 und 140 Schlägen pro Minute. Im EKG waren keine Anhaltspunkte für kardial bedingte Defizite erkennbar. Das Ultraschallgerät für eine Abdomenultraschalluntersuchung war momentan nicht verfügbar. Der Arzt des MET dachte an die fehlenden Labordaten zur Bestätigung der Verdachtsdiagnose „hämorrhagischer Schock" und auch an die niedrige Flussrate des zu substituierenden Volumens. Daher versuchte er unter Mehrfachpunktionen, einen großlumigen peripheren venösen Zugang zu legen und ließ nach der diensthabenden Oberärztin der Anästhesie rufen.

Mittlerweile war der Stationsarzt der Intensivstation bei der Patientin auf der Station eingetroffen, um sich vor Ort ein Bild von der Situation und dem zu erwartenden Neuzugang zu machen. Die Kreislaufsituation war unverändert. Die Sauerstoffsättigung betrug 99 %.

Die Etablierung eines weiteren venösen Zuganges gelang auch nach der Punktion der linken V. jugularis externa nicht. Die eintreffende Oberärztin wurde nun nach einem kurzen Bericht gebeten, den venösen Zugang in der rechten Jugularvene zu platzieren. Sie entschied sich jedoch für die sofortige Verlegung auf die nah gelegene Intensivstation, um mit Hilfe der dort vorhandenen Ausstattung schnellstmöglich zentrale Zugänge zu etablieren und die Volumensubstitution zu intensivieren. Bei der Verdachtsdiagnose einer akuten intraabdominellen Blutung hatte sie zunächst noch überlegt, sofort in den OP zu fahren. Doch es gab derzeit keinen freien OP-Saal. Sie bat den anwesenden Stationsarzt der Intensivstation, so rasch wie möglich Blutkonserven und Frischplasmen anzufordern und die Vorbereitungen für eine Massivtransfusion zu treffen.

▪ Verlauf und Outcome

Auf der Station angekommen, wurden sonographisch gestützt zwei zentrale großlumige Zugänge und eine arterielle Blutdruckmessung angelegt. Die sofortige Massivtransfusion und Volumensubstitution konnte die Kreislaufsituation nicht wesentlich verbessern. Die sonographische Untersuchung bestätigte den Verdacht an reichlich vorhandener intraabdomineller freier Flüssigkeit, die in der mittlerweile vorliegenden befundeten CT wegen der geringen Ausprägung nur vermutet werden konnte. Aufgrund der zunehmend instabilen Kreislaufsituation unter hochdosierter Katecholamintherapie wurde eine Laparotomie im ITS-Bett durchgeführt. Die durch eine Pankreasfistel verursachte venöse und arterielle Arrosionsblutung hauptsächlich der die Milz versorgenden Gefäße konnte gestillt werden. Es wurden Bauchtücher zur Tamponade belassen. Im weiteren Verlauf wurden die Bauchtücher entfernt und das Arrosionsareal saniert. Die Patientin konnte nach 20 Tagen in ihr Heimatkrankenhaus verlegt werden.

▪ Besonderheiten und Auswertung

In diesem Fall wurde aufgrund der plötzlichen allgemeinen Zustandsverschlechterung der Patientin das MET verständigt. Aus Sicht der Krankenschwester war keine Zeit zu verlieren und suffiziente Hilfe zur weiteren Klärung der Situation erforderlich. Dies ist ganz im Sinne der unter dem Begriff „Crew Resource Managment"

(CRM) bekannten Herangehensweise, bei der alle zur Verfügung stehenden personellen und materiellen Mittel sowie Informationen benutzt werden, um kritische Situationen zu meistern (Lauber 1986; Wiener et al. 1993). Das CRM soll besonders im Umfeld der Notaufnahme, im Kreiß- und OP-Saal oder bei Notfall Rettungsteams helfen, sich von der Dynamik einer kritischen Situation nicht überrollen zu lassen und auch unter starkem Stress optimale Entscheidungen zu treffen. Hierzu gibt es mehrere Leitsätze (Gaba et al. 1994) (► Kap. 9), welche auszugsweise genutzt werden sollen, um die hier beschriebene Situation zu bewerten:

- „Antizipiere und plane voraus“: Die Intubation war bei eingeschränkter Bewusstseinslage (GCS 6) erforderlich. Es wurde rechtzeitig das notwendige Intensivbett angemeldet. Es ist nachvollziehbar, dass eine Blutgasanalyse (inkl. Serumglucose) in dieser Situation, bei einer auf der Station unbekannten Patientin, wünschenswert war. Einen hämorrhagischen Schock über den Hämoglobinabfall nachzuweisen wäre bei der hier fehlenden Volumensubstitution jedoch nur von fragwürdigem Erfolg gewesen. So ist die Etablierung eines suffizienten Zuganges folgerichtig, sollte aber in einem adäquaten Zeitraum erfolgen, falls nötig auch unter Verwendung eines intraossären Zuganges.
- „Rufe zeitig nach Hilfe“: Dieser Leitsatz ist sowohl von der Stationsschwester als auch vom MET-Arzt beherzigt worden.
- „Vermeide Fixierungsfehler“, „Verteile die Arbeitsbelastung“, „Kommuniziere effektiv“: Dementsprechend hat die Oberärztin die Lage unter dem Aspekt, wie kann man der Patientin am ehesten unter den gegebenen Umständen schnellstmöglich die nötigen Zugänge und Volumen- sowie Blutsubstitution zukommen lassen, betrachtet und hat dafür die nahe gelegene Intensivstation ausgewählt. Eine Fixierung auf die Etablierung eines i.v. Zuganges vor Ort hatte sie vermieden. Sie hat Vorbereitungen treffen lassen, um unter „Mobilisierung aller verfügbaren Ressourcen für ein optimales Management“ schnellstmöglich und effektiv den Volumenmangel auszugleichen. Dafür hat sie klare Anweisungen gegeben, die auf der Station umgesetzt wurden.

Die Anwendung des CRM in kritischen Situationen lässt sich trainieren. CRM verbessert die Teamarbeit und ermöglicht eine Senkung der Letalität der uns anvertrauten Patienten (Haerkens 2015).

18.2 Ein Skiunfall mit Folgen

Henryk Pich

Ein 45-jähriger Mann zieht sich beim Skifahren im Ausland eine komplexe Sprunggelenksfraktur am rechten Bein zu. Er war bisher gesund, nimmt keine Medikamente ein und ist sportlich aktiv. Ein lokaler Arzt wird nicht aufgesucht, stattdessen fährt ihn seine Frau etwa 300 km im eigenen Fahrzeug ins Heimatkrankenhaus. Noch in der Nacht der Aufnahme wird bei einer starken Schwellung des Gelenks die Indikation zur Anlage eines Fixateurs externe gestellt. Die Narkose wird in Allgemeinanästhesie vorgenommen. Nach 2 h OP-Zeit wird der Patient auf eine periphere Station verlegt. Postoperativ erhält er eine Antikoagulation mit niedermolekularem Heparin in prophylaktischer Dosierung (Enoxaparin 40 mg einmal täglich). Die Mobilisation am nächsten Tag gelingt durch eine insuffiziente Schmerztherapie nur teilweise. Eine patientenkontrollierte Analgesie (PCA) mit Piritramid wird begonnen und verbessert die Situation. Allerdings ist der Patient zunehmend müde und nur eingeschränkt mobil.

■ Symptome

Am 3. postoperativen Tag setzt ein trockener Hustenreiz ein, der von einem unspezifischen Thoraxschmerz links begleitet wird. Beides wird auf den nun abgebrochenen

Winterurlaub geschoben. Beim Sturz auf der Piste war der Patient tatsächlich auf die linke Seite gestürzt.

Im Verlauf vemindern sich die Schmerzsymptome. Die PCA kann reduziert und beendet werden. Der Patient wird zunehmend mobiler und kann physiotherapeutisch beübt werden.

Am Nachmittag des 4. postoperativen Tages kommt es beim Stand vor dem Bett zu einer Synkope. Der Patient verliert kurz das Bewusstsein, klart aber sehr schnell wieder auf, jedoch klagt er sofort über Atemnot. Die Atemfrequenz ist offensichtlich erhöht. Schmerzen werden verneint. Der auf Station anwesende Stationsarzt veranlasst sofort die Messung von Blutdruck und Herzfrequenz. Die Herzfrequenz ist auf 90 pro Minute beschleunigt. Der Blutdruck beträgt 110/60 mmHg. Der Patient ist wach, orientiert und kreislaufstabil.

▪ Alarmierungsgrund

Auffällig ist allerdings eine Tachypnoe von etwa 40 pro Minute. Damit entspricht der Zustand des Patienten einem Alarmierungskriterium (Atemfrequenz über 36/min) für den Einsatz eines MET, das umgehend durch den Stationsarzt telefonisch verständigt wird. In der stattgehabten Synkope wäre im Sinne einer Bewusstlosigkeit ebenfalls ein Alarmierungsgrund zu sehen.

▪ Eintreffen des Teams und Diagnostik

Das MET trifft nach etwa 8 min ein. Die Vigilanz des Patienten hat sich nicht verändert. Eine Tachypnoe ist nach wie vor vorhanden. Auffallend ist eine zunehmende Zentralisation mit marmorierter Haut und verlängerter Rekapillarisierungszeit. In der ersten Messung am neu angeschlossenen Monitor beträgt die Herzfrequenz 110/min und der Blutdruck 90/50 mmHg. Die periphere Sättigung beträgt 90 %. Die Kreislaufsituation wird jetzt als instabil eingeschätzt, ein venöser Zugang gelegt und der Transport auf die Intensivstation vorbereitet.

Folgende Differenzialdiagnosen werden erwogen:

- Lungenarterienembolie
- akutes Koronarsyndrom
- Hypovolämischer Schock
- orthostatische Dysregulation
- zerebrales Geschehen

Noch während der Vorbereitung kommt es zum Bewusstseinsverlust und Atemstillstand, ein Puls ist nicht tastbar. Die vorher bestehende Sinustachykardie ist in eine Breitkomplexbradykardie konvertiert.

▪ Maßnahmen

Das EKG wird als pulslose elektrische Aktivität interpretiert und die kardiopulmonale Reanimation sofort begonnen. Das anwesende pflegerische und ärztliche Stationspersonal wird in die Reanimation konsequent mit eingebunden. Nach Gabe von 1 mg Adrenalin und 4 min Thoraxkompressionen ist ein peripherer Puls schwach tastbar. Parallel dazu kann ein Larynxtubus problemlos platziert und ein Beatmungsgerät angeschlossen werden. Der Blutdruck beträgt 80/50 mmHg und im EKG ist wieder eine Schmalkomplextachykardie von 120/min zu sehen. Nach fraktionierter Adrenalingabe (insgesamt 100 µg) verbleibt die Frequenz bei 120/min bei einem Blutdruck von 110/70 mmHg. Bei anhaltender Bewusstlosigkeit, jedoch sichtbaren Abwehr- und Atembewegungen, wird der Patient mit 10 mg Midazolam i.v. sediert. Es erfolgt der sofortige Transport auf die Intensivstation. Der Überwachungsmonitor bleibt angeschlossen.

Noch auf dem Transport wird durch das MET telefonisch die Durchführung einer Echokardiografie durch die Kardiologen angefordert, die bereits kurz nach Eintreffen auf der Intensivstation (nach Umintubation) transösophageal durchgeführt werden kann. Dort zeigt sich eine massive Funktionseinschränkung des rechten Ventrikels. Es besteht eine höhergradige Trikuspidalklappeninsuffiizienz und eine starke Erhöhung des rechtsventrikulären systolischen Drucks. Echokardiografisch liegen damit typische Zeichen einer fulminanten Lungenembolie vor. Da die kardiopulmonale Situation als weiterhin höchst instabil und die echokardiografischen Befunde als eindeutig eingeschätzt werden, wird auf eine CT-Angiografie der Pulmonalgefäße verzichtet und die Indikation für eine systemische Lysetherapie mit Alteplase gestellt. Die Anlage des Fixateur externe und die gerade erfolgte Reanimation werden im Team kurz diskutiert, jedoch nicht als absolute Kontraindikation betrachtet. Andere Gründe gegen eine Notfalllyse finden sich nicht.

Nach Gabe von initial 10 mg Alteplase in den ersten Minuten gefolgt von weiteren 90 mg über 2 h stabilisiert sich die hämodynamische Situation.

■ Verlauf und Outcome

Die initial notwendigen Katecholamine sind im Verlauf verzichtbar, Blutungskomplikationen am verletzten Bein treten nicht auf. Nach 48 h wird der Patient ohne Hinweis auf ein neurologisches Defizit extubiert. Dopplersonografisch lässt sich ein thrombotischer Verschluss der tiefen Beinvenen nicht mehr nachweisen. Die Umfelddiagnostik ergibt keinen Hinweis auf ein malignes Krankheitsbild als Risikofaktor für eine Lungenembolie. Stattdessen erbringt die genetische Feindiagnostik den Nachweis einer heterozygoten Faktor-V-Leiden-Mutation mit konsekutiver aktivierter Protein-C-Resistenz. Daraufhin erfolgt die Einstellung auf einen direkten Thrombininhibitor. Für die anstehende Frakturversorgung erfolgt ein perioperatives, PTT-gesteuertes Bridging mit unfraktioniertem Heparin.

Nach definitiver osteosynthetischer Frakturversorgung kann der Patient nach 14 Tagen aus dem Krankenhaus entlassen werden. Eine echokardiografische Kontrolluntersuchung zur Entlassung zeigt für das rechte Herz eine normale Pumpfunktion, unauffällige rechtsventrikuläre Druckverhältnisse und einen suffizienten Klappenschluss der Trikuspidalklappe.

■ Besonderheiten und Auswertung

Auch wenn initial keine Reanimationssituation vorlag und mit der orthostatischen Dysregulation eine eher harmlose Differenzialdiagnose zu stellen möglich gewesen wäre, hat der initial versorgende Stationsarzt richtigerweise in der Tachypnoe die Indikation für die Alarmierung des MET gesehen. Damit konnte die Reanimation zwar nicht verhindert, jedoch sofort suffizient behandelt werden. Eine relevante „No flow"-Zeit trat nicht auf. Atemwegssicherung und Medikamentengabe konnten ohne Verzögerung durchgeführt werden.

Die therapeutisch wegweisende Diagnostik in Form der bettseitigen Echokardiografie stand glücklicherweise schnell zur Verfügung und wurde durch das MET vorausschauend organisiert.

Die risikoadaptierte Diagnostik und Therapie waren leitliniengerecht. Eine CT-Angiografie hätte im konkreten Fall keinen zusätzlichen Informationsgewinn gebracht, die Therapie verzögert und den Patienten einem Transportrisiko ausgesetzt.

Das Wissen um die Leitlinien der Diagnostik und Therapie einer fulminanten Lungenembolie in Verbindung mit Kenntnissen zu klinikinternen Strukturen (Von wo ist weiterführende Diagnostik zu bekommen? Welche Möglichkeiten gibt es, Expertenrat einzuholen? Wie ist die Intensivkapazität im Haus verteilt?) sind für einen erfolgreichen MET-Einsatz unabdingbar und bilden die entscheidenden taktischen Vorteile für die Bewältigung innerklinischer Notfälle durch ein MET.

18.3 Aus dem Takt geraten

Sebastian Zimmer

Ein 78-jähriger Mann wurde am späten Nachmittag durch den hausärztlichen Notdienst mit dekompensierter Herzinsuffizienz stationär eingewiesen. Vorbekannt war eine ischämische Kardiomyopathie bei Zustand nach zweimaligem Myokardinfarkt der Vorderwand.

Zuletzt wurden vor 14 Monaten, im Rahmen einer elektiven Koronarangiographie, interventionspflichtige Koronarstenosen bei Eingefäßerkrankung ausgeschlossen. Die Ejektionsfraktion war bei einer Akinesie anterior und apikal auf 38 % reduziert. Es bestand ein langjähriger Diabetes mellitus Typ II und eine chronische Niereninsuffizienz. An kardiovaskulären Risikofaktoren wurden eine arterielle Hypertonie, Hypercholesterinämie, ein aktiver Nikotinabusus und eine Adipositas genannt. Er war seit einer Knie-OP nur reduziert mobil und lebte mit seiner Frau selbstversorgend.

■ Symptome

Seit 3 Tagen beklagte er eine Allgemeinzustandsverschlechterung mit progredienter Schwellung der Unterschenkel, Belastungsdyspnoe und Übelkeit. Angina pectoris habe er keine. Er führte die Beschwerden auf die heißen sommerlichen Temperaturen zurück. Erst auf Drängen der Ehefrau stellte er sich im medizinischen Dienst vor.

Auf der Normalstation erfolgte zunächst die pflegerische Aufnahme. Hier wurde ein Blutdruck von 95/46 mmHg und ein Puls von 47/min dokumentiert. Noch vor dem ärztlichen Erstkontakt alarmierte die Ehefrau das Pflegepersonal, ihr Mann sei kurz weggetreten.

■ Alarmierungsgrund

Der zuständige Pfleger bestätigte die eingeschränkte Bewusstseinslage und alarmierte umgehend das MET. Jede Form der ungeklärten Vigilanzminderung entspricht einem Alarmierungskriterium. Die Hypotonie mit begleitender Bradykardie wäre ebenfalls als ein Alarmierungsgrund bzw. als dringende Indikation für eine ärztliche Konsultation zu sehen.

■ Eintreffen des MET und Diagnostik

Das MET trifft nach etwa 2 min ein. Die Vigilanz des Patienten hat sich nicht verändert. Auf Schmerzreize zieht er die Arme weg, kneift die Augen zusammen und beschwert sich mit ganzen Worten, fällt zwischendurch aber immer wieder in den Stupor zurück. Dies entspricht einer Glasgow-Coma-Scale von 8 Punkten. Ein Puls ist zentral an der A. carotis communis tastbar, aber bradykard und arrhythmisch. In der ersten Messung am neu angeschlossenen Monitor beträgt die Herzfrequenz 32/min und der Blutdruck 72/39 mmHg. Die periphere Sättigung beträgt 95 %. Die Kreislaufsituation wird jetzt als instabil eingeschätzt, weshalb ein venöser Zugang gelegt und der Transport auf die Intensivstation vorbereitet wird.

Im Medikamentenplan vom Hausarzt werden folgende Wirkstoffe aufgeführt: Acetylsalicylsäure, Bisoprolol, Ramipril, Hydrochlorothiazid, Spironolacton, Simvastatin, Metformin, Insulin-glargin, Humaninsulin und Kalium-Brause.

Folgende Differenzialdiagnosen werden erwogen:

- Hypoglykämie
- akutes Koronarsyndrom
- dekompensierte Herzinsuffizienz
- Elektrolytentgleisung
- zerebrales Geschehen

Im Monitor-EKG sind nur intermittierend P-Wellen zu erkennen. Es bestehen Pausen bis 3,5 s, jedoch kein eindeutiger AV-Block. Der Kammerkomplex ist unregelmäßig und verbreitert. ST-Streckenveränderungen sind nicht identifizierbar. Die T-Welle imponiert als erhöht. Echokardiographisch besteht kein Hinweis für ein Perikarderguss oder eine Rechtsherzbelastung. Der linke Ventrikel ist dilatiert, und es zeigt sich ein Aneurysma der Vorderwand. Orientierend besteht kein Verdacht auf ein relevantes Herzklappenvitium. In der venösen Blutgasanalyse zeigt sich ein pH 7,29, pCO_2 46 mmHg, pO_2 61 mmHg, HCO_3- 20 mmol/l, BE −5,4 mmol/l, Hb 12,1 g/dl, Na^+ 141,6 mmol/l, K^+ 7,2 mmol/l, Ca^{++} 1,01 mmol/l, Cl- 104 mmol/l, Glu 277 mg/dl, Laktat 2,94 mmol/l.

Maßnahmen

Die bradykarde Rhythmusstörung und hieraus resultierende Hypotonie werden als Manifestation der Hyperkaliämie interpretiert. Es werden sofort 1000 mg Kalziumglukonat langsam über den peripheren venösen Zugang verabreicht. Nach ca. 2 min stabilisiert sich der Herzrhythmus mit einem Puls von 70/min und der Blutdruck steigt auf 100/50 mmHg. Der Patient klart zunehmend auf. Es folgt der Transport auf die Intensivstation. Hier bestätigt sich die Hyperkaliämie in einer zweiten Blutgasanalyse. Es wird ein zentraler Venenzugang sowie eine arterielle Kanüle zur invasiven Blutdruckmessung angelegt.

Für eine schnelle Senkung des Kaliumspiegels durch Umverteilung erhält der Patient 20 I.E. Humaninsulin als Bolus. Zur renalen Kaliumelimination werden Furosemid 40 mg i.v. als Kurzinfusion verabreicht. Auf eine orale Gabe von Ionenaustauscherharzen wird bei vorheriger Vigilanzminderung zunächst verzichtet.

Im 12-Kanal-EKG sind keine relevanten Pathologien mehr erkennbar, weshalb man sich gegen eine passagere Schrittmacheranlage entscheidet.

Verlauf und Outcome

In der Analyse der Blutserums zeigt sich ein akutes Nierenversagen mit einem Kreatinin von 3,7 mg/dl und einem Harnstoff von 190 mg/dl. Der Kaliumspiegel fällt in den ersten 3 h auf 5,9 mmol/l ab. Der Blutzucker sinkt auf 120 mg/dl ohne der Notwendigkeit einer Glukosesubstitution. Leider ist auch nach erneuter Gabe von 80 mg Furosemid keine Diurese zu verzeichnen, und der Kaliumspiegel steigt langsam auf 6,0 mmol/l an. Bei anurischem Nierenversagen mit kritischer Elektrolytentgleisung entscheidet man sich noch in der ersten Nacht für eine Notfalldialyse. Diese wird gut von dem herzinsuffizienten Patienten toleriert, und der Kaliumspiegel kann auf 4,0 mmol/l gesenkt werden.

Nach ausreichender und kontrollierter Volumensubstitution kommt es zu einer ersten Urinproduktion, welche sich unter forcierter Therapie auf 100 ml/h steigern lässt. Eine zweite Dialysesitzung wird nicht notwendig. Die antikongestive Dauertherapie wird angepasst und der Patient nach 5 Tagen in die hausärztliche Betreuung entlassen.

Besonderheiten und Auswertung

Die Hyperkaliämie ist eine häufige Nebenwirkung bei Patienten mit Niereninsuffizienz und pharmakologischer Inhibition des Renin-Angiotensin-Aldosteron-Systems. Hyperkaliämieinduzierte Herzrhythmusstörung sind vielfältig und schwer zu identifizieren. Oft treten diese erst ab einem Kaliumspiegel von >6,5 mmol/l auf. Hinweisend sind hohe und spitze T-Wellen und eine verkürzte QT-Zeit. Bei steigendem Kaliumspiegel kommt es zu einer zunehmenden Verlängerung des PR-Intervalls bis zum AV-Block und des QRS-Komplexes mit Links- oder Rechtsschenkelblock. Wie in diesem Beispiel sind intermittierende SA-Blockierungen mit P-Verlust und ventrikulärem Ersatzrhythmus möglich. Pathophysiologisch ist ein vermindertes elektronegatives Ruhepotenzial mit partieller Depolarisierung der Membran verantwortlich. Die Soforttherapie mit Kalzium führt nicht zu einer Änderung der Kaliumspiegels, sondern nur zu einer Stabilisierung des elektrischen Potenzials der Kardiomyozyten. Die stabilisierende Wirkung ist somit direkt vom Serumkalziumspiegel abhängig und lässt nach 30–60 min nach. Daher muss parallel eine kaliumsenkende Therapie initiiert werden.

Die unklare Vigilanzminderung stellt eine besondere Herausforderung an das MET dar, da sich eine Vielzahl an Differenzialdiagnosen ergeben. Ein kurze Übersicht der Patientenanamnese und der medikamentösen Dauertherapie können daher wegweisend und hilfreich sein.

18.4 Thoraxschmerz

Matthias Weise

Eine 74-jährige adipöse Patientin wurde aufgrund einer Cholezystolithiasis laparoskopisch cholezystektomiert. Als Begleiterkrankungen waren eine arterielle Hypertonie sowie ein Diabetes mellitus bekannt. Die Operation verlief ohne Hinweise für eine Komplikation. Die Patientin wurde auf Normalstation verlegt.

▪ Symptome

Zwei Tage nach dem operativen Eingriff klagte die Patientin über ein thorakales Druckgefühl und Atembeschwerden. Die Patientin informierte gegen ca. 01.00 Uhr die diensthabende Schwester, die die folgenden Messwerte erhob: Blutdruck: 80/50 mmHg, Herzfrequenz: 120 pro Minute, Sauerstoffsättigung: 85 %

▪ Alarmierungsgrund

Kombination von Messwerten, die als Triggerkriterien für die Alarmierung des MET gelten.

▪ Eintreffen des MET und Diagnostik

Nach Eintreffen des MET wurde die Patientin klinisch nach dem ABCDE Schema untersucht. Atemwege unauffällig. Pulmo: seitengleich belüftet, physiologisches Atemgeräusch, keine Nebengeräusche. Eine Blutgasanalyse aus Kapillarblut wurde veranlasst. Cor: Aktion rhythmisch; Töne: rein, leise; keine Geräusche. Abdomen: weich, Druckschmerz im Bereich der laparoskopischen Cholezystektomie, keine Abwehrspannung; spärliche Peristaltik. Die Patientin war seitens der Bewusstseinslage orientiert, jedoch in ihren Reaktionen deutlich „verlangsamt". „Grobneurologisch" keine Auffälligkeiten. Akren: kühl.

In dem sofort geschriebenen EKG zeigte sich ein Sinusrhythmus, ein Rechtstyp sowie eine signifikante ST-Hebung von V1 bis V3 mit Übergang in ein terminal negatives T in V1 bis V3 (▣ Abb. 18.1). Aufgrund der Beschwerden der Patientin und der EKG-Veränderungen wurde die Verdachtsdiagnose akuter Myokardinfarkt (ST-Elevationsinfarkt) gestellt. Diese Verdachtsdiagnose wurde in der automatischen Auswertung des EKG-Geräts auch schriftlich formuliert („Vorderwandinfarkt, wahrscheinlich frisch").

Der hinzugezogene Kardiologe führte bettseitig zeitnah eine transthorakale Echokardiographie durch, in der sich regionale Kontraktilitätsstörungen des rechten Ventrikels mit einer global hochgradig eingeschränkten rechtsventrikulären Pumpfunktion zeigten. Des Weiteren wurde eine mittelgradige Trikuspidalklappeninsuffizienz sowie ein geringgradig erhöhter rechtsventrikulärer systolischer Druck (maximaler systolischer dp an der Trikuspidalklappe ca. 30 mmHg; V. cava inferior mit regelrechter atemabhängiger Exkursion; geschätzter rechtsatrialer Druck 5 mmHg; RVESP ca. 35 mmHg) diagnostiziert. Die linksventrikuläre Pumpunktion war normal (visuell betrug die linksventrikuläre Ejektionsfraktion ca. 55–60 %). Gleichfalls konnte kein Perikarderguss festgestellt werden.

Diese Befundkonstellation (hochgradig eingeschränkte rechtsventrikuläre Pumpfunktion und ein nur geringgradig erhöhter rechtsventrikulärer systolischer Druck) war der Anlass, die Frage nach einem möglichen Rechtsherzinfarkt zu stellen. Deshalb wurden unmittelbar nach der Echokardiographie die rechtsventrikulären Ableitungen im EKG zusätzlich geschrieben. In der rechtsventrikulären Ableitung VR3 war eine signifikante ST-Elevation nachweisbar. Das ca. 45 min nach Beginn der Beschwerden abgenommene Troponin-T betrug 120 μg/ml (Normwert <14 μg/ml).

Aufgrund der aufgeführten Befundkonstellation (thorakales Druckgefühl, ST-Hebungen in den aufgeführten Brustwandableitungen, erhöhtes Troponin, echokardiographisch nachgewiesene deutlich eingeschränkte rechtsventrikuläre Pumpfunktion ohne wesentlichen Anstieg des

ID:
Name:
M/W: Geb.Dat.:
cm kg mmHg
Herzfrequenz 27 BPM
PQ Int. ***ms
QRS Dauer 84 ms
QT/ QTc Int. 426/255 ms
P/QRS/T A. ****/ 50/ 22
RV5/ SV1 Amp. 0.125/ 0.220 mV
RV5 + SV1 Amp. 0.385 mV

4017 Deutliche ST-Senkung, beständig mit subendokardialer Schädigung
4637 Inferiore Außenschichtschädigung oder akuter Infarkt
8100 Niedervoltage
8305 Verkürzte QTc Dauer

1430 Unbestimmter Rhythmus (Wahrscheinl. SV Bradykardie)
1935 Extreme Bradykardie
2420 QR in Ableitung V1/V2, Bild wie bei rechtsventrikulärer Leitungsstörung
3132 Vorderwandinfarkt, wahrscheinlich frisch
9150 ** pathologisches EKG **

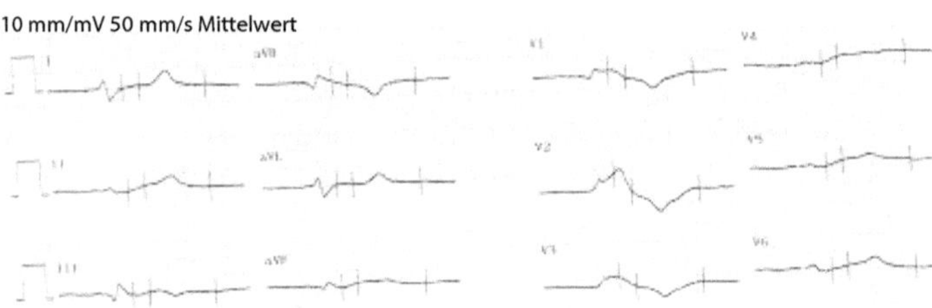

Abb. 18.1 EKG. Signifikante ST-Hebung von V1 bis V3 mit Übergang in ein terminal negatives T in V1 bis V3

rechtsventrikulären systolischen Druckes) wurde die Verdachtsdiagnose akutes Koronarsyndrom mit Hinweis auf einen Verschluss oder hochgradige Stenose der A. coronaria dextra gestellt. Deshalb war die zeitnahe invasive koronare Diagnostik vorgesehen.

Maßnahmen

Unmittelbar vor der geplanten Durchführung der Koronarangiographie wurden nochmals die abgenommenen Laborparameter im Kliniklabor-Informationssystem angesehen, dabei fiel ein Kaliumwert von 8,2 mmol/l auf. Es wurden entsprechende therapeutische Maßnahmen zur Senkung des deutlich erhöhten Kaliumspiegels veranlasst. Die Patientin erhielt sofort Reproterol und Calciumgluconat i.v. Des Weiteren wurde eine Glukose-Insulin-Lösung infundiert. Unter diesen Maßnahmen sank der Kaliumwert und die EKG-Veränderungen normalisierten sich. Als Ursache der Hyperkaliämie lag eine deutlich eingeschränkte Nierenfunktion im Rahmen einer diabetischen Nephropathie vor.

Verlauf und Outcome

Unter einer im Anschluss entsprechend durchgeführten Volumentherapie sowie einer Diuretika-Applikation konnte die Nierenfunktion wieder verbessert werden. Die Koronarangiographie wurde nicht durchgeführt. Im Weiteren wurde für die Patientin eine nichtinvasive kardiale Ischämiediagnostik eingeplant.

Dieser Fall lehrt uns, dass alle verfügbaren Informationsquellen gleichberechtigt zur Diagnostik herangezogen werden müssen. Die Angina-pectoris-Symptomatik der Patientin wurde durch EKG- und Echo-Diagnostik scheinbar hinreichend erklärt und führte damit zu einer Fixierung auf diese Arbeitsdiagnose. Die Ergebnisse der initialen Blutgasanalytik, die den erhöhten Kaliumwert bereits zeigte, wurden nicht mehr explizit nachgefragt. Während dem Behandler in der prädigitalen Ära noch die „BGA-Zettel" vom Durchführenden aktiv gezeigt wurden, landen heute Messwerte insbesondere in Notfallsituationen ggf. ungesehen im Klinikinformationssystem und entgehen so der Aufmerksamkeit. Entsprechend darf ein angeforderter Befund nicht im System hängen bleiben, sondern muss vom Anforderer aktiv eingeholt und interpretiert werden.

18.5 Atemnot

Andreas Güldner

Bei einem 59-jährigen Mann war im vorangegangenen Jahr ein Plattenepithelkarzinom des Mundbodens diagnostiziert worden. Nach operativer Therapie und Bestrahlung mit primär gutem Behandlungserfolg entwickelte der Patient eine Radioosteonekrose des Unterkiefers links mit kutaner Fistel. Nach Ausschluss eines Rezidivkarzinoms wurde die Indikation zur operativen Versorgung gestellt.

Als Vorerkrankungen sind ein arterieller Hypertonus und ein nicht insulinpflichtiger Diabetes mellitus bekannt.

In der Prämedikationsvisite fiel eine Heiserkeit auf, welche durch eine HNO-ärztliche Untersuchung abgeklärt wurde. Es zeigte sich ein diskretes Ödem des Hypopharynx ohne weitere auffällige Befunde. Nach inhalativer antiödematöser Therapie zeigte sich der Patient am OP-Tag vor Narkoseeinleitung asymptomatisch. Es erfolgte die komplikationslose Mandibulateilresektion und Rekonstruktion mittels Transplantat aus dem Beckenkamm. Der Eingriff erfolgte in Allgemeinanästhesie, die Intubation wurde primär wach fiberoptisch durchgeführt.

Postoperativ wurde der Patient nach einer OP-Zeit von 2 h noch im OP-Saal extubiert und in den Aufwachraum gebracht und konnte 2 h später bei suffizienter Spontanatmung auf die Normalstation verlegt werden. Im Rahmen der postoperativen anästhesiologischen Visite am Nachmittag desselben Tages ergab sich erneut kein Anhalt für Dyspnoe, Stridor oder eine Sekretretention der oberen Atemwege.

▪ Symptome

Etwa 90 min nach der anästhesiologischen Visite fällt bei der postoperativen Routinekontrolle durch das pflegerische Stationspersonal ein diskreter inspiratorischer Stridor auf, Dyspnoe besteht nicht. Hinweise auf eine postoperative Nachblutung im OP-Gebiet ergeben sich nicht. Der bereits an das stationäre Monitoring angeschlossene Patient zeigt ansonsten unauffällige Vitalwerte. Nach Rücksprache mit dem Stationsarzt wird eine inhalative Therapie mit Adrenalin initiiert. Etwa 15 min später zeigt der Patient eine ausgeprägte Dyspnoe mit Einsatz der Atemhilfsmuskulatur, einen deutlich hörbaren in- und exspiratorischen Stridor sowie eine Hypoxie mit einer peripheren Sauerstoffsättigung von 80 % bei einer Sauerstoffinsufflation von 5–6 l pro Minute über eine Gesichtsmaske. Die Herzfrequenz ist auf 100 pro Minute, die Atemfrequenz auf etwa 40 pro Minute beschleunigt. Der Blutdruck beträgt 100/50 mmHg. Der Patient ist wach und orientiert. Durch das Stationsteam wird die Sauerstoffinsufflation auf 15 l pro Minute gesteigert und das MET-Team alarmiert.

▪ Alarmierungsgrund

Leitsymptom des Patienten ist eine Dyspnoe mit in- und exspiratorischem Stridor. Es fällt eine Tachypnoe von etwa 40 pro Minute auf. Zudem besteht eine drohende bzw. beginnende Verlegung des Atemwegs. Damit erfüllt der Zustand des Patienten zwei Alarmierungskriterien (Atemfrequenz über 36/min und drohende Verlegung des Atemwegs) für den Einsatz eines MET welches umgehend durch den Stationsarzt alarmiert wird.

▪ Eintreffen des MET und Diagnostik

Das MET-Team trifft nach etwa 5 min ein. Der Patient zeigt weiterhin eine ausgeprägte Dyspnoe mit Einsatz der Atemhilfsmuskulatur, einen deutlich hörbaren in- und exspiratorischen Stridor sowie eine Zyanose. Eine Tachypnoe ist nach wie vor vorhanden. Die peripher gemessene Sauerstoffsättigung schwankt zwischen 40 und 60 %. Am bereits angeschlossenen Monitor wird jetzt eine Herzfrequenz von 100 pro Minute und ein Blutdruck von 85/50 mmHg gemessen. Der Patient ist weiterhin wach und orientiert. Bei vitaler Bedrohung durch Verlegung des Atemwegs wird die Indikation zur sofortigen Intubation vor Ort gestellt.

Als Ursache für die Dyspnoe bei Verlegung des Atemwegs werden differenzialdiagnostisch erwogen:

- postextubationelles Schleimhautödem,
- postoperative Schwellung oraler sowie zervikaler Weichteile,
- postoperative Nachblutung,
- postoperative Parese des N. recurrens.

Noch während der Vorbereitung zur Intubation kommt es zum Bewusstseinsverlust und zum funktionellen Atemstillstand mit Schnappatmung. Es ist kein Puls mehr tastbar. Im Monitor-EKG zeigt sich eine Breitkomplexbradykardie.

▪ Maßnahmen

Der EKG-Befund wird als pulslose elektrische Aktivität und damit nicht defibrillierbarer Rhythmus gewertet und die kardiopulmonale Reanimation begonnen. Das pflegerische und ärztliche Stationspersonal wird unter Anleitung des MET-Teamleiters in die Reanimation eingebunden und übernimmt die Herzdruckmassage. Sobald verfügbar wird 1 mg Adrenalin appliziert. Eine suffiziente Beatmung mit Beatmungsmaske, Ambubeutel und Sauerstoffreservoir ist nicht möglich. Es wird ein Intubationsversuch mittels konventioneller Laryngoskopie unternommen, welcher misslingt. Direkt im Anschluss wird der diensthabende anästhesiologische Oberarzt mit der Information Reanimation unter „Can not ventilate can not intubate"-Situation hinzugerufen und Videolaryngoskop und Bronchoskopieturm aus dem Zentral-OP nachgefordert. Parallel dazu wird durch den Stationsarzt der diensthabende Oberarzt der Mund-, Kiefer- und Gesichtschirurgie alarmiert und die chirurgische Tracheotomie vorbereitet, welche nach Eintreffen desselben umgehend begonnen wird. Eine Nachblutung als Ursache für die Atemwegsverlegung kann klinisch ausgeschlossen werden. Die Herzdruckmassage wird durch das pflegerische Stationspersonal übernommen. Nach Platzierung supraglottischer Atemwege, Larynxtubus und Larynxmaske, welche ebenfalls keine suffiziente Beatmung ermöglichen, wird ein zweiter Intubationsversuch unter optimierten Lagerungsbedingungen unternommen. Auch dieser Intubationsversuch misslingt. Nach Eintreffen des Videolaryngoskops gelingt mittels Videolaryngoskopie die orotracheale Intubation. Nach erfolgreicher Intubation kann der Patient suffizient beatmet und eine Kapnographie etabliert werden. Nach einer Reanimationszeit von 9 min und dreimaliger Gabe von 1 mg Adrenalin zeigt der Patient einen ROSC. Die chirurgische Tracheotomie wird unterbrochen und der Patient zur Komplettierung derselben in den OP-Saal transportiert. Bei einer inspiratorischen Sauerstoffkonzentration von 50 % zeigt er eine periphere Sauerstoffsättigung von 98 %. Der Blutdruck beträgt 105/80 mmHg und die Herzfrequenz 130 pro Minute (Sinustachykardie). Der Patient zeigt keinerlei Reaktion, die Pupillen sind beidseits weit und ohne Lichtreaktion. Die Tachykardie und die gestörte Pupillomotorik werden als Folge der Adrenalingabe interpretiert. Weitere diagnostische oder therapeutische Maßnahmen werden daher vorerst nicht veranlasst. Im Sinne der Neuroprotektion im Rahmen der Postreanimationsbehandlung nach hypoxischem Herz-Kreislauf-Stillstand wird eine Analgosedierung mit Sufentanil und Midazolam begonnen.

Verlauf und Outcome

Nach der unkomplizierten Komplettierung der Tracheotomie wird der Patient auf die anästhesiologische Intensivstation aufgenommen. Als weitere Maßnahme der Neuroprotektion im Rahmen der Postreanimationsbehandlung erfolgt die Anlage eines Kühlkatheters. Es wird eine Hypothermie mit einer Zieltemperatur von 34 °C etabliert, welche für 24 h aufrechterhalten wird. Zur Diagnostik eines möglichen hypoxischen Hirnschadens sowie zur Abschätzung der weiteren Diagnose werden 24 h nach Wiedererwärmung eine kranielle Computertomographie, eine elektrische Enzephalographie sowie eine Untersuchung evozierter Potenziale durchgeführt. In der kraniellen Computertomographie zeigt sich kein Anhalt für ein hypoxisches Hirnödem. Allerdings fallen in der elektrischen Enzephalographie kontinuierliche Spikes auf. Zudem sind die somatosensorisch-evozierten Potenziale über dem Kortex beidseits nicht ableitbar. Klinisch imponiert nach Reduktion der Analgosedierung ein Status myoclonicus, wobei die Myoklonien auch unter hochdosierter antikonvulsiver Medikation mit Levetiracetam und Valproat persistieren. Eine Aufwachreaktion ist nicht zu verzeichnen. Die Untersuchung evozierter Potenziale wird am 5. und am 14. Tag nach Ereignis wiederholt, zeigt jedoch einen unveränderten Befund. Auch die erneut durchgeführte elektrische Enzephalographie bestätigt den Vorbefund. Eine Aufwachreaktion tritt weiterhin nicht auf. In Zusammenschau der Befunde ist damit von einer infausten Prognose bezüglich der Wiedererlangung kognitiver Funktionen auszugehen. Dies wird durch ein neurologisches Konsil bestätigt.

Die Erkrankung, deren Ursache und Prognose werden ausführlich mit dem vorsorgebevollmächtigten Angehörigen des Patienten besprochen. Der vom Patienten im Vorhinein verfügte Wille, eine Intensivtherapie bei einer schweren neurologischen Schädigung abzubrechen, wird nach Sicherung der Diagnose eines irreversiblen hypoxischen Hirnschadens umgesetzt. Der Patient verstirbt daraufhin 3 Wochen nach dem akuten Ereignis.

Besonderheiten und Auswertung

Im vorliegenden Fall wurde die Dyspnoe bei drohender bzw. beginnender Verlegung des Atemwegs nach erfolgloser medikamentöser Therapie durch den initial versorgenden Stationsarzt richtig als vitale Bedrohung erkannt und das MET-Team alarmiert. An diesem Punkt ist jedoch kritisch zu hinterfragen, ob das Eintreten dieser Situation hätte vermieden werden können.

Schwellungen der oralen und zervikalen Weichteile mit konsekutiver Verlegung des Atemwegs stellen eine relevante Gefahr nach Eingriffen in der Mund-, Kiefer- und Gesichtschirurgie dar, sodass eine postoperative Nachbeatmung sowie ein Nebenatmungsversuch vor Extubation indiziert sein können. Im vorliegenden Fall war gemäß klinikinternem Standard nach einem kleinen kieferchirurgischen Eingriff die Extubation direkt postoperativ erfolgt und der Patient frühzeitig aus dem Aufwachraum auf die Normalstation zurückverlegt worden. Aufgrund des Vorbefundes (präoperative Heiserkeit bei Hypopharynxödem) hätte hier ggf. vom Klinikstandard abgewichen und die Indikation für eine prolongierte postoperative Überwachung im Aufwachraum oder auf der Intensivstation großzügig gestellt werden müssen.

Nach Eintreten erster, diskreter Symptome erfolgte ein medikamentöser Therapieversuch mittels Inhalation von Adrenalin. Diese Maßnahme kann bei einem postextubationellen Schleimhautödem wirksam sein, ihre Durchführung erscheint somit im vorliegenden Fall gerechtfertigt. Unabhängig davon hätte jedoch zu diesem Zeitpunkt bereits die schnellstmögliche Rückverlegung des Patienten auf eine Intensivstation initiiert werden müssen. Ob dadurch das Eintreten der Reanimationssituation hätte verhindert werden können, bleibt in Hinblick auf die hohe zeitliche Dynamik fraglich. Bei derartigen Rückverlegungen ist jedoch immer entscheidend, dass die Kollegen, welche einen solchen Patienten übernehmen, über eine drohende Reintubation bei schwierigem Atemweg rechtzeitig in Kenntnis gesetzt werden, um entsprechende Hilfsmittel bereitstellen zu können.

Nach Eintreten der Reanimationssituation wurde die kardiopulmonale Wiederbelebung leitliniengerecht durchgeführt. Dabei wurde bei Vorliegen eines schwierigen Atemwegs frühzeitig die chirurgische Atemwegssicherung in Betracht gezogen und konsequent umgesetzt. Durch eine frühere Verfügbarkeit eines Videolaryngoskops hätte die Hypoxiezeit ggf. verkürzt und somit das Outcome des Patienten positiv beeinflusst werden können. Es ist somit kritisch zu hinterfragen, ob es sinnvoll ist, bei MET-Einsätzen generell und insbesondere in Bereichen mit einer erhöhten Inzidenz für einen schwierigen Atemweg entsprechende Hilfsmittel sekundär nachzufordern, anstatt diese primär mitzuführen.

18.6 Airway-Management

Thomas Kiss

Bei einer Patientin wird ein Meningeom im Bereich der Mittellinie mit dem Verdacht auf eine Tumorinfiltration der V. Galeni, des Sinus rectus sowie des dorsalen Anteils des Sinus sagittalis inferior diagnostiziert. Aufgrund der Größenprogredienz und des zunehmenden Schwindels im Rahmen eines Vestibularisausfalles wird die Indikation zur operativen Resektion gestellt und diese problemlos durchgeführt.

Die postoperative Übernahme erfolgt auf die Intensivstation (ITS), wo sich am ersten postoperativen Tag eine reanimationspflichtige Lungenembolie einstellt. Eine Stabilisierung der Patientin gelingt, weiterführende Ultraschalluntersuchungen zeigen mehrere Thromben in den Unterschenkelvenen beidseits, sodass noch am gleichen Tag ein Cava-Schirm in die V. cava inferior eingelegt wird.

Nach Beendigung der Lysetherapie erfolgt eine CT-Diagnostik des Neurokraniums, welche progrediente extraaxiale Blutungen mit raumfordernder Wirkung entlang des OP-Gebietes sowie ein neu aufgetretenes subdurales Hämatom links frontal zeigt. Aufgrund der instabilen Situation mit ausgelenkten Gerinnungsparametern besteht jedoch keine Möglichkeit der neurochirurgischen Intervention, sodass ein konservatives Vorgehen mit engmaschiger Gerinnungssubstitution verfolgt wird.

Am 10. postoperativen Tag wird die Patientin extubiert. Es folgt der Kostaufbau, die Entfernung des Nahtmaterials bei reizlosen Wundverhältnissen und die aktive Mobilisation durch die Physiotherapeuten. Nach weiteren 8 Tagen wird die Patientin auf die Intermediate-Care-Station, nach weiteren 3 Tagen auf die Normalstation verlegt.

Am 30. postoperativen Tag entwickelt die Patientin einen generalisierten Krampfanfall. Der Stationsarzt bedient sich am Notfallkoffer der Station und kann mittels Wendl-Tubus, Esmarch-Handgriff, Sauerstoff und 2 mg Lorazepam den Krampfanfall durchbrechen. Er indiziert eine Computertomographie zur Suche nach krampfauslösenden Pathologien.

▪ Alarmierung des MET

Während der CT-Untersuchung kommt es zu einem erneuten Krampfanfall mit prolongierter Hypoxie. Es wird das MET alarmiert. Bei Eintreffen des MET ist die Patientin zyanotisch mit insuffizienter Spontanatmung und Status epilepticus. Bereits vor Eintreffen des MET wurden 5 mg Lorazepam injiziert, ohne den Krampfanfall zu beenden.

▪ Maßnahmen und Diagnostik

Die Patientin wird im CT unter erschwerten Bedingungen intubiert (◘ Abb. 18.2 und 18.3). Hierfür wird der CT-Tisch tiefer durch die Gantry gefahren, sodass der Kopf der Patientin zugänglich wird. Da die Mitglieder

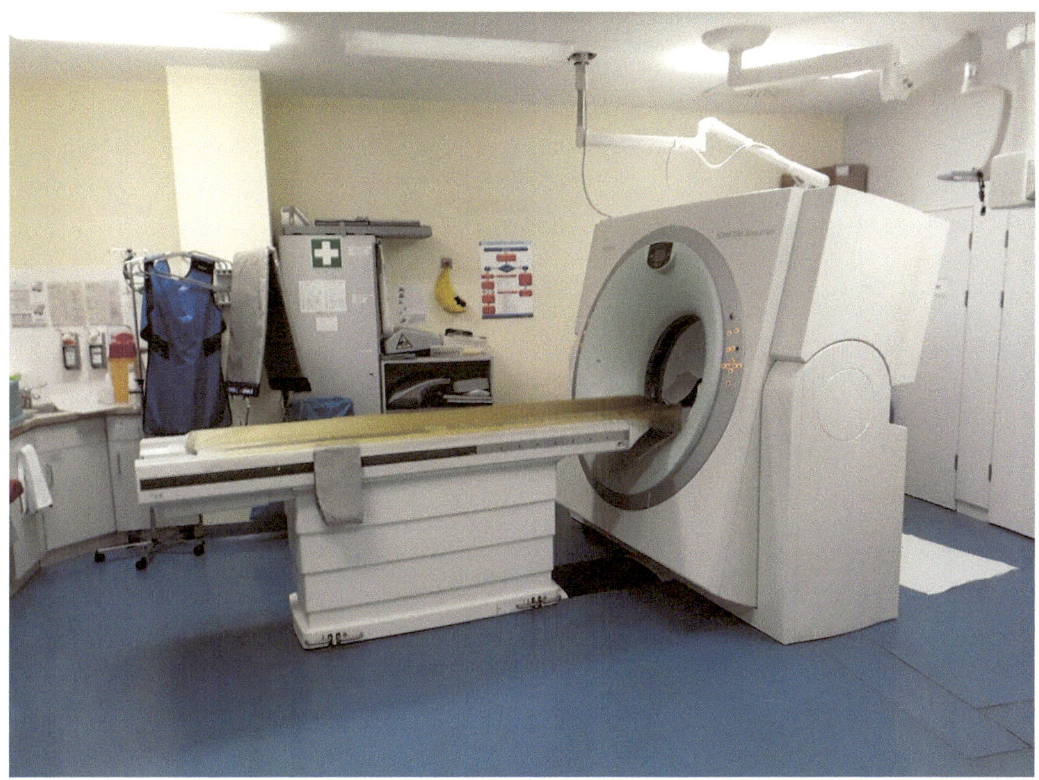

▪ Abb. 18.2 CT-Untersuchungsraum. Akute Notfälle mit Beeinträchtigung des Atemwegs und der Atmung sind unter diesen Arbeitsbedingungen schwer zu behandeln. Die Bewegung des Tisches und das Kippen der Gantry kann nur elektronisch durchgeführt werden. Hier ist man auf die Unterstützung des Fachpersonals bzw. auf eine Bedienungseinweisung angewiesen

des MET am Kopf der Patientin beschäftigt sind, wird der Untersuchungstisch auf Zuruf durch das Personal der Radiologie elektrisch bewegt. Geplant ist eine Rapid Sequence Intubation (RSI), da zu diesem Zeitpunkt nicht klar ist, inwieweit eine Aspirationsgefahr besteht. Als Monitoring wird zunächst nur ein Pulsoxymeter angebracht und im weiteren Verlauf durch EKG und Blutdruckmessung komplettiert. Unter Zuhilfenahme einer mobilen Sauerstoffflasche wird die Patientin, während die Medikamente aufgezogen werden, präoxygeniert. Es wird Propofol und Rocuronium verabreicht. Bei der konventionellen Laryngoskopie ist die Epiglottis einsehbar, jedoch nicht die Stimmlippen (Cormack 3). Zu diesem Zeitpunkt ist die peripher gemessene Sauerstoffsättigung bei 72 %. Jetzt muss auch im Rahmen der RSI eine Maskenbeatmung unter Vermeidung hoher Spitzendrücke durchgeführt werden. Nach etablierter Oxygenierung stellt sich die Frage, auf welche Art und Weise der Atemweg gesichert werden kann. Der MET-Arzt entscheidet sich für das Videolaryngoskop, welches Teil der MET-Ausrüstung (▪ Abb. 18.4) ist. Auf dem Bildschirm ist die Sicht durch Speichel beeinträchtigt, sodass die mobile Absaugpumpe zum Einsatz kommt. Nun lassen sich die Stimmlippen darstellen, die Intubation gelingt mit einem auf den Führungsstab aufgezogenen Tubus. Es findet sich kein Hinweis auf eine Aspiration. Die Narkose wird mit Propofol und

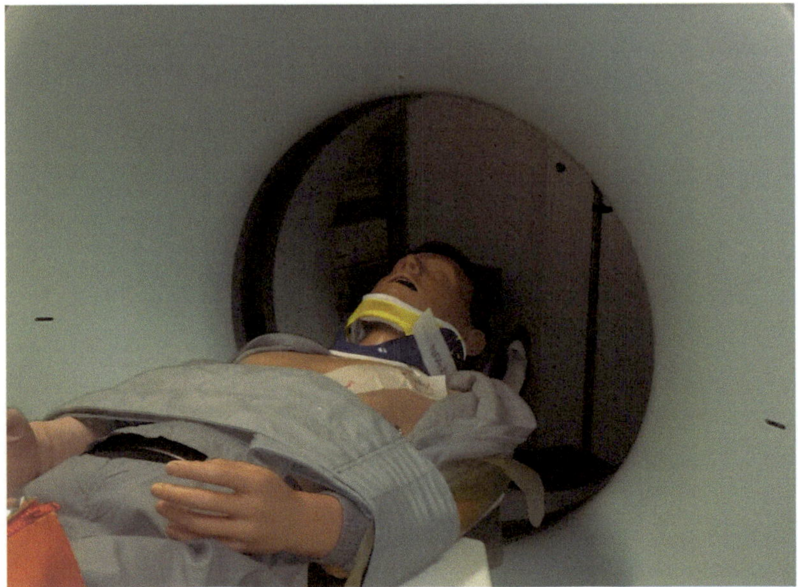

Abb. 18.3 Darstellung der Intubationsbedingungen an einer Puppe mit zervikalem Stützkragen auf dem CT-Untersuchungstisch. Der Kopf ist in einer festen Schale

Abb. 18.4 Tasche „Schwieriger Atemweg" des MET. Neben einer breiten Auswahl an Endotrachealtuben sind Larynxtuben, Larynxmasken sowie ein Videolaryngoskop vorhanden

Sufentanil aufrechterhalten und die Patientin auf die Intensivstation gebracht. Auf der Intensivstation werden die radiologischen Befunde diskutiert und das weitere Prozedere festgelegt.

Befund Schädel CT

- Im Vergleich zum präoperativen cranialen MRT neuer Infarkt im Crus cerebri links.
- Weitgehend konstante subdurale Hämatome links hemisphäriell und cerebellär beidseits. Keine Nachblutung.
- Unveränderte ödematöse Veränderungen im Splenium corporis callosi. Geringe Zunahme der ödematösen Veränderungen im Precuneus links.

Befund Thorax Röntgen Im Vergleich zur Voruntersuchung Einlage eines Endotrachealtubus mit korrekter Lage. Kein Anhalt für eine Aspiration oder ein pneumonisches Infiltrat. Keine Pleuraergüsse. Vermehrte bipulmonale Gefäßzeichnung. Kein Hinweis auf eine pulmonalvenöse Stauung. Aortenelongation.

Aus Sicht des Neurochirurgen besteht kein Handlungsbedarf, sodass die Patientin nach wenigen Stunden extubiert wird. Die Patientin erhält Levetiracetam zur Anfallsprophylaxe. Nach einer 24-stündigen Beobachtungszeit auf der Intensivstation ohne Zwischenfälle wird die Patientin auf die Normalstation verlegt.

▪ Verlauf und Outcome

Der weitere Verlauf auf der Normalstation gestaltet sich unkompliziert, weshalb die Patientin nach einigen Tagen zur neurologischen Frührehabilitation verlegt wird. Bei der Entlassung können keine Paresen festgestellt werden. Die Wunde imponiert reizlos und trocken.

▪ Besonderheiten und Auswertung

Bei diesem Fall hatte die Patientin nach erfolgreicher neurochirurgischer Tumorexstirpation eine Reihe von Komplikationen. Glücklicherweise war die unmittelbar postoperative Versorgung auf der Intensivstation zeitnah und zielgerichtet, sodass die aufgetretenen Komplikationen folgenlos behandelt werden konnten. Auf der Normalstation kam es zu einem Krampfanfall, der vom Stationsarzt behandelt wurde. Nach initial stabiler Situation führte der zweite Krampfanfall auf dem Computertomographie-Untersuchungstisch jedoch zu einer lebensbedrohlichen Situation, die ohne zügiges Handeln durch das MET wahrscheinlich in einer Reanimationssituation geendet hätte. Die Herausforderungen an das MET in diesem Fall lassen sich in verschiedene Aspekte aufteilen.

Die Bedienung der Gantry ist in dem geschilderten Fall durch die Mitarbeiter der Radiologie erfolgt. Ohne deren Mithilfe wäre das MET auf sich gestellt gewesen, die Intubation mit dem Patientenkopf in der CT-Röhre wäre noch schwieriger gewesen. Für ein gut funktionierendes MET sind daher erweiterte Kenntnisse bei der Bedienung von Geräten, aber auch eine solide Ortskunde essenziell.

MET-Mitglieder warten nicht auf einen Einsatz, sondern werden im klinischen Routinebetrieb durch den Alarm unterbrochen und müssen sich innerhalb kürzester Zeit auf eine neue Situation einstellen. Diese Tatsache birgt eine große Gefahr für Fehlentscheidungen, die der Situation geschuldet sind. Eine schnelle Sicherung der Atemwege und die Wiederherstellung der Oxygenierung haben oberste Priorität, auch wenn vorbestehende Allergien oder Kontraindikationen in der Kürze der Zeit nicht beachtet werden können. Sobald die Vitalwerte wieder in den Normbereich gebracht wurden, ist in der Regel Zeit, sich mit den Kollegen der anderen Disziplinen zu besprechen und ein Behandlungskonzept zu erarbeiten.

Ein wesentlicher Aspekt ist die mobile Ausstattung, die dem MET zu Verfügung gestellt wird. Neben Medikamenten sind vor allem transportabler Sauerstoff, eine mobile Absaugpumpe und etwaige Intubationshilfsmittel wie ein Videolaryngoskop oder supraglottische Atemhilfen bei Notfällen der Kategorie „Atemweg/Atmung" relevant. Unter Berücksichtigung der Grundregel aus dem Crew Resource Management „Kenne Deinen Arbeitsplatz!" müssen die Mitglieder des MET sich immer wieder mit dem zu Verfügung stehenden Equipment vertraut machen, insbesondere dann, wenn das Material selten gebraucht wird. Ein verplombter Koffer/Rucksack, der vor unbestimmter Zeit anhand einer Checkliste gepackt und nicht regelmäßig überprüft wurde, ist hier nicht zielführend.

Die manuellen Fähigkeiten bei der Intubation auf dem CT-Tisch stellen eine Herausforderung dar, der man nur mit viel Übung entgegenwirken kann. Im Gegensatz zu Notfällen, die ein breites theoretisches Wissen und eine fundierte Entscheidungsfindung verlangen, ist bei diesem Notfall schnelles Handeln gefragt. Auch ein flüchtiger Blick in die Patientenunterlagen wird bei dieser komplexen Krankengeschichte kaum möglich sein, da die Oxygenierung der Patientin Vorrang hat. Auch musste der

MET-Arzt seine Entscheidung, eine klassische RSI ohne Zwischenbeatmung durchzuführen, kurzfristig verwerfen, da die Situation sich anders entwickelte, als er vermutet hatte. Die Erfahrungen aus dem Bereich des Crew Resource Management/ Human Factors zeigen deutlich, dass in Notfallsituationen ein Tunnelblick und eine Fixierung auf ein einzelnes Problem sehr häufig vorkommen. Daher sind einerseits Flexibilität, andererseits das richtige Priorisieren in einer dynamisch verlaufenden Notfallsituation Kernkompetenzen des MET.

18.7 Schock nach Operation

Axel R. Heller und Anne Osmers

Ein 83-jähriger Mann (77 kg/168 cm) wird nach komplikativem Verlauf einer pyloruserhaltenden Pankreaskopfresektion (PPPD) 1½ Jahre zuvor, bei persistierenden abdominellen Schmerzen und bestehender enterokutanen Fistel in das Krankenhaus aufgenommen. Bekannte Vorerkrankungen sind ein niedrig malignes B-Zell-Non-Hodgkin-Lymphom, Vorhofflimmern, eine arterielle Hypertonie sowie eine Tumoranämie (8,9 mg/dl). Der Patient ist kardiopulmonal altersentsprechend belastbar. Vormedikation besteht mit Amlodipin, Metamizol, Pantoprazol.

Es erfolgt eine Fistelsanierung unter Kombinationsanästhesie mit einem Epiduralkatheter (Th 8/9) zur intra- und postoperativen Schmerztherapie. Es wird ein erweitertes Monitoring mit arterieller Blutdruckmessung und ZVK-Anlage durchgeführt. Aufgrund eines Gallelecks ist 2 Tage später eine Revisions-OP notwendig. Nach kurzem Intensivaufenthalt wird der Patient kardiopulmonal stabil auf eine periphere Station verlegt.

▪ Symptome

Auf der Normalstation wird ein Early Warning Scoring (EWS) verwendet (Ludikhuize et al. 2015; Royal College of Pysicians 2012) mit scoreabhängiger Eskalation der Monitoringfrequenz (Heller et al. 2018). Die Messwerte vom 11./12. postoperativen Tag (POD) sind in ◘ Tab. 18.1 dargestellt.

Während am Abend des 11. POD normale Messwerte bei subjektivem Wohlbefinden vorliegen, kommt es am Morgen des 12. POD zu einer dezenten Verschlechterung der Messwerte, die bei einem EWS von 3

◘ Tab. 18.1 Early Warning Score (EWS). Tabelle der Normalstation vom 11. und 12 postoperativen Tag (POD) mit diskontinuierlichem Monitoring. Die Standard-Messfrequenz liegt bei 12-stündlicher Messung. Bei EW-Scores von 1–4 erfolgt fortan eine 4-stündliche Messung, bei EW-Scores von 4–5 stündlich. Wird ein EWS-Wert von 7 oder mehr erreicht, erfolgt eine Alarmierung des MET

Tag	11. POD		12. POD					
Uhrzeit/EWS	20:00	EWS	08:00	EWS	12:00	EWS	13:00	EWS
Atemfrequenz	12	0	14	0	18	0	22	2
SaO_2	97	0	95	1	93	2	93	2
Temperatur	36,9	0	37,3	0	37,5	0	37,4	0
Blutdruck (SYS)	135	0	105	1	99	2	85	3
Herzfrequenz	85	0	95	1	103	1	122	2
Bewusstsein	o. B	0	o. B	0	o. B	0	n. ansprechbar	3
EWS		0		3		5		12
Monitoring-Frequenz	12 h		4 h		1 h		MET-Alarm	

18

ein fortan 4-stündliches Messintervall nach sich ziehen. Nach der Kontrollmessung um 12 Uhr wird der Stationsarzt informiert, der mit der Arbeitsdiagnose Hypovolämie die intravenöse Gabe von 1000 ml balancierte Vollelektrolytlösung anordnet. Die weitere Kontrollmessung um 13 Uhr ergibt einen EWS-Wert von 12, woraufhin ein Notruf an das MET abgesetzt wird.

■ Alarmierungsgrund

Der Alarmierungsgrund ergibt sich aus dem EWS. Darüber hinaus ist durch das Behandlungsteam eine Alarmierung des MET auch jederzeit aus Sorge um den Patienten heraus ohne Messwerte möglich (Deakin et al. 2010). Im vorliegenden Fall war es der EWS-Wert von 12, der sich aus Tachypnoe, kontinuierlichem Sättigungs- und Blutdruckabfall sowie Tachykardie und Bewusstseinseintrübung des Patienten ergab. Damit lag der erzielte EWS von 12 über dem Alarmierungstrigger von 7 für das MET.

■ Eintreffen des MET und Diagnostik

Das MET trifft 4 min nach Alarmierung beim Patienten ein.

A: Atemwege sind frei mit Tachypnoe.

B: Ventilation ist seitengleich gegeben bei einer peripheren Sauerstoffsättigung SpO_2 von 88 % bei kalten Akren.

C: Zirkulatorisch lässt sich bei einer Rekap-Zeit von 4 s und blassem marmoriertem Hautkolorit ein Blutdruck von 80/60 mmHg bei einer Herzfrequenz von 128/min messen. Das EKG zeigt eine absolute Arrhythmie bei Vorhofflimmern.

D/E: Die Vigilanz des Patienten ist deutlich gemindert mit einem GCS von 6 bei isokoren, lichtreagiblen Pupillen. Die Gesamtsituation wird als instabil eingeschätzt, eine Intubation wird bei fehlenden Schutzreflexen auch bei deutlich eingeschränkter Hämodynamik mit hoher Priorität für notwendig erachtet. Zur Objektivierung eines möglichen intraabdominellen Blutverlusts erfolgt parallel zu den Intubationsvorbereitungen eine erweiterte fokussierte Ultraschalluntersuchung der großen Körperhöhlen (eFAST) durch den Stationsarzt, welche ohne Anhalt für freie Flüssigkeit im Abdominalraum bleibt. Bei vermuteter unklarer Blutungsursache/-quelle wird eine Angio-CT als sinnvoll angesehen.

Die arterielle BGA ergibt: Hb: 6,9 mg/dl, HKT: 25, Laktat 6,8 mmol/l, pH 7,229, pCO_2 59,5 mmHg, pO_2 50,3 mmHg, HCO_3 25 mmol/l, BE-2,9 mmol/l, SaO_2 92 % und einen BZ von 97 mg/dl.

Folgende Differenzialdiagnosen werden erwogen (Standl et al. 2018):

- hämorrhagischer Schock
- Lungenarterienembolie
- hypovolämischer Schock
- septischer Schock

■ Maßnahmen

Obgleich der erhöhte qSOFA-Score auch ein septisches Geschehen nicht ausschließen lässt und keine freie Flüssigkeit im Abdomen im Ultraschall nachweisbar war, bleibt in Zusammenschau der Befunde die Arbeitshypothese eines hämorrhagischen Schocks im Vordergrund mit höchster Eile zur dezidierten Diagnostik und Operation. Neben der Infusion von 500 ml balancierter Vollelektrolytlösung wird die Intubation nach fraktionierter Injektion von 60 mg Propofol vorgenommen. Bei der laryngoskopischen Einstellung zur Intubation ist Blut im Rachen zu sehen mit Anhalt für Blutaspiration. Es wird die Arbeitsdiagnose obere gastrointestinale Blutung gestellt. In Zusammenschau mit fehlender freier Flüssigkeit im Abdomen wird davon ausgegangen, dass Pankreassekret Blutgefäße arrodiert haben könnte. Parallel zur Verbringung des weiterhin kreislaufinstabilen Patienten in die CT erfolgt die Anforderung von 4 Notfall-Erythrozytenkonzentraten (0 Rh –). Da die Blutungsquelle nicht gesichert ist, erfolgt eine Kreislaufunterstützung lediglich mit einem systolischen Zielblutdruck von 100 mmHg mit Noradrenalin.

▪ Verlauf und Outcome

In der Angio-CT ergibt sich ein gedeckt rupturiertes Aortenaneurysma mit Einblutung in das Retroperitoneum. Entsprechend wird der Patient mit einem Aortenstent versorgt. Die initial notwendigen Katecholamine wurden im Verlauf des Eingriffs verzichtbar. Insgesamt wurden 2 aufgrund der Vorerkrankung bestrahlte Erythrozytenkonzentrate und 3 Einheiten FFP transfundiert. Nach erneut 2-tägigem Intensivaufenthalt konnte der Patient am 23. POD in die Häuslichkeit entlassen werden.

▪ Besonderheiten und Auswertung

Obwohl im vorliegenden Fall eine Reihe von Differenzialdiagnosen in Erwägung gezogen werden mussten, wurde aufgrund des blassen Hautkolorit des Patienten zusammen mit den kalten Akren am ehesten die Differenzialdiagnose eines hypovolämischen/hämorrhagischen Schocks gestellt (Standl et al. 2018). Die bei zügigem Vorgehen oft hilfreiche eFAST auf Station war insofern irreführend, da der tatsächliche Blutungsort in das Retroperitoneum hiermit nicht einsehbar war. Die bei der Intubation beobachteten Blutantragungen haben kurz die Arbeitsdiagnose AGIB aufkommen lassen, die sich im Folgenden aber nicht bestätigte.

Eine Intubation außerhalb des OPs bei einer vermuteten Aortenruptur muss stets streng indiziert werden, da sich die Anästhesieeinleitung in Kombination mit der Aortenruptur schnell zu einer hämodynamisch für den Anästhesisten alleine nicht mehr beherrschbaren Situation auswachsen kann. Hier ist immer zu überlegen, ob der Transport in den OP-Saal (bei erhaltenen Schutzreflexen) möglich ist und die Einleitung dann mit der Möglichkeit einer unmittelbaren Operation durch die Anwesenheit eines Chirurgen, der sofort „Schnitt und Clamp"-bereit ist, direkt im Saal vorgenommen wird. Im vorliegenden Fall stand die Atemwegssicherung im Vordergrund, und eine Aortenruptur wurde zum Zeitpunkt der Intubation nicht vermutet.

Dieser Fall zeigt eindrücklich, dass Notfallsituationen auf Normalstationen frühzeitig erkannt werden können und eine Alarmierung eines MET nach definierten Kriterien auch unterhalb der Reanimationsschwelle das Patientenoutcome günstig beeinflusst. Werden Alarmierungsgründe wie durch die Nutzung von Single- oder Multiparameter-Scores (► Kap. 4) objektiviert (Deakin et al. 2010), dann wirken diese mit großer Sensitivität (keinen kritischen Patienten übersehen) und hoher Spezifität (keine Fehlalarme auslösen).

18.8 Schwellung im rechten Unterbauch

Jens-Christian Schewe und Stefan Lenkeit

Herr J., 77 Jahre alt, stellt sich notfallmäßig mit einer seit dem Morgen plötzlich aufgetretenen ca. handballgroßen schmerzhaften Schwellung im rechten Unterbauch vor. Er berichtet, an dieser Stelle am Vortag eine 3-Monats-Spritze zur Therapie des vorbekannten Prostatakarzinoms (antihormonelle Therapie) erhalten zu haben. Zudem berichtet Herr J. von einer seit Jahren bekannten Bauchwandhernie im rechten Unterbauch, in den Bruchsack schöben sich intermittierend Darmanteile, die er aber bislang immer habe zurückschieben können. An Vorerkrankungen bestehen eine dialysepflichtige Niereninsuffizienz, eine koronare 3-Gefäßerkrankung, eine Aortenklappenstenose, eine Leberzirrhose, arterielle Hypertonie, insulinpflichtiger Diabetes mellitus, Adipositas und ein Alkoholabusus.

In der klinischen Untersuchung bei Aufnahme zeigt sich kein weiterer pathologischer Befund. Es besteht kein Fieber. Herr J. klagt jedoch über Übelkeit und Erbrechen seit dem Vortag. Stuhlgang habe er noch am selben Morgen gehabt, dieser sei von normaler Farbe und Konsistenz gewesen.

Es erfolgt noch im Notfallzentrum eine Abdomen-Sonographie der schmerzhaften Schwellung. Dabei kann eine große Bauchwandhernie mit im Bruchsack enthaltenen Darmschlingen nachgewiesen werden. Erfreulicherweise glückt die manuelle Reposition unter Wärmebehandlung und Analgesie. Anschließend wird Herr J. zur stationären Beobachtung und Planung einer elektiven Operation auf die chirurgische Normalstation aufgenommen.

■ Alarmierungsgrund

Am Tag nach der Aufnahme auf die chirurgische Allgemeinstation wird das MET des Hauses gegen Abend alarmiert. Herr J. sei tachypnoeisch, tachykard und zudem hypoton.

■ Diagnostik

Das MET findet einen ängstlich-agitierten Herrn J. vor. Die weiteren Maßnahmen werden nach ABCDE-Schema dargestellt (Maconochie et al. 2015): **A:** Die Atemwege sind frei, die Atemfrequenz beträgt etwa 24/min. **B:** Die Auskultation ergibt ein vesikuläres Atemgeräusch beider Lungen. Die periphere Sauerstoffsättigung liegt bei 97 %. **C:** Die Herzfrequenz beträgt 110/min, der Blutdruck 82/50 mmHg. Im EKG zeigt sich ein tachykarder SR, keine ST-Streckenveränderungen. **D:** Die Pupillen sind mittelweit, isokor und lichtreagibel, der Patient ist zeitlich und örtlich nicht orientiert und nicht kooperativ. Der Blutzucker beträgt 47 mg/dl. **E:** Die Temperatur beträgt 38,4 °C, das Abdomen ist prall, nicht druckschmerzhaft, Darmgeräusche sind auskultierbar. Eine Schwellung im Sinne eines Rezidivs der Bauchwandhernie ist nicht zu erkennen. Auf Nachfrage bei der betreuenden Pflegekraft hat Herr J. abgesehen von der umfangreichen Hausmedikation während des Stationsaufenthaltes Ibuprofen, Metamizol und Enoxaparin in prophylaktischer Dosierung neu erhalten. Beim Blick in die Krankenakte zeigen sich ein PCT von 0,78 µg/l und Leukozyten von 11,94 G/l in der Blutentnahme vom selben Morgen.

■ Differenzialdiagnosen

- Alkoholentzugssyndrom mit Delir
- Sepsis
- Hypoglykämie
- allergische Reaktion

Der Arzt des MET entscheidet sich, Herrn J. nach Anlage eines großlumigen i.v. Zuganges unter Gabe von 40 ml G40 % und anschließender Flüssigkeitstherapie mit Vollelektrolytlösung zur Blutdruckstabilisierung auf die Intensivstation zu bringen.

■ Verlauf auf der Intensivstation

Bei Ankunft auf der Intensivstation ist Herr J. weiterhin nicht orientiert. Der Blutdruck liegt nun bei 90/55 mmHg, die Herzfrequenz bei 100/min. Der Blutzucker beträgt nach der G40 %-Gabe 70 mg/dl. Es erfolgt die Anlage eines zentralvenösen und eines arteriellen Zuganges sowie eine Blutentnahme und Abnahme von Blutkulturen. Gleichzeitig erfolgt die weitere Kreislaufstabilisierung mittels Volumengabe und einer Katecholamintherapie in niedriger Dosierung, die zusätzliche Gabe von G5% zur weiteren Blutzuckerregulation und unter dem Verdacht auf eine akute Infektion mit abdominellem Fokus der Beginn einer kalkulierten antibiotischen Therapie mit Piperacillin/Tazobactam. Unter dem weiterhin bestehenden Verdacht eines Alkoholentzugssyndroms wird eine Therapie mit Diazepam begonnen, gleichzeitig wird Thiamin zur Prophylaxe einer Wernicke-Enzephalopathie verabreicht. Es erfolgt eine Sonographie des Abdomens, in der sich kein wegweisender Befund ergibt. In der aktuellen Blutentnahme zeigen sich ein PCT von 1,29 µg/l und Leukozyten von 23,48 G/l, das Laktat in der BGA beträgt 2,1 mmol/l. Derweil zeigt sich eine zunehmende hämodynamische Instabilität, die ein erweitertes hämodynamisches Monitoring und eine differenzierte Katecholamintherapie notwendig macht. Ein CT Thorax/Abdomen zeigt Lufteinschlüsse der V. mesenterica superior und in intrahepatischen Pfortaderästen, sodass unter dem Verdacht einer mesenterialen Ischämie die Indikation zur notfallmäßigen Operation gestellt wird. Intraoperativ zeigt sich ein Teil des Ileum schwarz und infarziert, sodass eine Resektion des entsprechenden Abschnitts erfolgt und der Dünndarm End-zu-End anastomosiert wird. Ein Hinweis auf eine freie Perforation ergibt sich nicht. Es wird zudem trüber Aszites als Hinweis auf eine Unterbauchperitonitis abgesaugt. Herr J. verschlechtert sich kardiopulmonal rapide bis hin zu einer kardiopulmonalen Dekompensation mit massiver hämodynamischer Instabilität. Postoperativ betragen das PCT 3,14 µg/l und die Leukozyten 26 G/l. Das Laktat in der BGA beträgt nunmehr 7,4 mmol/l. Aufgrund der zunehmenden Verschlechterung wird im Verlauf des nächsten Tages in einer interdisziplinären Evaluation der Konsens erzielt, dass der Krankheitsverlauf mit protrahiertem Multiorganversagen in die Irreversibilität gemündet ist und der Sterbeprozess begonnen hat. Aus diesem Grund ist eine Fortführung der intensivmedizinischen Therapie sowohl ethisch als auch intensivmedizinisch nicht sinnvoll. Es wird nunmehr ein palliativer Therapieansatz umgesetzt. Herr J. verstirbt am Abend des folgenden Tages im Multiorganversagen bei septischem Schock.

■ Auswertung

Die Alarmierung des MET-Teams ist nach den hausinternen Alarmierungskriterien (systolischer Blutdruck <90 mmHg) korrekt erfolgt.

Im Rahmen der differenzialdiagnostischen Überlegungen erscheint ein Alkoholentzugsdelir plausibel (Höhepunkt nach 1–2 Tagen Alkoholentzug, Desorientierung, Unruhe, Angst, Tachykardie, erhöhte Temperatur). Weniger passend ist die Hypotonie, die aber durch die Tachykardie bei gleichzeitig bestehender Aortenklappenstenose erklärt werden könnte. Die Hypoglykämie könnte im Rahmen eines Delirs durch Insulingabe bei inadäquater Nahrungsaufnahme bedingt sein. Nicht erklärt sind die erhöhten Infektwerte.

Die Sepsis ist die letztlich zutreffende Differenzialdiagnose. Bereits in der Situation des MET-Einsatzes sind die Kriterien des qSOFA-Score erfüllt (Atemfrequenz ≥22/min, veränderter mentaler Status, systolischer Blutdruck ≤100 mmHg).

Mit einem Blutzucker von 47 mg/dl besteht in der Situation des MET-Einsatzes eine Hypoglykämie. Diese könnte durch Insulingabe bei inadäquater Nahrungsaufnahme bedingt sein, kann aber auch als Folge des Alkoholentzugs oder im Rahmen der beginnenden Sepsis aufgetreten sein.

Letztlich ist auch eine anaphylaktische Reaktion (z. B. nach Metamizolgabe) denkbar (passend dazu Tachykardie, Hypotonie, Verwirrtheit, ggf. Tachypnoe im Rahmen einer Bronchialobstruktion, ggf. erhöhte Temperatur). Nicht erklärt sind wiederum die erhöhten Infektwerte.

Der weitere Verlauf stellt die leitliniengerechte Sepsistherapie dar. Dennoch kommt es zu einer rapiden Verschlechterung des klinischen Zustandes des Patienten und letztlich zum Tod desselben. Hierbei ist zu beachten, dass die Krankenhaussterblichkeit der schweren Sepsis bzw. des septischen Schocks bei ca. 55 % liegt.

18.9 Akute Vigilanzstörung

Marissa Michelfelder

Herr G., 83 Jahre alt, ist vor einer Woche vom Rettungsdienst in die Klinik gebracht worden, nachdem ihm selber zu Hause eine sensomotorische Hemisymptomatik links und verminderte Sprachproduktion aufgefallen war. Bei Eintreffen in der Klinik war die Symptomatik regredient. Nach CCT-/CT-A-Diagnostik konnte die Diagnose einer rechtshemisphärischen TIA bei hochgradiger ACI-Stenose rechts gestellt werden. Im interdisziplinären Konsens ist die Entscheidung für eine Thrombendarteriektomie gefallen; diese ist vor 2 Tagen durchgeführt worden. Nach anfänglicher Überwachung auf der IMC-Station ist Herr G. auf die gefäßchirurgische Allgemeinstation verlegt worden.

Herr G. lebte bislang selbstversorgend mit seiner Ehefrau zusammen und ist an einer KHK (Zustand nach ACVB 1992), einer pAVK III°, einem Vorhofflimmern (Antikoagulation mit Apixaban), einer arteriellen Hypertonie, einer Hypercholesterinämie und einem Diabetes mellitus Typ II vorerkrankt.

▪ Alarmierungsgrund

Die Alarmierung des MET erfolgt bei akuter Vigilanzminderung.

▪ Diagnostik

Bei Eintreffen findet sich ein somnolenter Patient, der auf Ansprache die Augen öffnet. Er antwortet nicht auf Fragen und wendet sich im Gespräch mehrmals ab. Aufforderungen befolgt er teilweise und verzögert (hebt beispielsweise die Arme auf Aufforderung, lässt sie aber schnell wieder sinken und schließt die Augen nicht wie gefordert). Der Glasgow Coma Score beträgt 10 Punkte. Die Pupillen sind mittelweit, isokor und lichtreagibel. Die neurologische Untersuchung ist bei dem unkooperativen Patienten erschwert; Muskeleigenreflexe der oberen Extremität sind seitengleich erhältlich, die Muskeleigenreflexe der rechten unteren Extremität sind lebhaft und es besteht hier eine Spastik. Das Babinski-Zeichen ist rechts positiv. Der Blutdruck beträgt 165/90 mmHg, die Herzfrequenz 89/min. Im EKG zeigt sich das vorbeschriebene Vorhofflimmern; keine ST-Strecken-Veränderungen. Die Atemfrequenz liegt bei etwa 12/min, die periphere Sättigung ist 98 % ohne Sauerstoffzufuhr. Der Blutzucker beträgt 90 mg/dl. Über den Lungen lässt sich ein vesikuläres Atemgeräusch auskultieren, die Bauchdecke ist weich und Darmgeräusche sind in allen vier Quadranten auskultierbar.

Auf Nachfrage gibt die betreuende Pflegekraft an, dass Herr G. neben seiner Hausmedikation seit 3 Tagen eine antibiotische Therapie mit Ampicillin/Sulbactam bei Verdacht auf Pneumonie und pneumonische Infiltrate im Röntgen Thorax, des Weiteren Amitriptylin 25 mg p.o. sowie im Rahmen akuter Unruhe im Verlauf des späten gestrigen Abends einmalig Atosil 50 mg p.o. erhalten hat. Statt Apixaban erhält er zurzeit Enoxaparin in therapeutischer Dosierung.

▪ Differenzialdiagnosen

- Intrazerebrale Ischämie/Blutung
- (Hypoaktives) Delir
- Medikamentenüberdosierung/-intoxikation
- nonkonvulsiver Status epilepticus
- Hyponatriämie

▪ Maßnahmen

Der Arzt des MET entscheidet sich, Herrn G. auf die der Intensivstation angegliederte IMC-Station aufzunehmen. Um Zeitverluste bei der notwendigen Diagnostik zu vermeiden, veranlasst er ein CCT, das auf dem Weg zur IMC-Station durchgeführt wird. Hier zeigt sich keine frische Ischämie oder Blutung. Bei Zustand nach Carotis-TEA ist die A. carotis rechts regelrecht offen perfundiert. Es sind ältere Defekte im Mediastromgebiet links sowie kleinere Defekte im Bereich der Stammganglien links sichtbar.

▪ Verlauf auf der IMC-Station

Es erfolgt die gezielte Diagnose des Delirs mittels Confusion Assessment Method (CAM). Zur weiteren Klärung der Ätiologie des Delirs werden eine Laboruntersuchung (Elektrolyte, Blutbild, Leber-, Nieren- und Entzündungsparameter, Urinstatus) und ein Röntgen Thorax zur Einschätzung der vermuteten Pneumonie veranlasst. Amitriptylin und Atosil werden abgesetzt, Unacid wird trotz des delirogenen Potenzials bei Verdacht auf Pneumonie vorerst beibehalten. Neben reorientierenden Maßnahmen, Mobilisierung und Ausgleich des Flüssigkeits- und Elektrolythaushaltes wird Risperidon 0,5 mg p.o. 1–0–1 eindosiert. Darunter kommt es im Verlauf des nächsten Tages zu einer erfreulichen Verbesserung des Zustandes von Herrn G., der zeitnah wieder auf die Normalstation verlegt werden kann.

▪ Auswertung

Die Alarmierung des MET ist nach den hausinternen Alarmierungskriterien (plötzliche Bewusstseinstrübung) korrekt erfolgt. Eine umgehende Bildgebung bei akuter Vigilanzminderung zum Ausschluss einer intrazerebralen Blutung/Ischämie scheint ebenfalls gerechtfertigt. Die sonstigen Befunde der neurologischen Untersuchung (Spastik, lebhafte Muskeleigenreflexe, positives Babinski-Zeichen) sind eher auf den einige Jahre zuvor stattgehabten Mediainfarkt zurückzuführen. Die Notwendigkeit, Herrn G. auf eine IMC-Station aufzunehmen, erscheint diskussionswürdig. Dabei sollte allerdings bedacht werden, dass gerade das hypoaktive Delir (die letztlich zutreffende Differenzialdiagnose) häufig (Robinson et al. 2011) und das Delir im Allgemeinen mit einer deutlich erhöhten Letalität assoziiert ist (Witlox et al. 2010)!

Sowohl differenzialdiagnostisch als auch als Auslöser für das Delir kommt die – möglicherweise beim 83-Jährigen zu hoch dosierte – sedierende Medikation als Ursache in Frage. Ein nonkonvulsiver Status epilepticus ist differenzialdiagnostisch ebenfalls denkbar und häufiger, als vielleicht zunächst vermutet (Swisher et al. 2015). Dennoch entspricht ein Abwarten des Erfolgs einer antideliranten Medikation vor Ausschluss eines nonkonvulsiven Status epilepticus mittels EEG den Empfehlungen der Leitlinie (Spies et al. 2015).

18.10 Unklare Bewusstseinsstörungen

Matthias Weise

Vom Notarzt wird ein 35-jähriger kreislaufstabiler Patient nach Arbeitsunfall in der Notaufnahme vorgestellt. Der Patient hatte sich mit einem Trennschleifer eine Schnitt/-Risswunde im Gesicht zugezogen, nachdem er mit dem Handgriff abgerutscht war. Die Atmung war unauffällig. Nach der Erstversorgung wurde der diensthabende Kollege der Mund-, Kiefer- und Gesichtschirurgie zur definitiven Wundversorgung angefordert. Der Patient wartete im Anschluss in Begleitung seiner Frau im Aufnahmebereich. Nach ca. 10–15 min informierte die Frau aufgeregt, dass ihr Mann kollabiert sei. Daraufhin wurde der Patient sofort von dem medizinischen Personal in den „Schockraum" gebracht.

▪ Symptome

Der komatöse Patient hatte eine Sinustachykardie von 125 pro Minute ohne Herzrhythmusstörungen oder eine signifikante ST-Streckenveränderung. Aufgrund einer nicht mehr normalen Atmung und fehlenden Pulses wurde sofort die Reanimation begonnen und das MET alarmiert.

▪ Alarmierungsgrund

Reanimation nach Arbeitsunfall mit Blutverlust aus dem Gesichtsbereich.

▪ Eintreffen des MET und Diagnostik

Das MET trifft nach etwa 4 min ein und übernimmt die Führung der Reanimation bei nicht defibrillierbarem Rhythmus, und es wird 1 mg Adrenalin über den vorhandenen i.v. Zugang appliziert. Als potenziell reversible Ursachen kommen in Frage:

- Hypovolämie
- Hypoxie
- bisher unerkannte metabolische Störung
- Thrombembolie

Eine Hypothermie, Intoxikation, Spannungspneumothorax und Perikardtamponade wurden als unwahrscheinlich eingestuft.

Im weiteren Verlauf wird die Herzdruckmassage mit einem mechanischen System fortgeführt und eine invasive Blutdruckmessung in der A. femoralis sinistra etabliert, die einen Blutdruck von 45/20 mmHg zeigte. Die Blutgasanalyse ergab einen Hämoglobinwert von 11 g/dl, ein Kalium von 4,6 mmol, einen Blutzuckerwert von 110 mg/dl und einen pH-Wert im Normbereich.

In der sofort angeforderten transthorakalen Echokardiographie wurden ein hyperkinetischer linker und rechter Ventrikel festgestellt ohne Hinweise auf eine regionale Kontraktilitätsstörung des linken Ventrikels oder Zeichen einer Rechtsherzbelastung. Zeichen eines ausgeprägten Volumenmangels waren ebenfalls nicht nachweisbar. Gleichfalls lag kein Perikarderguss vor. Es stellte sich demzufolge die Frage: Warum entwickelte der Patient trotz der hyperdynamen Herzfunktion keinen ausreichenden Blutdruck?

▪ Maßnahmen

Im Rahmen des „secondary survey" wurden die Allergie und die Medikamentenanamnese erfragt. Hieraus ergab sich, dass im Rahmen der Vorstellung beim MKG-Chirurgen aufgrund der Verunreinigung der Wunde ein Antibiotikum (Ceftazidim) i.v. ca. 10 min vor dem „Kreislaufkollaps" verabreicht worden war.

Entsprechend dieser Befundkonstellation lag mit einer hohen Wahrscheinlichkeit ein durch das Antibiotikum ausgelöster anaphylaktischer Schock vor. Bei der folgenden Pulskontrolle wurde ein schwacher Puls getastet, der mit einem Blutdruck von 60/40 mmHg einherging. Hierauf wurde die Herz-Druckmassage auch in Kenntnis der hyperdynamen Herzaktion beendet.

Nachdem Adrenalin bereits zur Reanimation gegeben worden war, wurde die Therapie des anaphylaktischen Schocks jetzt noch mit Prednisolon und Dimetinden i.v. komplettiert. Zur Stabilisierung erhielt der Patient fraktioniert noch weitere 5 mg Adrenalin intravenös. Nach ca. 5 min stieg der Blutdruck auf 75/50 mmHg, nach ca. 10 min auf 120/85 mmHg an.

▪ Verlauf und Outcome

Im weiteren Verlauf waren deutlich erhöhte Troponin-T-Werte auffällig. Um eine begleitende koronare Herzkrankheit sicher auszuschließen, wurde der Patient 3 Tage später unter stabilen Kreislaufverhältnissen invasiv untersucht. In der Koronarangiographie konnten keine Stenosen nachgewiesen werden.

Dieser Ablauf demonstriert, dass die Dokumentation von konsiliarisch hinzugezogenen Ärzten bzw. anamnestische Rückfragen durch das MET große Bedeutung haben. Des Weiteren wird in diesem Ablauf ersichtlich, dass die transthorakale Echokardiographie bzw. die fokussierte Notfallsonographie am Herzen in die Notfalldiagnostik im Rahmen von Reanimationen und „unklaren" Schockgeschehen eingebunden werden sollte.

18.11 Hypoglykämie

Felix Lehmann

▪ Symptome

Eine 76-jährige Patientin, die präoperativ zu einem Wechsel ihrer Knie-TEP aufgenommen wurde, wird von der zuständigen Pflegekraft in ihrem Zimmer auf einem Stuhl sitzend nicht mehr adäquat kontaktierbar vorgefunden.

▪ Alarmierungsgrund

Unter dem Verdacht eines akuten Schlaganfalls wird das zuständige MET von der Station alarmiert.

Eintreffen des MET und Diagnostik

Bei Eintreffen des Teams wird die Patientin immer noch im Stuhl sitzend vorgefunden. Die zuständige Pflegekraft konnte sie aufgrund der ausgeprägten Adipositas per magna nicht mobilisieren und hat daher darauf geachtet, dass die Patientin nicht aus dem Sitz stürzt.

Das Hautkolorit ist insgesamt blass. Die Patientin schwitzt stark. Auf forcierte Ansprache und taktile Reize reagiert sie mit ungerichteten Lauten, Schmerzreize führen zu einer Beugeabwehr. Höhergradige Paresen können nicht festgestellt werden. Die Pupillen sind beidseits mittel-weit und prompt lichtreagibel. Die Vitalparameter sind insgesamt unauffällig.

Auf dem Tisch ist offenbar die Handtasche der Patientin komplett entleert worden. Ein verschlossenes Päckchen Traubenzucker liegt, mit teils zerrissener Verpackung, auf dem Boden. Die alarmierende Pflegekraft gibt an, dass sie dies bereits so vorfand, als sie in das Patientenzimmer kam.

Insgesamt ergibt sich für das MET nicht das Bild eines Apoplex. Vielmehr entsteht der Verdacht auf eine schwere Hypoglykämie. Neben dem erfolgten Basismonitoring (EKG, SpO_2, NIBP) wird daher aus dem Mandrin der angelegten Venenverweilkanüle eine Blutzuckermessung erstellt. Das Messergebnis ist „LOW".

Auf Rückfrage bei der Pflegekraft, welche Vorerkrankungen bekannt seien, gibt sie an, die Patientin gerade erst aufgenommen zu haben und daher noch keine genauen Informationen vorliegen hätte.

Maßnahmen

18 Nach Überprüfung der sicheren intravasalen Lage des Gefäßzugangs werden der Patientin langsam 8 g Glukose injiziert. Hierunter zeigt sich eine rasche Besserung der Symptomatik. Die Patientin klart innerhalb der kommenden Minuten deutlich auf, ist zunächst aber noch räumlich und zeitlich nicht orientiert. Eine Kontrollmessung des Blutzuckerspiegels zeigt nun einen Wert von 45 mg/dl an. Es werden daher weitere 8 g Glukose i.v. verabreicht. Innerhalb der kommenden 15 min erholt sich die Patientin komplett und kann nun auch von ihrem Diabetes mellitus berichten. Auf Nachfrage gibt sie an, sie hätte an diesem Morgen nicht frühstücken können, da sie der bevorstehende Krankenhausaufenthalt so aufregen würde. Die morgendliche Insulingabe habe sie jedoch wie immer durchgeführt.

Outcome

Aufgrund des anamnestisch gesicherten Diätfehlers und des bekannten insulinpflichtigen Diabetes mellitus wird die Patientin vor Ort gelassen. Mit der Stationspflege wird vereinbart, dass die Patientin innerhalb der kommenden Stunde engmaschig gesehen werden soll. Zudem soll sie unmittelbar noch ein Mittagessen erhalten. Der Patientin selber wird erklärt, dass sie ihr bisheriges Insulinschema beibehalten solle, um nach den Glukosegaben nicht in eine unkontrollierte Hyperglykämie zu gleiten.

Besonderheiten

„Buntes" klinisches Bild von vegetativen Symptomen (Zittern, Kaltschweißigkeit) über fokal neurologische Defizite (Schwindel, Taubheitsgefühl der Extremitäten) bis hin zu schweren Funktionsstörungen des ZNS (Krampfanfälle, Paresen, Bewusstseinsstörungen: Somnolenz/Sopor). Die Symptomatik ist meistens rasch progredient und entwickelt sich von milden Prodromalsyndromen zu schweren Ausfallerscheinungen. Die Initialphase besteht immer zunächst in einer adrenergen Gegenregulation, bei weiter fallenden Blutglukosespiegeln folgt dann eine neuroglykopenische Reaktion mit o. g. Ausfallerscheinungen.

Die Schweregradeinteilung ist nicht an spezifischen Blutglukosewerten festgemacht, sondern an der Fähigkeit des Patienten zur Selbsttherapie. Hierbei kann eine milde Hypoglykämie durch den Patienten selbstständig durch Glukoseeinnahme behandelt werden, während er bei der schweren Hypoglykämie auf Fremdhilfe angewiesen ist (Böhm et al. 2012).

Insbesondere die Wahrnehmung der Frühzeichen einer sich anbahnenden Hypoglykämie ist häufig bei Patienten mit einem Typ-1-Diabetes mellitus gestört (Hypoglycaemia Unawareness), sodass das Zeitfenster, in dem eine Eigentherapie mit Glukose möglich ist, verstreicht.

Patienten mit einer schweren Hypoglykämie und erhaltenem Bewusstsein sollten 30 g Glukose p.o. erhalten. Wiederholung der Maßnahme nach 15 min, wenn der Blutglukosespiegel unter 60 mg/dl bleibt.

Patienten mit einer schweren Hypoglykämie ohne erhaltenes Bewusstsein sollten 40 ml G40% i.v. oder 1 mg Glucagon i.m. oder s.c. erhalten.

Das Risiko einer schweren Hypoglykämie steigt mit der Dauer der Erkrankung, einem niedrigen HbA_{1c}, dem Vorhandensein einer Hypoglycemia Unawareness, der Häufung von vorangegangenen Hypoglykämien und dem Voranschreiten einer Polyneuropathie. Das Letalitätsrisiko ist mit ca. 0,2 % als gering anzusehen (Jacobson et al. 2007).

Die verwendete trockenchemische Messung des Blutglukosespiegels (Stix) weist gegenüber der laborchemisch geeichten Messung eine höhere Ungenauigkeit auf. Abweichungen bis 15 % sind die Regel (Sacks et al. 2011). Die Messungenauigkeit nimmt insbesondere bei sehr hohen und sehr niedrigen Blutglukosespiegeln zu (Sacks et al. 2011).

Die Fingerbeeren sind vor der Messung gründlich zu reinigen, da es zu falsch hohen Messungen nach einer versuchten Eigentherapie mit Glukose durch den Patienten kommen kann.

18.12 Unklare Bewusstseinsstörung

Felix Lehmann

■ Symptome

Ein neurochirurgischer Patient wird 4 Tage nach elektiver Resektion einer Kleinhirnmetastase eines Bronchialkarzinoms innerhalb weniger Stunden zunehmend somnolent. Zeitgleich zeigt sich eine ebenso rasch progrediente respiratorische Verschlechterung im Sinne einer Oxygenierungsstörung. Die logopädischen Befunde der letzten Tage beschreiben, bei palpablen Larynxelevationen, eine zunehmend hypotone Pharynxmuskulatur mit insgesamt reduzierter Schluckfrequenz und eine hypotone Dysarthrophonie. Direkt postoperativ war der Verlauf des Patienten komplikationslos. In der CCT zeigte sich ein regelrechter Resektionsbefund, es bestand kein fokal neurologisches Defizit.

Laborchemisch waren lediglich die auf 5 mg/l erhöhten D-Dimere unmittelbar postoperativ auffällig, was jedoch dem Eingriff zugeschrieben wurde.

■ Alarmierungsgrund

Die Pflegekräfte der neurochirurgischen IMC alarmieren das MET unter dem Verdacht einer Lungenembolie.

■ Eintreffen des MET

Das MET findet einen bewusstlosen Patienten vor. Auf Schmerzreize zeigt er eine normale Beugeabwehr aller Extremitäten (GCS 6). Die Pupillen sind beidseits mittelweit mit prompt erhaltener Lichtreaktion. Die Pyramidenbahnzeichen sind negativ.

Der nicht invasiv gemessene Blutdruck liegt bei 100/60 mmHg bei einer leichten Sinustachykardie mit Frequenzen um 120/min.

Die initiale Sättigung beträgt 90 %. Der Patient erhält bereits 10 l Sauerstoff per Maske. Klinisch auffällig ist eine größere Menge Speichel, der auch teils eingetrocknet am Mund und Kinn des Patienten zu sehen ist.

Die zuständige Pflegekraft beschreibt, dass der Patient vor einigen Stunden noch kontaktfähig und kooperativ gewesen sei. Die ihr zugeteilte Pflegeschülerin gibt an, dass sie bei dem Patienten kurz vor der Alarmierung unkontrollierte Armbewegungen gesehen habe, danach sei er nicht mehr kontaktierbar gewesen.

Noch während der Erstversorgung des Patienten kommt der zuständige Stationsarzt der Neurochirurgie hinzu. Er beschreibt die respiratorische Insuffizienz als in den letzten Tagen progredient. Die initial leicht erhöhten D-Dimere seien in einer Kontrolle am heutigen Tag weiter angestiegen, sodass bereits vor der akuten Verschlechterung des Patienten die Durchführung eines CT-Thorax zum Ausschluss einer Lungenembolie geplant gewesen wäre.

▪ Maßnahmen

Das bestehende Monitoring des Patienten wird um eine Messung des Blutzuckerspiegels erweitert. Diese ergibt mit 180 mg/dl einen für die Situation normalen Wert.

Zusammengefasst ergeben sich verschiedene Verdachtsdiagnosen. Klinisch führend erscheint zum gegenwärtigen Zeitpunkt die stark eingeschränkte Vigilanz des Patienten. Ursächlich hierfür könnten ein oder mehrere fraglich beobachtete Krampfanfälle gewesen sein. Allerdings stellt auch der Eingriff in der hinteren Schädelgrube einen Risikofaktor dar, sodass eine postoperative Komplikation, wie z. B. eine Nachblutung im OP-Gebiet, denkbar wäre. Passagere Hirnnervenausfälle oder Affektionen nach einem Eingriff in dieser Region sind ebenfalls häufig und können über Tage zu einer zunehmenden Erschöpfung bei wiederholter Aspiration führen. Klinische Anhaltpunkte hierfür ergeben sich durch den offenbar nicht abgeschluckten Speichel und die Befunde der Logopädie.

Lungenembolien ereignen sich im Umfeld neurochirurgischer Erkrankungen (z. B. Subarachnoidalblutung, Meningeom) gehäuft. Die Bewusstseinsstörung als solche stellt kein charakteristisches Symptom dar, die D-Dimere sowie die Oxygenierungsstörung hingegen schon. Eine weitere Abklärung ist daher erforderlich.

Da auch nach Absaugen des Mund-/Rachenraumes eine stabile Spontanatmung ohne weitere Hilfestellung persistiert, die Oxygenierungsstörung jedoch weiterhin besteht, entschließt sich das Team letztlich zu einer orotrachealen Intubation, um die geplante CT-Bildgebung unverzüglich zu ermöglichen. Die Intubation gelingt problemlos, unter einem FiO_2 von 0,6 bei einer BIPAP-Beatmung mit einem PEEP von 10 mbar steigt der SpO_2.

Der Transport von der Station erfolgt unmittelbar nach Sicherung des Atemweges direkt in die Radiologie. Hier werden ein natives CCT und ein CT-Thorax mit arterieller Kontrastierung der Lungenstrombahn durchgeführt. Anschließend erfolgt die Übergabe an die Neuro-Intensivstation, die bereits durch den Stationsarzt der Neurochirurgie über die bevorstehende Aufnahme informiert wurde.

▪ Outcome

Das CCT zeigte keine relevanten Komplikationen, insbesondere keine relevante Nachblutung. Das Kleinhirn zeigte ein für den 4. postoperativen Tag zeitgerechtes leichtes Ödem ohne raumfordernden Effekt. Im CT-Thorax wurde eine Lungenembolie ausgeschlossen. Beide Unterlappen zeigten Belüftungsstörungen, im rechten Unterlappen mit begleitenden pneumonischen Infiltraten.

Der Patient zeigte in den folgenden Tagen einen auf die Antibiose gut ansprechenden bakteriellen Infekt mit am ehesten pulmonalem Fokus. Die Beatmungssituation war bereits nach der Aufnahme unkompliziert. Die Oxygenierungsstörung war bereits nach wenigen Stunden kaum noch nachweisbar. Eine Sedierung wurde lediglich mit Clonidin und Sufentanil durchgeführt, hierunter zeigte sich der Patient bereits am Aufnahmetag zunehmend vigilanter, sodass auf eine ICP-Messung verzichtet wurde. Aufgrund der Anfallsanamnese wurde Levetiracetam eindosiert. Ein EEG am Folgetag zeigte eine leichte Allgemeinveränderung ohne epilepsietypische Potenziale. Logopädisch persistierte zunächst eine Dysphagie mit deutlicher Einschränkung der Larynxsensibilität und unkoordiniertem Schluckakt, die jedoch innerhalb von 3 Tagen unter logopädischer Betreuung verbesserbar war. Am vierten Tag nach ICU-Aufnahme wurde unter speichelreduzierender Therapie und physiotherapeutischer Mobilisation in den Stuhl komplikationslos extubiert. In den folgenden Tagen besserte sich die Schluckfunktion weiterhin, ohne dass ein Anhalt für Speichelaspiration bestand. Somit ergibt sich retrospektiv die Diagnose einer passageren Dysphagie im Rahmen einer Operation der hinteren Schädelgrube mit konsekutiver Dekompensation bei rezidivierender Aspiration.

▪ Fehler/Besonderheiten

Bewusstseinsstörungen, insbesondere im Nachgang neurochirurgischer Eingriffe, müssen immer mittels CCT abgeklärt werden. Sollte parallel eine pulmonale Funktionsstörung bestehen, ist immer auch an eine Lungenembolie zu denken, deren Inzidenz bei diesen Patienten erhöht ist. Eine Therapie (Heparinisierung) der Lungenembolie ist jedoch nur in Kenntnis der aktuellen intrazerebralen Situation möglich, um die Gefahr von Nachblutungen einschätzen zu können. Krampfanfälle sind ebenfalls häufig, da der operative Reiz nicht selten die Krampfschwelle reduziert, wenn auch ihr Auftreten nach Eingriffen der hinteren Schädelgrube sicherlich seltener ist.

Die Inzidenz von Schluckstörungen nach Operationen in unmittelbarer Nähe der Hirnnervenkerne ist hingegen hoch. Vigilanzstörungen unter permanenter Aspiration sind Zeichen der körperlichen Erschöpfung und sind charakteristischerweise nach Intubation und stringentem Verzicht auf Sedierung (Ziel RASS 0) rasch regredient.

18.13 Nur ein paralytischer Ileus?

Cornelius J. van Beekum und Tim O. Vilz

Eine 58-jährige Frau mit einem hepatisch metastasierten Karzinom des rektosigmoidalen Übergangs stellte sich gemäß Tumorboardbeschluss zur laparoskopischen anterioren Rektumresektion vor. Bei der Patientin bestand ein Zustand nach zweimaliger Sectio caesarea. Im Rahmen der zweiten Sectio kam es zu einem komplikativen postoperativen Verlauf mit Notwendigkeit der Relaparotomie und Abszessentlastung im kleinen Becken.

Aus Angst vor den möglichen Komplikationen entschied sich die Patientin präoperativ gegen die Anlage eines Periduralkatheters (PDK). Die Operation wurde laparoskopisch in Allgemeinanästhesie ohne Komplikationen durchgeführt.

▪ Symptome

Auf Normalstation wurde die Patientin postoperativ visitiert und erhielt eine Analgesie mit Novaminsulfon und Paracetamol intravenös sowie Oxycodon/Naloxon per os.

Am ersten Tag nach der Operation klagte die Patientin über abdominelle Schmerzen, sodass bei der morgendlichen Visite die Dosis des Opiats erhöht werden musste. Darmgeräusche waren in der Auskultation nur sehr spärlich zu hören, die Drainagesekrete zeigten sich unauffällig. Für den zweiten postoperativen Tag wurden routinemäßig orale Abführmaßnahmen mit Magnesiumsulfat angeordnet, welche jedoch ohne Erfolg blieben.

In den folgenden Tagen beklagte die Patientin zunehmende abdominelle Beschwerden. In der Untersuchung zeigte sich das Abdomen weich, jedoch diskret druckschmerzhaft, Darmgeräusche fehlten weiterhin. Bei unauffälligem Labor und klinischem Ausschluss eines Peritonismus imponierte der Befund am ehesten wie eine postoperative Darmatonie, sodass eine supportive Therapie erfolgte.

Nachdem die Patientin weitere 2 Tage nicht abgeführt hatte, wurde am vierten postoperativen Tag erneut ein Messbecher Magnesiumsulfat per os angeordnet. Nach Gabe des Magnesiumsulfats erbrach die Patientin Dünndarmstuhl, sodass eine

Magensonde angelegt werden musste und mit der Gabe von Prostigmin und Metoclopramid begonnen wurde.

In den nächsten 2 Tagen war die Ileus-Symptomatik progredient: Die Magensonde förderte bis zu 1,5 l Dünndarmstuhl, die Patientin führte auch unter prokinetischer Therapie nicht ab. Aufgrund der abführenden Wirkung und zum Ausschluss eines Passagehindernisses erhielt die Patientin eine Flasche nichtionisches, wasserlösliches Kontrastmittel gefolgt von Röntgenaufnahmen des Abdomens. Insgesamt wurden über 2 Tage vier Übersichtsaufnahmen angefertigt, die eine protrahierte Passage des Kontrastmittels bis in das Rektum zeigten. Mit nun erfolgtem Ausschluss eines Passagestops und der Diagnose eines protrahierten postoperativen Ileus wurde ein Periduralkatheter zur Sympathikolyse angelegt.

▪ Alarmierungsgrund

Am 8. postoperativen Tag lag die Patientin mit blassem Hautkolorit soporös im Bett und war nur auf Schmerzreiz erweckbar. Damit lag der Alarmierungsgrund „Vigilanzminderung“ für das MET vor.

▪ Eintreffen des MET und Diagnostik

Körperlicher Untersuchungsbefund Die Patientin war auf Schmerzreiz erweckbar und zeigte deutliche Abwehrbewegungen aller Extremitäten, die Pupillen waren mittelweit, isokor und beidseits lichtreagibel. Eine Kommunikation war nicht möglich, der GCS betrug 10.

Der Auskultationsbefund der Lunge zeigte bei erhaltener Spontanatmung und Tachypnoe (32/min) keine sonstigen Auffälligkeiten, die periphere Sauerstoffsättigung betrug 98 % unter Raumluft.

Das Abdomen war meteoristisch gebläht, die Wunde imponierte reizlos, die vormals einliegende intraabdominelle Drainage wurde wenige Stunden zuvor entfernt. Bei der Palpation des Abdomens reagierte die Patientin mit schmerzgeplagtem Stöhnen, ein Peritonismus zeigte sich jedoch nicht. Auskultatorisch waren nur wenige Darmgeräusche zu hören.

Über die letzten Stunden hatte die Patientin nur etwa 100 ml konzentrierten Urin ausgeschieden, die einliegende Magensonde förderte in den letzten 12 h ca. 2,5 l Dünndarmstuhl. Eine Bilanzierung war über die vergangenen Tage nicht vorgenommen worden.

Elektrokardiogramm (EKG) Im Notfall-EKG war eine neu aufgetretene Tachyarrhythmia absoluta (TAA) mit einer Frequenz von 142/min nachweisbar, bei der nicht invasiven Blutdruckmessung konnten Werte um 90/60 mmHg erhoben werden. Somit lag ein positiver Schockindex vor.

Labor Im aktuellen morgendlichen Labor fiel ein Sprung der Infektwerte auf, die Leukozyten hatten sich von 8,46 G/L auf 16,5 G/L verdoppelt, das CRP war von 24 auf 98 mg/l (Normwert <3 mg/l) angestiegen. Der Hb-Wert lag stabil bei 11 g/dl. Weiterhin fiel eine deutliche Hypokaliämie von 2,9 mmol/l auf.

Auf den Anstieg der Infektwerte war bereits mit einer Erweiterung der Antibiose von Ampicillin/Sulbactam auf Piperacillin/Tazobactam reagiert worden.

Differenzialdiagnosen Folgende Differenzialdiagnosen wurden aufgrund der Anamnese und der klinischen Symptomatik erwogen:

1. Vigilanzminderung und Hypotonie durch Flüssigkeitsverlust über die Magensonde sowie Flüssigkeitsverschiebungen aufgrund eines postoperativen capillary leaks mit konsekutiver Elektrolytentgleisung
2. Ischämischer Insult bei TAA unbekannter Zeitdauer und nur prophylaktischer Antikoagulation mit niedermolekularen Heparinen

3. Vigilanzminderung bei Sepsis mit abdominellem Fokus
4. Vigilanzminderung im Rahmen eines Liquorlecks nach PDK-Anlage

■ Maßnahmen

Nach Anlage eines großlumigen peripheren Venenzugangs wurden Vollelektrolytlösungen zur Therapie des Volumendefizits infundiert. Bezüglich der TAA wurde bei Hypokaliämie mit der Infusion von Kalium mit 10 mmol/h begonnen sowie Calcium und Magnesium als Kurzinfusion verabreicht. Bei unklarer Vigilanzminderung erfolgte eine Schädel-CT (CCT) zum Blutungsausschluss, zur weiteren Fokussuche wurde zusätzlich eine CT des Thorax und des Abdomens angeschlossen.

In der CCT ergab sich kein Anhalt für ein intrazerebrales Geschehen. Die CT-Thorax zeigte bekannte Lungengerüstveränderungen, ergab jedoch keinen Anhalt für eine Pneumonie als Auslöser der Infektwerterhöhung. In der CT-Abdomen zeigte sich eine partielle Hernierung einer Dünndarmdarmschlinge durch die ehemalige, im rechten Mittelbauch eingebrachte Trokarinzision. Oral der Hernie war der Dünndarm deutlich dilatiert, im Bereich der Hernie fand sich ein Kalibersprung, aboral der Hernie dann schmalkalibriger Dünndarm. Ein Anhalt auf eine Minderperfusion der hernierten Schlinge ergab sich nicht. Somit bestand der Verdacht auf einen mechanischen Ileus aufgrund einer Trokarhernie.

■ Verlauf und Outcome

Auf der Intensivstation erfolgte die weitere Stabilisierung der Patientin mittels differenzierter Volumentherapie sowie ein Elektrolytausgleich, worunter die Arrhythmie nach kurzer Zeit spontan wieder in einen Sinusrhythmus konvertierte und sich die eingeschränkte Vigilanz umgehend besserte. Der seit 8 Tagen einliegende zentralvenöse Katheter wurde entfernt und ein neuer eingelegt.

Aufgrund des fehlenden Keimnachweises wurde die Antibiose mit Piperacillin/Tazobactam zunächst fortgeführt und auf eine weitere Eskalation verzichtet.

Nach Sichtung der CT-Bilder durch die betreuenden Ärzte der Viszeralchirurgie und frustranem Repositionsversuch der Hernie wurde die Indikation zur notfallmäßigen Re-Laparoskopie gestellt. Im Rahmen der Laparoskopie bestätigte sich der Verdacht auf eine Trokarhernie sowie der CT-morphologische Befund eines mechanischen Ileus, weitere intraabdominelle Pathologien fanden sich nicht.

Unter Sicht wurde die Bruchpforte zunächst von intraabdominell erweitert und der Dünndarm im Anschluss unter Kompression von außen reponiert. Eine Minderperfusion des reponierten Darmanteils war nicht nachweisbar. Die Trokardurchtrittsstelle durch die Faszie wurde verschlossen und die Operation beendet.

Die Patientin erholte sich rasch nach dem Eingriff. Es bestand schon am zweiten postoperativen Tag kein Reflux mehr, sodass die Magensonde entfernt werden konnte. Nach erneuter Gabe von Magnesiumsulfat führte die Patientin am dritten postoperativen Tag ab, der Kostaufbau gelang problemlos.

■ Besonderheiten und Auswertung

Insbesondere nach größeren viszeralchirurgischen Operationen, vor allem im Rahmen von Tumorerkrankungen, ist das Risiko einer postoperativen Darmatonie bis hin zum manifesten postoperativen Ileus auch in Zeiten minimalinvasiver Operationstechniken und perioperativen ERAS (Enhanced Recovery after Surgery)-Protokollen ein relevantes Problem.

Die seltenere Komplikation einer früh postoperativ auftretenden Trokarhernie kann hierbei leicht übersehen bzw. fehlinterpretiert werden. Bei nicht-inkarzerierter Hernie und Subileus ist die verlangsamte Passage von Kontrastmittel bis in das Colon möglich und kann zu einem falschen Sicherheitsgefühl führen.

Im beschriebenen Fall hat womöglich das Erbrechen im Rahmen der postoperativen Darmatonie mit konsekutiver intraabdomineller Druckerhöhung zur Trokarhernie geführt. Im weiteren Verlauf führten dann neben der Paralyse der mechanische Subileus/Ileus zu einer verzögerten/aufgehobenen Passage. Durch eine nahezu aufgehobene Passage des Darminhalts resultierte rezidivierendes Erbrechen bzw. hoher Reflux mit Flüssigkeitsverlust und Elektrolytentgleisung, was wiederum das Auftreten der TAA begünstigt hat.

Zusätzlich bewirkte die Stase des Darminhalts im Verlauf eine bakterielle Translokation und führte zu einem septischen Krankheitsbild. Somit sind die Differenzialdiagnosen 1 und 3 beide als korrekt zu werten, wobei im Rahmen einer Vigilanzminderung ein intrazerebrales Geschehen ausgeschlossen werden muss.

Es empfiehlt sich also eine frühzeitige Kontaktaufnahme mit dem MET um zügig kreislaufstabilisierende Maßnahmen zu ergreifen und unter intensivmedizinischer Überwachung entsprechende Diagnostik durchführen zu können. Die konsiliarische Hinzuziehung erfahrener Intensivmediziner bietet zudem die Möglichkeit, gefährliche und nicht mehr überschaubare Situationen zu vermeiden und somit die Morbidität und Letalität auf der Normalstation zu senken. Im vorliegenden Fall war zusätzlich zur chirurgischen Therapie der Hernie bei kreislaufrelevanter TAA eine differenzierte Therapie mit Flüssigkeit und Elektrolyten unter Monitorkontrolle notwendig, welche nur auf einer Überwachungsstation gewährleistet werden kann.

18.14 Sturz

Anne Osmers

Die 82-jährige Patientin ist nun schon 4 Tage wegen einer subcapitalen Humeruskopffraktur stationär in der Klinik für Unfallchirurgie in Behandlung. Im Supermarkt hatte sie die automatische Tür übersehen und war unglücklich auf den rechten Arm gestürzt. Weitere Verletzungen waren in der Notaufnahme nicht festzustellen gewesen, sodass nach entsprechender Vorbereitung für den folgenden Tag eine Plattenosteosynthese des Humerus geplant worden war.

An Vorerkrankungen waren neben einer gut eingestellten Hypertonie, eine substituierte Hypothyreose, ein nicht insulinpflichtiger Diabetes mellitus und eine stabile KHK bekannt. Die Vormedikation bestand aus ASS, Metoprolol, L-Thyroxin und Metformin.

Der übervolle OP-Plan und einige Notfälle machten eine Verschiebung der OP um einen Tag notwendig. Die Patientin war weiter stabil, klagte allerdings über leichten Kopfschmerz, der am ehesten durch die lange ungeplante Flüssigkeitskarenz verursacht war und sich nach Infusion von 500 ml Elektrolytlösung besserte. Die OP wurde am nächsten Tag erfolgreich in komplikationsloser Vollnarkose durchgeführt.

Heute kommen die Angehörigen zu Besuch und alle gehen gemeinsam in die Cafeteria. Die Patientin fühlt sich eigentlich fast noch zu schwach für diesen Ausflug innerhalb des Krankenhauses, aber aus Rücksicht auf die gerade an diesem Morgen frisch operierte Bettnachbarin wagt die Familie den Weg über den Gang und mit dem Aufzug in die Cafeteria. Der Sohn findet, dass seine Mutter ein wenig „durcheinander" wirkt, nicht mal weiß, welcher Tag heute ist und hat die Pflegekraft darauf angesprochen. Diese erklärt ihm, dass bei älteren Patienten durch die ungewohnte Umgebung und als Nebenwirkung der Narkose oft eine Verwirrung auftreten kann und ermuntert ihn, seiner Mutter mit bekannten Gesichtern und vertrauten Gesprächsthemen die Orientierung zu erleichtern. Kaffee und Kuchen werden in netter Runde verzehrt. Beim Aufbruch, während die anderen das Tablett wegräumen, fällt die Patientin hin. Niemand hat beobachtet, ob sie mit dem Morgenmantel hängengeblieben war, eine Schwindelsymptomatik zeigte oder das Gleichgewicht aufgrund des ungewohnten Gilchrist-Verbandes verloren hat. Sie kommt mit Arm und Gesäß auf dem Boden auf. So liegt sie etwas verdutzt, jedoch bei Bewusstsein am Boden und hält sich den schmerzenden operierten Arm.

Das Personal der Cafeteria alarmiert mit der Kliniknotrufnummer 2222 das MET-Team.

▪ Alarmierungsgrund

In diesem Fall sind die klassischen Kriterien zur Alarmierung des MET-Teams im engeren Sinne nicht gegeben. Im weitläufigen Areal eines Krankenhauses gibt es Bereiche wie Parkplätze, Werkstätten oder Cafeteria. Den Alarm meldende Personen, die keine medizinische Vorbildung haben, können oft wenig Aussagen über Kreislauf- und Atmungsparameter oder eine neurologische Verschlechterung machen. Eine Alarmierung des öffentlichen Rettungsdienstes ist für die Versorgung von Krankenhauspatienten und bei der räumlichen Nähe von medizinischer Kompetenz nicht sinnvoll. So rücken die MET-Teams oftmals auch zu „Schnittwunden in der Küche", „Übelkeit in der Verwaltung" und „kleinen Stürzen in der Cafeteria" aus, am ehesten unter dem Alarmkriterium „Sorge um den Patienten".

▪ Eintreffen des MET und Diagnostik

Das MET trifft 5 min nach Alarmierung bei der Patientin ein und findet eine wache Patientin ohne blutende Wunden vor.

A: Die Atemwege sind frei, kein Hinweis auf ein Kopf-Hals-Trauma.

B: Die Ventilation ist seitengleich, der Thorax stabil bei einer peripheren Sauerstoffsättigung SpO_2 von 97 %.

C: Die Patientin ist rosig bei einem Blutdruck von 178/85 mmHg und einer arrhythmischen Frequenz um 110/min.

D/E: Die Patientin ist weiterhin nicht komplett orientiert, der Sohn bemerkt fremdanamnestisch keine Veränderung zu der Zeit vor dem Sturz. Die GCS beträgt 14 bei lichtreagiblen isokoren Pupillen. Der gemessene BZ ist 130 mg/dl.

▪ Maßnahmen

Das Team legt einen intravenösen Zugang an, lagert den Arm schonend, sodass die Patientin auf weitere Schmerztherapie verzichtet und organisiert vor weiteren diagnostischen Maßnahmen den Transport der Patientin aus der belebten Cafeteria mit vielen neugierigen Besuchern in die nahegelegene Notaufnahme. Dort soll der BG-Fall dokumentiert und sicherheitshalber die Osteosynthese des Oberarms durch die Unfallchirurgen überprüft werden. Das Team möchte bald auch die Patientenakte mit Anamnese und Laborwerten einsehen, was vor Ort nicht möglich ist. Während die Pflegekraft des MET schon wieder mit der Ausrüstung zurückgeht, informiert der MET-Arzt die Station und übergibt die Patientin an den diensthabenden Chirurgen mit der Bitte, zur Synkopendiagnostik noch ein 12-Kanal-EKG anzufertigen.

Als er noch einmal kurz in das Behandlungszimmer der Notaufnahme geht, um sich von der Patientin zu verabschieden, fällt ihm auf, dass die Patientin nun schläfriger ist, die Augen nur auf Ansprache öffnet (3P), nur unzusammenhängende Wörter äußert (3P), aber alle Extremitäten auf Aufforderung bewegt (6P). Mit 12 Punkten hat sich der GCS deutlich verschlechtert, die Pupillenreaktion ist unverändert normal. Die kontinuierliche Kreislauf- und Atmungsüberwachung zeigt bis auf einen leichten Blutdruckanstieg auf 191/89 keine Veränderung. Bei der Durchsicht der Laborwerte fällt ein erniedrigter Quickwert von 62 % (INR 1,4) auf.

Aufgrund der Vigilanzänderung beschließen die Kollegen die Durchführung einer cranialen Computertomographie (CCT, die ein subdurales Hämatom mit frischen und alten Anteilen zeigt. Zur Gerinnungsoptimierung bei ASS-Therapie, niedermolekularen Heparinen als Thromboseprophylaxe und noch ungeklärtem Quickabfall wird die Patientin zunächst auf die Intensivstation verlegt und im Verlaufe des Abends der neurochirurgischen Operation (Hämatomausräumung) zugeführt.

■ **Outcome**

Nach 2 Wochen kann sie bei noch deutlichen kognitiven Defiziten in eine neurologische Rehabilitationsklinik verlegt werden, die Heilung der Oberarmfraktur geht altersentsprechend ohne Komplikationen voran.

■ **Besonderheiten**

In diesem Fall kommen die häufigen Probleme postoperative Verwirrung/Delir und Sturzneigung zur Diskussion.

Eine Wesensveränderung nach chirurgischen Eingriffen mit Desorientiertheit, motorischer Unruhe, Halluzinationen, die hier nur minimal ausgeprägt war, lässt verschiedene Differenzialdiagnosen zu, unter anderem:

- metabolische Entgleisungen (Hypoglykämie/Elektrolytveränderungen)
- perioperative Verschlechterung vorbestehender Organinsuffizienzen (Herz, Niere, Leber)
- ischämische zerebrale Ereignisse (TIA)
- Sepsis
- Blutungen/Hypovolämie
- postoperatives Delir
- postoperative kognitive Dysfunktion

Stürze in Krankenhäusern sind häufig, die Sturzinzidenz (Erhebungen 2006–2013) liegt in deutschen Krankenhäusern bei 3,9 %, die meisten Ereignisse bleiben ohne Folgen. Die Ursache des Sturzes ist trotz genauer Anamneseerhebung oft nicht festzustellen. Eingeschränkte Mobilität, fremde Umgebung und die oben genannten postoperativen Veränderungen tragen zum Sturzrisiko bei. Die weit verbreitete Therapie mit Antikoagulanzien erhöht das Risiko intrazerebraler Blutungen.

Das MET hat sich von dem zunächst vermeintlich banalen Sturz nicht in der konsequenten Untersuchung nach dem ABCDE-Schema abbringen lassen und leicht vor Ort therapierbare Störungen wie eine Hypoglykämie ausgeschlossen. Noch vor der weiteren Synkopenabklärung und Aktensichtung kam es unter Überwachung zu einer rechtzeitig beobachteten Verschlechterung des Zustandes, auf den schnell reagiert wurde. Ob der Unfall im Supermarkt schon ursächlich zur Blutung beigetragen hat, lässt sich im Nachhinein nicht beurteilen, es wurde anamnestisch nicht über ein Schädelhirntrauma berichtet, sodass eine CCT zunächst nicht indiziert war.

18.15 Krampfanfall

Richard Ellerkmann und Andreas Müller

Ein 3½-jähriger Junge wird nach stattgehabtem Krampfanfall in häuslicher Umgebung durch den Notarzt in die Notfallambulanz eingeliefert. Die Mutter berichtet, dass ihr Sohn nach einem Streit mit seinem Geschwisterkind um ca. 18.00 Uhr für ca. 4–5 min tonisch-klonisch gekrampft habe. Hierbei habe er die Augen verdreht und die Lippen seien blau geworden. Der Krampfanfall sistiert spontan, und bei Eintreffen des Rettungsdienstes ist das Kind müde, aber ansprechbar.

In der Notfallambulanz kommt es um 20.00 Uhr erneut zu einem Krampfereignis, welches unter der Gabe von 10 mg Midazolam bukkal jedoch rasch sistiert. Um 21.00 Uhr kommt es in der Notfallambulanz erneut zu einem tonisch-klonischen Krampfanfall, sodass wiederum 5 mg Midazolam bukkal verabreicht werden. Es erfolgt die Anlage eines intravenösen Zugangs, die Blutabnahme für eine Labordiagnostik sowie die stationäre Aufnahme auf die Normalstation zur weiteren Beobachtung.

■ **Alarmierungsgrund: Rezidivierende Krampfanfälle**

Um 22.30 Uhr wird das MET durch die Stationsschwester bei erneutem Krampfanfall alarmiert. Das MET entscheidet sich bei dem inzwischen 4. Krampfanfall innerhalb eines Zeitraumes von 4½ h nun zur intravenösen Therapie und verabreicht 0,5 mg Clonazepam in Kombination von 600 mg (21 mg/kg) Levetiracetam über 15 min i.v. Der Krampfanfall sistiert auch hier umgehend und dennoch wird das inzwischen schlafende Kind auf die Intensivstation übernommen. Hier erfolgt die weitere Dosisanpassung von Levetiracetam mit 240 mg, sodass insgesamt 30 mg/kg verabreicht werden.

■ Diagnostik und Anamnese

Die Vitalparameter sind bei Ankunft des MET soweit unauffällig. Die Atemwege sind frei, der Blutdruck beträgt RR 101/82 (91) mmHg bei einer Herzfrequenz von 100/min sowie einer Sauerstoffsättigung von 99 %. Zudem ist der kleine Patient afebril mit einer gemessenen Temperatur von 35,8 °C. Lediglich der Bewusstseinszustand ist mit einem GCS von 6 deutlich vermindert.

Im Labor werden unauffällige Werte für Natrium, Magnesium, Calcium und den Blutzucker nachgewiesen. Zudem sind die Entzündungsparameter (IL 6, Procalcitonin, C-reaktives Protein) unauffällig.

Aus der Anamnese wird bekannt, dass der Patient ca. 2 Wochen zuvor einen Infekt der oberen Atemwege hatte. Die weitere Familienanamnese ergibt, dass eine Tante väterlicherseits im Kindesalter bis zum 20. Lebensjahr regelmäßig gekrampft habe.

■ Verlauf und Outcome

Am Folgetag erwacht der Patient ohne verbleibende Einschränkungen und ist sehr aktiv. Unter Therapie mit Levetiracetam wird der Patient nach 5 Tagen in die ambulante neuropädiatrische Betreuung entlassen.

■ Besonderheiten und Auswertung

Die Ursachen für einen Krampfanfall im Kindesalter sind mannigfaltig. In der prähospitalen Notfallversorgung ist der Krampanfall für ca. ein Drittel der pädiatrischen Einsätze ursächlich verantwortlich (Merkenschlager 2004). Fieberkrämpfe machen mit über 60 % den Großteil dieser Notfalleinsätze aus, gefolgt von Schädel-Hirn-Traumata, Intoxikationen, Ertrinkungsunfällen und Meningitis bzw. Enzephalitis. Abhängig von der Ursache ist die Dauer des Krampfanfalls aber meist selbstlimitierend und dauert weniger als 5 min. Die Definition des Status epilepticus in der Pädiatrie wird aktuell überarbeitet. Zum einen wird eine Zeitspanne von 5 min genannt (Wolff et al. 2011), andererseits findet man auch häufig die Dauer von 30 min in der Literatur. „Eindeutig ergibt sich eine medikamentöse Behandlungsindikation bei einem generalisiert tonisch-klonischen Anfall mit einer Dauer über 5 min“ (AWMF online: Akute Bewusstseinsstörung jenseits der Neugeborenenperiode), während ein spontan sistierender einzelner Anfall von kurzer Dauer (2–3 min) keiner medikamentösen Therapie bedarf.

Zu den allgemeinen Maßnahmen gehören Schutz vor Selbstgefährdung, sichere Lagerung, Freihalten der Atemwege ohne Mundkeil und Überwachung der Vitalfunktionen (EKG, Pulsoxymetrie, Blutdruck). Die Sauerstoffgabe wird erst bei einer pulsoxymetrisch gemessenen erniedrigten Sauerstoffsättigung ab <93 % empfohlen (Appleton et al. 2000), wobei Daten fehlen, die einen klaren Vorteil hinsichtlich Anfallsverlauf und Anfallsdauer belegen. Ab einer Anfallsdauer von über 10 min sollte eine Intensivüberwachung gewährleistet sein, ab einer Anfallsdauer von 30 min sollte ggf. eine Intubation und Beatmung erwogen werden. Während der postiktalen Phase sollte neben der Basismaßnahme bei Vigilanzminderung und vermindertem Muskeltonus immer die stabile Seitenlagerung gehören.

Allgemein gilt bei der Therapiestrategie, die physiologische Homöostase als Ziel vor Augen zu haben. So sollten unphysiologische Zustände, die als Ursache in Betracht kommen, wie beispielsweise eine Hypokalzämie, eine Hypoglykämie, aber auch Fieber, behandelt werden.

Die antikonvulsive Therapie ist abhängig von der Zeitdauer des Krampfanfalls. Bei einer kurzen Anfallsdauer von 3–5 min wird zur möglichst raschen Applikation inzwischen meist bukkal mit Midazolam (0,2–0,5 mg/kg, max. 10 mg) oder rektal mit Diazepam (gewichtsbezogene Dosierung: 5 mg bei 5–15 kg Körpergewicht, 10 mg bei >15 kg, 10–20 mg beim Schulkind) behandelt. Bei einer Anfallsdauer von 5–10 min erfolgt eine intravenöse Therapie mit Lorazepam oder Clonazepam. Beim Status epilepticus mit einer Anfallsdauer von 10–30 min kann Levetiracetam (30 mg/kg i.v. über 15 min) verabreicht werden. Anfälle über 30 min werden jeweils nach Bolusgabe mit einer Dauerinfusion mit Midazolam (ca. 0,05–0,4 mg/kg/h) oder Thiopental (ca. 3–7 mg/kg/h) EEG-gesteuert behandelt, was in diesem Stadium im Allgemeinen erst nach Intubation und Beatmung möglich ist.

18.16 Somnolenz

Katrin Fritzsche

Seit zwölf Tagen war ein 13-jähriger, russischer Junge mit seiner Klasse auf einer Studienreise quer durch Europa unterwegs. Seit ca. 1 Woche fühlte er sich unwohl. Der Junge war abgeschlagen und müde. Während sich die Klassenkameraden auf der Weiterfahrt im Bus amüsierten, hatten ihn seine Betreuer in der letzten Zeit nur noch schlafend gesehen.

▪ Symptome

18

Bei der Stadtführung durch Dresden an einem heißen Tag im August klagte er außerdem über massive Bauchschmerzen und hatte mehrfach heftig erbrochen. Daraufhin brachen die betreuenden Lehrer die Führung ab und verabreichten dem Schüler vier Kohletabletten. Da sich die Beschwerden nicht besserten, stellten sie ihn am Abend in der Kindernotaufnahme der Universitätsklinik vor.

▪ Alarmierungsgrund

Während der Untersuchung des Jungen in der Notaufnahme hatte sich der klinische Zustand rapide verschlechtert, mehrfach hatte er in den letzten Minuten das Bewusstsein verloren.

Daraufhin löste das Team der Kindernotaufnahme den innerklinischen Notruf aus.

Aufgrund der Symptomatik lautete die Verdachtdiagnose der Pädiater: akutes Abdomen bei perforierter Appendizitis mit Sepsis. Ein dringender Transport in den OP-Saal sei nötig.

▪ Eintreffen des MET und Diagnostik

Nach ca. 3 min traf das anästhesiologisch besetzte MET in der Kindernotaufnahme ein. Der Junge lag im Untersuchungszimmer gekrümmt auf der Trage. Er gab stöhnende, atemzugsynchrone Laute von sich und hielt sich schmerzbedingt den Bauch.

Der Ersteindruck bei der sogenannten „5 Sekundenrunde" bestätigte, dass er ausreichend atmete und vorerst keine Reanimationsmaßnahmen nötig waren. Das weitere Vorgehen konnte nun nach dem prioritätenorientierten ABCDE-Schema erfolgen (Maconochie et al. 2015).

A: Der Atemweg war frei, aber aufgrund der reduzierten Bewusstseinslage als gefährdet einzuschätzen.

B: Die Atemfrequenz betrug 32 pro Minute bei erhöhter Atemarbeit. Außerdem war das Tidalvolumen pro Atemzug exorbitant erhöht. Der Auskultationsbefund der Lunge zeigte ein seitengleiches Vesikuläratmen ohne Rasselgeräusche. Die peripher abgeleitete Sauerstoffsättigung betrug 70 % bei sehr kühlen Akrenund schlechter Signalqualität.

C: Die Circulation war kompromittiert: die Herzfrequenz lag bei 140/min, der Blutdruck bei 80/40 mmHg. Lediglich der zentrale Puls an der A. carotis war tastbar. Die Rekapillarisierungszeit war mit >5 s deutlich verlängert. Die Halsvenen erschienen kollabiert. Im abgeleiteten EKG war eine Schmalkomplextachykardie im Sinne einer Sinustachykardie zu sehen. Summativ sprachen die erhobenen Befunde für ein C-Problem bei einem ausgeprägten Volumendefizit. Eine Blutung war nicht zu eruieren und konnte mittels Fremdanamnese weitgehend ausgeschlossen werden. Außerdem bestand kein Anhalt für ein Trauma.

D: Der Junge war deutlich vigilanzgemindert. Lediglich auf sehr laute Ansprache bzw. Schmerzreize öffnete er die Augen (1–2 Punkte), antwortete einsilbig (3–4 Punkte) und hatte eine gezielte motorische Schmerzabwehr (5 Punkte). Daher ergab sich ein GCS von 9–11 Punkten. Die Pupillen waren beidseits mittelweit, isokor und lichtreagibel. Ein Meningismus bestand nicht. Die unmittelbare Blutzuckerbestimmung aus der Tropfkammer des Venenzuganges war vorerst nicht möglich.

E: Die axillär gemessene Körpertemperatur des Jungen betrug 35,8 °C. Bei der weiteren körperlichen Untersuchung zeigten sich stehende Hautfalten und eine erhebliche periphere Vasokonstriktion, welche das vermutete Volumendefizit bestätigte. Peroral waren Spuren der Kohletabletteneinnahme sichtbar. Ein Foetor ex ore war nicht wahrzunehmen. Das Abdomen war weich und bei der Palpation gut eindrückbar ohne Druckschmerz. Die Auskultation des Abdomens zeigte spärliche Peristaltik. Eigenanamnestisch war eine Schmerzangabe nicht möglich. Bei der Untersuchung des Abdomens war der Gesichtsausdruck des Patienten jedoch völlig entspannt, sodass starke Schmerzen eher nicht zu vermuten waren. Aufgrund der bestehenden Sprachbarriere war zunächst eine Anamnese entsprechend dem SAMPLER-Schema nicht möglich.

▪ Maßnahmen

Die Maßnahmen des MET richteten sich ebenfalls prioritätenorientiert nach dem ABCDE-Schema (Maconochie et al. 2015).

A: Der Atemweg wurde aufgrund der Vigilanz als gefährdet eingeschätzt. Diesbezüglich wurde der Patient weiter beobachtet, um bei einer möglichen Verschlechterung der Vigilanz zur Atemwegssicherung eskalieren zu können.

B: Das B-Problem schien bei unauffälligem pulmonalem Auskultationsbefund eher kardiozirkulatorisch bedingt zu sein. Die Oxygenierung ließ sich aufgrund der peripheren Vasokonstriktion nicht adäquat einschätzen. Dennoch wurde eine Sauerstoffgabe via Sauerstoffbrille mit 4 l/min veranlasst.

C: Um das ausgeprägte Volumendefizit zu therapieren, wurde erfolgreich ein peripher venöser Zugang (22 G) in der Ellenbeuge trotz des schwierigen Venenstatus und -tonus etabliert und ein Volumenbolus von 20 ml/kg KG (= 680 ml) warmer Vollelektrolytlösung verabreicht. Eine Aspiration von Blut über den gelegten Zugang war zu diesem Zeitpunkt nicht möglich.

D: Die Bewusstseinsstörung wurde bei einem GCS von 9–11 Punkten zunächst beobachtet. Eine Blutzuckermessung war aufgrund der erheblichen Vasokonstriktion und Hypovolämie auch kapillär nicht zu realisieren.

E: An den Wärmeerhalt des Patienten wurde gedacht.

SAMPLER: Eine Eigenanamnese war aufgrund des klinischen Zustandes nicht möglich. Ebenso war die Fremdanamnese aufgrund der Fremdsprache deutlich eingeschränkt, aber schließlich mit einem umgehend hinzugezogenen Dolmetscher möglich. Allergien und Vorerkrankungen wurden von den Betreuern verneint. Medikamente nahm der Junge nicht ein. Aufgrund der akuten gastrointestinalen Symptomatik hatten die Betreuer ihm die Kohletabletten verabreicht. Die letzte Mahlzeit wurde am Vorabend eingenommen.

Differenzialdiagnostisch kamen schließlich folgende Diagnosen in Frage:

- akutes Abdomen (perforierte Appendizitis mit septischem Schock)
- massive Gastroenteritis mit hypovolämischem Schock
- Stoffwechselentgleisung (Diabetes mellitus)
- zerebrales Geschehen (Hirntumor, Meningitis etc.)
- Intoxikation

Der unauffällige Untersuchungsbefund des Abdomens ohne Abwehrspannung schien gegen die Verdachtsdiagnose akute Appendizitis zu sprechen, obwohl es ein häufiges Krankheitsbild in dieser Altersgruppe darstellt. Zum Ausschluss eines akuten chirurgischen Krankheitsbildes wären ein Hinzuziehen eines Kinderchirurgen und eine Sonographie des Abdomens im weiteren Verlauf anzustreben.

Gegen die These der massiven Gastroenteritis sprach, dass es sich bei der Erkrankung des Jungen eher um einen schleichenden Krankheitsbeginn handelte und das Symptom der Diarrhoe fehlte. Die anderen Klassenkameraden und Betreuer waren bei gleicher Nahrungsaufnahme und Kontakt auch nicht erkrankt.

Einen Hinweis auf Intoxikation ergab die Fremdanamnese nicht, konnte jedoch aufgrund des Settings (Studienreise mit Teenagern) nicht ausgeschlossen werden. Ein Drogenscreening wäre zum Ausschluss hilfreich.

Nach etlichen frustranen Versuchen gelang schließlich die Blutzuckerbestimmung am Ohrläppchen und ergab einen Blutzucker von 450 mg/dl. Damit rückte die Verdachtsdiagnose der Erstmanifestation des Diabetes mellitus Typ 1 mit schwerer Ketoazidose in den Vordergrund.

Aufgrund der neuen Arbeitsdiagnose war der Transport in den OP-Saal nicht mehr indiziert. Zur weiteren Diagnostik und Therapie wurde für den kritisch kranken Patienten ein Bett auf der pädiatrischen Intensivstation (PICU) organisiert. Der innerklinische Transport verlief ohne Komplikationen.

Etwa 25 min nach Alarmierung des MET war die Hämodynamik des Jungen bei Übergabe an die Kollegen der Intensivstation deutlich stabilisiert. Nach dem applizierten Volumenbolus betrug der Blutdruck nun 110/70 mmHg bei einer Herzfrequenz von 134/min. Alle anderen klinischen Befunde waren unverändert.

■ Outcome

Nach der Aufnahme auf die pädiatrische Intensivstation erhielt der Junge einen zweiten peripheren Zugang und einen weiteren Volumenbolus Vollelektrolytlösung. Nach der Volumentherapie war nun auch eine Blutabnahme möglich. Die erste venöse Blutgasanalyse bestätigte die Verdachtsdiagnose der schweren Ketoazidose bei Diabetes mellitus Typ 1 (◘ Tab. 18.2).

Anschließend wurde dem Jungen ein zentralvenöser Katheter gelegt und mit der Gabe von Insulin laut hausinterner SOP zur Rekompensation eines Typ 1-Diabetes begonnen.

Schon nach 2 Tagen konnte der Junge auf die Normalstation verlegt werden. Am 3. Tag nach Klinikaufnahme erhielt er

◘ Tab. 18.2 Venöse Blutgasanalyse nach dem 1. Volumenbolus beim Eintreffen auf der Kinderintensivstation

Parameter	Wert	Referenzbereich
pH	6,88	7,37–7,44
pCO_2	4,5 kPa	4,5–5,5 kPa
BE	– 27 mmol/l	0 ± 2 mmol/l
HCO_3^-	6,7 mmol/l	24 ± mmol/l
Glucose	30 mmol/l	3,5–5,5 mmol/l
Laktat	5,3 mmol/l	<2 mmol/l
Kalium	6,04 mmol/l	3,8–5,5 mmol/l

schließlich einen oralen Kostaufbau und erlernte das subkutane Spritzen von Insulin. Fünf Tage nach dem akuten Ereignis wurde der neurologisch unauffällige weißrussischen Jungen bei gutem Allgemeinzustand und Wohlbefinden in die Kinderklinik nach Minsk ausgeflogen.

■ **Besonderheiten und Auswertung**

Die Indikation für die Alarmierung des MET durch die pädiatrischen Kollegen war in diesem Fall korrekt, da es sich um einen kritischen Patienten mit C- und D-Problem handelte. Durch die ergriffenen Maßnahmen des MET wurde der Patient stabilisiert und konnte zur weiteren Diagnostik und Therapie an die PICU übergeben werden.

„Häufiges ist häufig und Seltenes ist selten." Dieses Schema hilft meist bei der Priorisierung von in Frage kommenden Verdachtsdiagnosen. Hierbei sollte man primär an häufig vorkommende Erkrankungen denken, aber auch Raritäten ausschließen. Die akute Appendizitis ist in dieser Altersgruppe bei der Symptomkombination von Erbrechen und starken Bauchschmerzen hoch wahrscheinlich. Jedoch sollte jeder erhobene Befund mit der möglichen Verdachtsdiagnose abgeglichen werden. Wenn man nur das wahrnimmt, was man erwartet, kommt es zu Beurteilungsfehlern. Den Pädiatern unterlief zusätzlich ein sogenannter Fixierungsfehler, d. h., sie waren auf die Arbeitsdiagnose Appendizitis fixiert, interpretierten die erhobenen Befunde nur in diesem Zusammenhang und ließen keine neuen Informationen in ihrem Gedankenmodell zu.

Die strukturierte und prioritätenorientierte Evaluation des MET nach dem ABCDE-Schema hat zur Stabilisierung des klinischen Zustandes und zur richtigen Diagnose bei dem kritisch kranken Patienten geführt. Entsprechend der S3-Leitlinie zur Therapie des Diabetes mellitus im Kindesalter wurde bei der vorliegenden schweren Ketoazidose (pH <7,1) initial eine Volumentherapie mittels Vollelektrolytlösung gestartet und der Blutzucker langsam mit Insulin unter engmaschigem Monitoring (Blutgasanalyse) gesenkt (Grad A – Empfehlung der S3-Leitlinie) (AWMF 2015). Kinder mit schwerer Ketoazidose haben ein hohes Risiko für die Entwicklung eines Hirnödems und müssen auf einer Kinderintensivstation therapiert werden (Grad A – Empfehlung der S3-Leitlinie 2015; AWMF 2015).

Literatur

Literatur zu ► Abschn. 18.1

Gaba DM, Fish KJ, Howard SK (1994) Crisis management in anesthesiology. Churchill Livingstone, New York

Haerkens M (2015) Crew resource management in the intensive care unit: a prospective 3-year cohort study. Acta Anaesthesiol Scand 59(10):1319

Lauber JK (1986) Cockpit resource management: background and overview. In: Orlady HW, Foushee HC (Hrsg) Cockpit resource management training: proceedings of the NASA/MAC workshop. Moffett Field, Calif: NASA – Ames Research Center. NASA Conference Publication No. 2455

Wiener EL, Kanki BG, Helmreich RL (1993) Cockpit resource management. Academic, San Diego

Literatur zu ► Abschn. 18.7

Deakin CD, Nolan JP, Soar J, Sunde K, Koster RW, Smith GB et al (2010) European resuscitation council guidelines for resuscitation 2010 section 4. Adult advanced life support. Resuscitation 81(10):1305–1352

Heller AR, Mees ST, Lauterwald B, Reeps C, Koch T, Weitz J (2018) Detection of deteriorating patients on surgical wards outside the ICU by an automated MEWS-based early warning system with paging functionality. Ann Surg (im Druck)

Ludikhuize J, Brunsveld-Reinders AH, Dijkgraaf MG, Smorenburg SM, de Rooij SE, Adams R et al (2015) Outcomes associated with the nationwide introduction of rapid response systems in the Netherlands. Crit Care Med 43(12):2544–2551

Royal College of Physicians (2012) National Early Warning Score (NEWS): Standardising the assessment of acute illness severity in the NHS. ► www.rcplondon.ac.uk/national-early-warning-score

Standl T, Annecke T, Cascorbi I, Heller AR, Sabashnikov A, Teske W (2018) The nomenclature, definition and distinction of types of shock. Dtsch Arztebl Int. 115(45):757–768. ► https://doi.org/10.3238/arztebl.2018.0757

Literatur zu ▶ Abschn. 18.9

Robinson TN, Raeburn CD, Tran ZV, Brenner LA, Moss M (2011) Motor subtypes of postoperative delirium in older adults. Arch Surg 146:295–300

Spies C et al (2015) Leitlinie „Analgesie, Sedierung und Delirmanagement in der Intensivmedizin" der Arbeitsgemeinschaft der Wissenschaftlichen Medizinischen Fachgesellschaften (AWMF)

Swisher CB, Shah D, Sinha SR, Husain AM (2015) Baseline EEG pattern on continuous ICU EEG monitoring and incidence of seizures. J Clin Neurophysiol 32(2):147–151

Witlox J, Eurelings LS, de Jonghe JF, Kalisvaart KJ, Eikelenboom P, van Gool WA (2010) Delirium in elderly patients and the risk of postdischarge mortality, institutionalization, and dementia: a metaanalysis. JAMA 304:443–451

Literatur zu ▶ Abschn. 18.11

Böhm BO, Dreyer M, Fritsche A, Füchtenbusch M, Gölz S, Martin S (2012) Therapie des Typ-1-Diabetes. Diabetologie und Stoffwechs 7(1):33–83. ▶ https://doi.org/10.1055/s-0031-1283876

Jacobson AM, Musen G, Ryan CM, Silvers N, Cleary P, Waberski B, Dahms W (2007) Long-term effect of diabetes and its treatment on cognitive function. N Engl J Med 356(18):1842–1852

Sacks DB, Arnold M, Bakris GL, Bruns DE, Horvath AR, Kirkman MS, Nathan DM (2011) Guidelines and recommendations for laboratory analysis in the diagnosis and management of diabetes mellitus. Diabetes Care 34(6):e61–e99. ▶ https://doi.org/10.2337/dc11-9998

Literatur zu ▶ Abschn. 18.14

Kopschina C, Senft CSHT (2015) SOP Handbuch interdisziplinäre Notaufnahme. Medizinisch Wissenschaftliche Verlagsgesellschaft, Berlin

Lahmann N, Heinze C, Rommel A (2014) Stürze in deutschen Krankenhäusern und Pflegeheimen 2006–2013. Bundesgesundheitsblatt 57(6):650–659

Müller A, Lachmann G, Wolf A, Mörgeli R, Weiss B, Spies C (2016) Peri- and postoperative cognitive and consecutive functional problems of elderly patients. Curr Opin Crit Care 22(4):406–411

Literatur zu ▶ Abschn. 18.15

Appleton R, Choonara I, Martland T, Phillips B, Scott R, Whitehouse W (2000) The treatment of convulsive status epilepticus in children. The status epilepticus working party, members of the status epilepticus working party. Arch Dis Child 83(5):415–419

Merkenschlager TN (2004) Koma als Notfall im Kindesalter. Notfall- und Rettungsmedizin 7:168–173

Wolff M, Rona S, Krägeloh-Mann I (2011) Therapie des Status epilepticus. Monatsschr Kinderheilkd 159(8):732–738

Literatur zu ▶ Abschn. 18.16

AWMF (2015) Diagnostik, Therapie und Verlaufskontrolle des Diabetes mellitus im Kindes- und Jugendalter. S3-Leitlinie der DDG und AGPD 2015. ▶ http://www.awmf.org/leitlinien/detail/ll/057-016.html

Maconochie IK et al (2015) ERC-Leitlinien 2015: chapter 6: paediatric life support. Resuscitation 95:223–248

Serviceteil

T. Koch et al. (Hrsg.), *Medizinische Einsatzteams*, https://doi.org/10.1007/978-3-662-58294-7

Stichwortverzeichnis

M

N

O

P

Q

R

S

T

U

V

W